S. Husebø   E. Klaschik

Palliativmedizin

W0192572

Mit freundlicher Empfehlung
überreicht von Ihrer

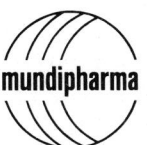

mundipharma

Mundipharma GmbH, Limburg (Lahn)
Leistung für Arzt und Patient

Springer

Berlin
Heidelberg
New York
Barcelona
Budapest
Hongkong
London
Mailand
Paris
Santa Clara
Singapur
Tokio

S. Husebø   E. Klaschik

Palliativmedizin

Praktische Einführung
in Schmerztherapie, Symptomkontrolle,
Ethik und Kommunikation

Mit 6 Abbildungen und 22 Tabellen

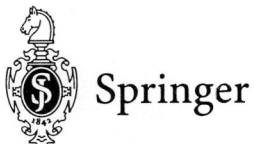 Springer

Dr. med. S. Husebø
Malteser-Krankenhaus
von Hompesch-Straße 1, 53123 Bonn
In Norwegen:
Krokeideveien 453, N-5047 Bergen

Prof. Dr. med. E. Klaschik
Malteser-Krankenhaus
Abteilung für Anästhesiologie,
Intensivmedizin und Schmerztherapie
von Hompesch-Straße 1, 53123 Bonn

ISBN 3-540-63333-2 Springer-Verlag Berlin Heidelberg New York

Die Deutsche Bibliothek – CIP-Einheitsaufnahme

Husebø, Stein: Palliativmedizin: praktische Einführung in Schmerztherapie,
Ethik und Kommunikation/ Stein Husebø; Eberhard Klaschik. – Berlin; Heidel-
berg; New York; Barcelona; Budapest; Hongkong; London; Mailand; Paris; Santa
Clara; Singapur; Tokio: Springer, 1998
    ISBN 3-540-63333-2

Inhaltsverzeichnis

4 Schmerztherapie und Symptomkontrolle in der Palliativmedizin

6 Die Rolle des Arztes

Empfohlene Literatur

Vorwort

Liebe Leserin, lieber Leser!

Am Ende der 70er und Anfang der 80er Jahre wurden wir beide auf die moderne Hospizbewegung aufmerksam. Aus Erfahrungen in der Hospizarbeit in Großbritannien und Kanada ergaben sich neue Konzepte zur Behandlung und Betreuung schwerkranker Krebspatienten, wodurch Hoffnung und Linderung ihrer Leiden möglich wurden. Die dahinterstehenden Gedanken erschienen uns wichtig und vertiefenswert. Auch wir wollten in Skandinavien und Deutschland für eine bessere Lebensqualität unserer Patienten eintreten.

Es ist wohl kein Zufall, daß wir Anästhesisten ein besonderes Interesse an Intensivmedizin und Schmerztherapie haben. In der Schmerztherapie sehen wir, wieviel für leidende Patienten getan werden kann. In der Intensivmedizin werden wir mit großen und kleinen ethischen, psychosozialen und kommunikativen Fragen konfrontiert.

In den vergangenen Jahren hat die Hospizbewegung bedeutenden Einfluß gewonnen. Wir finden immer mehr Hospizinitiativen, Hospize und Palliativstationen in fast allen Ländern der Erde. Es kann kein Zweifel daran bestehen, daß der Hospizidee und der Palliativmedizin ein bedeutender Platz in der modernen Medizin eingeräumt werden muß, was sich auch in der weltweit zunehmenden Zahl wissenschaftlicher Publikationen und in mehr Lehrstühlen für Palliativmedizin widerspiegelt.

Die Patientengruppe, um die es hier geht, weist 3 besondere Merkmale auf:
- Erstens *ist sie die größte aller Patientengruppen (... jeder Mensch muß sterben).*
- Zweitens *konnte in einer Reihe von Untersuchungen gezeigt werden, daß es kaum ein wichtigeres Thema für den einzelnen Menschen gibt als ein menschenwürdiges Sterben.*

– Drittens *gibt es keine Gruppe von Patienten, die schwächer und verletzbarer ist als die der Schwerkranken und
Sterbenden; sie haben keine Kraft mehr, sich zur Wehr zu
setzen.*

Gute Palliativmedizin und Hospizarbeit ist nicht möglich
ohne menschliche *und* fachliche Kompetenz und ohne eine
multidisziplinäre Zusammenarbeit der einzelnen Berufsgruppen. Diese Patienten brauchen fast täglich ärztliche Präsenz und Behandlung, sie brauchen Pflege, Verständnis, physische und psychische Stimulanz, Seelsorge, Nähe wie
Distanz.

Es gibt also wichtige Gründe, um die Fortschritte und
Innovationen in der Palliativmedizin *allen* Patienten zu-
gänglich zu machen.

Dies wird sich nur ermöglichen lassen, wenn *jeder* Arzt
und *jede* Krankenschwester, *jeder* der beruflich schwerkranke und sterbende Patienten betreut, eine gründliche
Ausbildung und Praxis in der Palliativmedizin erhält. Heute sind wir in Deutschland weit von diesem Ziel entfernt.
Zwar gibt es bei uns eine steigende Zahl an Hospizinitiativen, Hospizen und Palliativstationen. Es gibt aber wenig
Studentenunterricht und wenige Weiterbildungsprogram-
me und – verglichen mit anderen Ländern wie Großbritannien oder Skandinavien – kaum Forschung oder Publikationen zu diesen Themen. Langsam deutet sich jedoch
eine Verbesserung an, und wir freuen uns über die positive
Entwicklung auf diesem Gebiet in Deutschland, in Österreich und in der Schweiz.

An einigen Weiterbildungs- und Fortbildungsveranstaltungen haben wir als Vortragende teilnehmen dürfen. Das
Interesse und der Enthusiasmus der Zuhörer ist enorm,
und das berechtigt zu Hoffnung für die Zukunft. Für uns
war es besonders erfreulich zu sehen, mit welcher Begei-
sterung die Medizinstudenten dieses Thema aufnahmen.
Nur wenn es uns gelingt, diesen Fachbereich kompetent in
die reguläre Medizinerausbildung zu integrieren, kann jeder Patient bei jedem Arzt entsprechendes Wissen und
Können erwarten, und dies muß unser Ziel für die nahe
Zukunft sein.

Die Studenten fragten uns unter anderem, wo sie mehr über Palliativmedizin erfahren und lesen können. Es gibt im deutschsprachigen Raum nur wenig medizinische Fachliteratur zu diesem Thema. Das dabei entstandene Vorlesungskompendium ist Vorläufer zu diesem Buch, in dem wir uns inhaltlich und thematisch weitgehend an die Vorlesungen halten. Ein wichtiges Anliegen bei der Gestaltung dieses Buches ist es, durch zahlreiche Literaturangaben zu weiterem Studium, zur Vertiefung der Kenntnisse und zu weiterer Forschung anzuregen.

Dieses Buch ist kein vollständiges Lehrbuch für Palliativmedizin. Wichtige Themen wie z. B. Chemo-, Hormon- oder Strahlentherapie bei Tumorpatienten werden bei uns nur oberflächlich erwähnt. Viele andere Bereiche hätten einen größeren Raum verdient. Wir haben uns bemüht, ein Buch mit Anregungen für die Praxis zu schreiben, in dem empfindliche und schwierige Themen nicht ausgespart sind. Wieweit uns das gelungen ist, bleibt dem Urteil des Lesers vorbehalten ...

Die Definitionen, Beschreibungen und Begriffe auf diesem Gebiet sind nicht leicht zu überschauen. Wir sprechen von Hospizen, von Hospizinitiativen, Hospizbewegung, Hospizpflege, Hospizkonzept und Hospizidee. Wir sprechen von Palliativstationen, palliativer Pflege, Behandlung, Betreuung, Fürsorge, Krankengymnastik und Seelsorge und haben zusätzlich den Begriff Palliativmedizin eingeführt. Dabei sind diese Begriffe für ein klares Verständnis und zum Erreichen gemeinsamer Ziele wichtig. Auf englisch gibt es die Begriffe „hospice care" und „palliative care". Für die Engländer ist die Verständigung einfacher, da „care" sowohl Behandlung wie auch Pflege und Fürsorge bedeuten kann.

International hat man sich darauf geeinigt, daß „palliative care" und „hospice care" gleichzusetzen sind. Der Begriff Palliativmedizin („palliative medicine") scheint sich jetzt – mit der zunehmenden Akzeptanz und Aufnahme des Fachgebietes an den Universitäten – allgemein durchzusetzen.

Palliativmedizin wird in Zukunft mit aller Wahrscheinlichkeit der Überbegriff für alle oben genannten Facetten sein, da nur die wissenschaftlich dokumentierten Erfahrungen eine breite Zustimmung bei den Ärzten finden wird. Die Verallgemeinerung dieser Bezeichnung bedeutet keineswegs eine Abwertung der „weichen" Teile des Hospizkonzeptes wie Pflege, psychosoziale Betreuung und Seelsorge. Ganz im Gegenteil: es bedeutet eine akademische und wissenschaftliche Anerkennung auch dieser Gebiete.

Wir möchten einen großen Dank an unsere Lehrer und Vorbilder zum Ausdruck bringen. Es sind v. a. die Patienten, die uns zeigen, wie wichtig das Leben in einer aussichtslosen Lage ist; wieviel Hoffnung, Qualitätsorientierung und Geduld bedeuten und wie lohnend es ist, sich um die Schwerkranken kümmern zu dürfen.

Dank sei auch unseren Familien gesagt, die im letzten Jahr viel Geduld und Fürsorge für uns aufgebracht und uns nach Kräften unterstützt haben.

Ohne die großzügige Förderung der Deutschen Krebshilfe, die S. B. Husebø als Gastwissenschaftler nach Deutschland geholt hat, wäre das Buch kaum möglich gewesen. Der Springer-Verlag hat von Anfang an mit großem Einsatz, vielerlei Bemühungen und guter Zusammenarbeit die Publikation realisiert. Die Firma Mundipharma hat dieses Projekt sowie zahlreiche Fortbildungsveranstaltungen beispielhaft unterstützt.

Bonn, im Herbst 1997

Stein B. Husebø, Eberhard Klaschik

Persönliche Anmerkung von S. Husebø:

Ich bin Norweger und denke hin und wieder, daß mein mündliches Deutsch schon ganz passabel ist. Durch dieses Buchprojekt habe ich jedoch unendlich viel mehr über die ebenso schöne wie auch komplizierte deutsche Sprache gelernt. Ohne die liebevollen und geduldigen Bemühungen und Hilfen meines Schwiegervaters Dr. phil. Günter Sandgathe, meines Freundes Eberhard Klaschik und meiner Frau Bettina bei der Sprachkorrektur hätte ich meine Beiträge nicht verfassen können. Dafür möchte ich herzlichen Dank sagen!

Foreword/Geleitwort

Hospice and palliative care are now recognised internationally, but far too many patients still fail to receive its benefits. Much of the ground work has been researched, developed and demonstrated but all countries need access to the publications which will spread the knowledge.

Every patient needs appropriate and individualised treatment throughout the course of illness. Not all can be cured and all will eventually die. How that happens is not only important for their dignity as individuals but also as members of a family network. A life ended with much unfinished business or uncontrolled suffering has not been met with due respect and does not leave good memories. To accept that life is ending can give value, freedom and hope. Openness and the respectful sharing of bad news can lead to creativity and the healing of relationships. Those of us who have travelled alongside many people at the end of their life's journey have seen not merely endurance and courage, but much growth through loss.

All this calls for great competence in the analysis and relief of the various forms of suffering that make up the Total Pain of a terminal illness. Much evidence based therapy is available and is presented in this compassionate, practical and challenging book. "Efficiency is very comforting," said one family member. It is indeed comforting, both to the patient, familiy members and to the staff team caring for them. The past decades have seen much learning of psychological, social and spiritual as well as physical needs. This book, the fruit of years of experience, brings understanding and help to all those who set out to give the best, most appropriate and personal care to those facing the end of life. Here is medical challenge, reward and personal hope in the possibilities of the human being whose final needs and potential demand our attention.

Chairman, St. Chrishopher's Hospice, London
DAME CICELY SAUNDERS

Geleitwort

Nothing would have greater impact on curbing the pain and suffering of cancer patients and the terminally ill than the ability to implement the impressive knowledge gained in palliative medicine.

We can prevent much suffering in the incurable and the dying. Nevertheless, in Germany and elsewhere, there is widespread failure to apply the available knowledge adequately, resulting in much avoidable and thus unacceptable suffering.

This book makes an important contribution towards solving the problem. Education of health professionals, policy makers and the general public, together with establishment of drug availability and clear policies, costs relatively little but has a great effect and constitutes a necessary foundation for measures towards rational, effective implementation. "*PalliativMedizin*" is especially welcome as it is the first comprehensive textbook in German to address the first point mentioned above, namely education. It not only details methods for controlling pain but also covers the important subjects of ethics, communication and psycho-social aspects, all essential to good palliative care. Both authors are eminently well qualified. Dr. Stein Husebø has broad experience in practical ethics and decision making and is a strong advocate of the importance of hope and death as a part of life, and Dr. Eberhard Klaschik has developed, and heads, one of Germany's first and best palliative care centres.

The World Health Organisation initiated the first international consensus on drugs as the mainstay of cancer pain relief, resulting in the WHO three-step pain ladder, and produced clear policies and recommendations regarding the rational implementation of existing knowledge. The standards and norms established are now accepted globally. The World Bank has recommended pain relief as one of the cost-effective priorities in cancer management.

Today, failure to offer a cancer patient adequate pain control is unethical. The old adage, "To sometimes cure, often relieve, and always comfort" remains valid. This volume represents an important contribution to the eradication of a major cause of pain and suffering and the positive acceptance of the unavoidable necessity of death.

JAN STJERNSWÄRD, MD, PhD, FRCP(Edin)

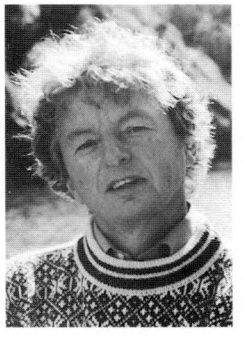

Dr. med. Stein Husebø, geb. 1944, Medizinstudium in Graz und Lübeck

1982 Leiter des ersten norwegischen Teams für Schmerztherapie und Palliativmedizin, Universitätskrankenhaus Bergen, Norwegen

1984 Leitender Redakteur der *Skandinavischen Zeitschrift für Palliativmedizin*

1988 Gründungsmitglied und erster Präsident *der Skandinavischen Gesellschaft für Palliativmedizin*

1989 Gründungsmitglied der *Europäischen Gesellschaft für Palliativmedizin*

1990 Chefarzt für Anästhesie, Intensivmedizin und Schmerztherapie an der Universitätsklinik Bergen

1995 Gastwissenschaftler in Bonn, gefördert von der *Deutschen Krebshilfe*

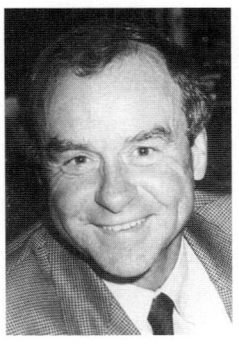

Prof. Dr. med. Eberhard Klaschik, geb. 1943, Medizinstudium in Mainz, Kiel und Köln

1983 Mitarbeit auf der ersten Palliativstation in Deutschland in Köln

1984 Chefarzt für Anästhesie, Intensivmedizin und Schmerztherapie am Malteser-Krankenhaus in Bonn

1990 Eröffnung der Palliativstation im Malteser-Krankenhaus in Bonn und Aufbau eines Hausbetreuungsdienstes durch Förderung der *Deutschen Krebshilfe*

1994 Gründungsmitglied und Sekretär der *Deutschen Gesellschaft für Palliativmedizin*

1 Palliativmedizin

E. Klaschik

Krebs ist ein weltweites Problem. Pro Jahr sterben 4–5 Mio. Menschen an den Folgen ihrer Tumorerkrankung; in Deutschland sind dies jährlich ca. 220 000 Menschen, d. h. 25% aller Todesfälle gehen zu Lasten eines Karzinoms [21, 25].

Von den jährlich 300 000 Neuerkrankungen an Krebs in Deutschland können bislang nur 45% durch primäre chirurgische, strahlentherapeutische oder chemotherapeutische Behandlungsstrategien geheilt werden [10]. Weitere 15% der primär behandelten Patienten erleiden ein inkurables Erkrankungsrezidiv [10].

Eine Zunahme der Krebsinzidenz um 35–40% ist in den westeuropäischen Ländern bis zum Jahre 2010 zu erwarten [8]. In den letzten 20–30 Jahren haben neue Behandlungsmöglichkeiten die Aussicht auf Heilung für viele Krebskrankheiten nicht gebessert [3]. Diese Gesamtentwicklung verpflichtet uns zu neuen Konzepten in der Behandlung von schwerkranken Tumorpatienten, die keine Aussicht auf Heilung haben, wo erfahrungsgemäß unerträgliche Schmerzen und andere körperliche Symptome, Lebenskrisen, Angst und Leiden im Mittelpunkt der letzten Monate und Tage stehen können [20]. Die Weltgesundheitsorganisation (WHO) räumt deswegen der Palliativmedizin höchste Priorität ein [22].

Die Palliativmedizin wird häufig als eine *neue* medizinische Disziplin beschrieben. Das ist sie nicht. Sie ist wahrscheinlich die älteste überhaupt, denn früher gab es bei fast keiner Erkrankung einen kurativen Ansatz. Neu sind die medizinischen und wissenschaftlichen Fortschritte der letzten Jahrzehnte in der Schmerztherapie, Symptomkontrolle und Erkenntnisse von elementaren Bedürfnissen Schwerstkranker und Sterbender. Wiederentdeckt wurden Kommunikation, Ethik, Mitmenschlichkeit, Teamarbeit und der Mensch in seiner ganzheitlichen Dimension [27].

Während der 1. Hälfte dieses Jahrhunderts wurde die Betreuung von Patienten in der Terminalphase zunehmend vernachlässigt. Begünstigt wurde diese Entwicklung sowohl durch Änderungen in der Gesellschaft als auch durch den Glauben an die Fortschritte der technisierten Medizin.

Anfang der 60er Jahre dieses Jahrhunderts kam es zu einer Gegenbewegung, an der 2 Ärztinnen – Elisabeth Kübler-Ross und Cicely Saunders – entscheidenden Anteil haben. Elisabeth Kübler-Ross war bahnbrechend für die Kommunikation mit Sterbenden [14] und Cicely Saunders gründete 1967 mit dem St. Christopher's Hospice das erste Hospiz der modernen Hospizbewegung [19].

Die Hospizidee ist der zentrale Ausgangspunkt für die Hospizbewegung und die Palliativmedizin. Sie ist eine die gesamte Gesellschaft beeinflussende Bewegung; dazu gehört
- ein neuer Umgang mit Leben, Sterben und Tod,
- ein neuer mitmenschlicher Umgang durch Wiedergewinnen von Familienzugehörigkeit und Nachbarschaftshilfe,
- das Erhalten von Autonomie und Würde Schwerstkranker und Sterbender.

Dies kann überall realisiert werden, sei es zu Hause, im Altenheim, im Krankenhaus, auf einer Palliativstation oder im Hospiz.

1   Was ist Palliativmedizin?

Die 1994 gegründete Deutsche Gesellschaft für Palliativmedizin umschreibt in Anlehnung an die Definition der Weltgesundheitsorganisation (WHO) die Palliativmedizin als Behandlung von Patienten mit einer nicht heilbaren, progredienten und weit fortgeschrittenen Erkrankung mit begrenzter Lebenserwartung, für die das Hauptziel der Begleitung die Lebensqualität ist.

Diese Definition beschränkt die palliativen Behandlungsmöglichkeiten nicht nur auf bösartige Krankheiten, schließt aber viele Patienten mit chronischen Leiden und Behinderungen aus. So werden Konflikte mit den Verantwortungsbereichen der Rheumatologen, Kardiologen, Pulmonologen und Geriatern vermieden, die sich ja ebenfalls mit unheilbaren Leiden befassen [6, 7].

Obwohl die Linderung von Leiden die Aufgabe aller Ärzte war und ist, ganz gleich welche Ursache dazu geführt hat oder wie weit die Erkrankungen fortgeschritten sind, zielt die Palliativmedizin ganz klar auf die Linderung von Leiden im Endstadium ab, wenn sich das Augenmerk der Behandlung ganz auf die Schaffung von Lebensqualität richtet und nicht mehr auf die Verlängerung des Lebens [6].

Es ist die Einstellung gegenüber der Symptomkontrolle, die die Palliativmedizin von der klassischen Medizin unterscheidet. *Die Befreiung oder Linderung von Symptomen wird zum alles überragenden Mittelpunkt der Therapie* [27]. Als weiteres wichtiges Element gilt die Kommunikation mit dem schwerkranken oder sterbenden Patienten und seinen Angehörigen.

Aufrichtigkeit bei der Mitteilung „schlechter Nachrichten" und Hilfestellung bei der Trauerverarbeitung sind hierfür Beispiele. Die Rehabilitation des Kranken als dritter Baustein soll schließlich ein – an den verbliebenen Fähigkeiten gemessen – „normales" Leben, z. B. die Pflege sozialer Kontakte und die Ausübung liebgewonnener Gewohnheiten, ermöglichen [27]. Auch wenn die Palliativmedizin nach der oben dargestellten Definition nicht auf die Behandlung von Patienten mit unheilbaren Tumorerkrankungen beschränkt ist, sollte doch darauf hingewiesen werden, daß traditionsgemäß in den meisten Palliativeinrichtungen Tumorpatienten betreut werden.

Die Palliativmedizin schließt eine Chemotherapie, Strahlentherapie und/oder operative Therapie nicht aus. Voraussetzung ist aber, daß die Vorteile dieser Maßnahmen größer sind als deren potentielle Nachteile [13, 22].

Zusammenfassend aus dem bisher Dargestellten ist Palliativmedizin ein Gesamtkonzept mit folgendem Inhalt:

1. Exzellente Schmerz- und Symptomkontrolle.
2. Integration der psychischen, sozialen und seelsorgerischen Bedürfnisse der Patienten, der Angehörigen und des Behandlungsteams sowohl bei der Krankheit als auch beim Sterben und in der Zeit danach.
3. Akzeptanz des Todes als ein Teil des Lebens. Durch eine deutliche Bejahung des Lebens soll der Tod weder beschleunigt noch hinausgezögert werden. Palliativmedizin ist eine eindeutige Absage an die aktive Sterbehilfe.
4. Kompetenz in den wichtigen Fragen der Kommunikation und Ethik.

Aufgabe und Ziel der Palliativmedizin ist es, eine Unterstützung anzubieten, damit der Patient eine bestmögliche Lebensqualität in seiner

ihm verbleibenden Zeit erreichen kann. Dies wird ermöglicht durch
die Kooperation von kompetenten palliativen Einrichtungen mit Haus-
ärzten, Sozialstationen und Krankenhausstationen, so daß eine optimale Behandlung rund um die Uhr überall dort gesichert werden kann,
wo diese Patienten betreut werden. Dabei ist vorrangig, dem Patienten selbst die Entscheidungsmöglichkeit zu geben, ob er zu Hause oder
in stationären Einrichtungen versorgt werden will.

Die Integration dieser Themen in die medizinische Lehre und Forschung ist eine Hauptaufgabe in den kommenden Jahren [5].

2   Entwicklung und Stand der Palliativmedizin

Als Ausgangspunkt der modernen Hospizbewegung wird das 1967 er-
öffnete St. Christopher's Hospice in London angesehen. Die erste
Palliativstation entstand 1975 am Royal Victoria Hospital in Montreal
(Kanada). Inzwischen hat sich die Hospizidee in 50 Ländern der Welt
ausgebreitet. In einigen Staaten (Großbritannien, Kanada, Australien,
Neuseeland, Schweden, Norwegen) gibt es Lehrstühle für Palliativmedizin
und die Spezialisierung im Fachgebiet Palliativmedizin. Insbesondere
in Großbritannien gibt es ein umfassendes Lehrangebot für alle in der
Palliativmedizin involvierten Berufsgruppen, und praktisch alle briti-
schen Medizinstudenten werden in Palliativmedizin unterrichtet.

2.1   Palliativmedizin in Europa

Die Integration der Palliativmedizin in das bestehende **britische**
Gesundheitswesen ist so weit fortgeschritten, daß über 50% der Patienten, die an Tumorerkrankungen sterben, von spezialisierten Palliativteams versorgt werden [9]. 1992 existierten 51 Palliativ- und Hospizbetten pro 1 Mio. Einwohner, die in 203 „Inpatient units" untergebracht
waren. 200 Tageshospize und 370 Hausbetreuungsteams ergänzen das
Angebot palliativer Versorgung.

Während in Großbritannien bereits kurze Zeit nach der Eröffnung
des St. Christopher's Hospice die Hospizidee aufkam, die zu einer Bewegung wurde und bewirkte, daß in den 70er Jahren zahlreiche
Hospize gegründet wurden, dauerte es in fast allen europäischen
Ländern bis zum Ende der 80er bzw. Anfang der 90er Jahre, ehe sich
aus Einzelinitiativen eine Dynamik entwickelte.

Obwohl es schwierig ist, zuverlässige Zahlen aus den verschiedenen Ländern Europas zu erhalten, soll im folgenden der Versuch gemacht werden, einen Einblick in die Entwicklung und den Stand der Palliativmedizin in einigen europäischen Länder zu geben.

Grundsätzlich ist festzuhalten, daß insbesondere in den Jahren von 1990 bis 1995 eine deutliche Zunahme palliativer und Hospizeinrichtungen verzeichnet wurde. Im folgenden sprechen wir von „Inpatient units", da in der Regel aus den z. Z. zur Verfügung stehenden Daten nicht differenziert werden kann, ob es sich um Hospiz- oder Palliativbetten (Einheiten) handelt.

So stieg in **Schweden** die Zahl der Inpatient units von 2 (1992) auf 22 im Jahre 1994 und in **Polen** von 26 (1992) auf 83 (1993).

Die Anzahl der Hausbetreuungsdienste stieg in **Frankreich** von 6 (1992) auf 30 (1994); 1994 existierten hier zusätzlich 32 Inpatient units, wobei in Frankreich der Akzent deutlich stärker auf der Palliativmedizin liegt und das Wort „Hospiz" weitgehend gemieden wird.

Norwegen hat sich sehr frühzeitig der Palliativmedizin zugewendet und von Anfang an größten Wert auf Aus-, Weiter- und Fortbildung gelegt. Seit 1984 erhalten alle norwegischen Medizinstudenten im Studium die Grundprinzipien der Palliativmedizin vermittelt, und seit 1984 müssen alle approbierten Ärzte eine Fortbildung in der Palliativmedizin nachweisen.

Ein weiterer Schwerpunkt des „norwegischen Weges" war die Einführung von „Support Teams" zur Unterstützung der ambulanten und stationären Versorgung. Von 1981 bis 1996 stieg die Anzahl dieser Hospital/Home-Support-Teams auf 210 an (s. Tabelle 1).

Tabelle 1. Entwicklung der *Support Teams* in Norwegen

Jahr	Home care	Hospital
1981	0	2
1986	18	32
1991	39	63
1996	132	79

Die erste Ernennung zum Professor für Palliativmedizin erfolgte in Norwegen 1994. Als konsequente Folge der norwegischen Entwicklung der Palliativmedizin wurde die erste Palliativstation erst 1995 eröffnet.

Die norwegische Einstellung zur Palliativmedizin läßt sich wie folgt zusammenfassen:

- Palliativmedizin für alle, mit Schwerpunkt im ambulanten Bereich.
- Wissen und Fähigkeiten in Palliativmedizin für alle Ärzte.
- Die Angehörigen werden als Betreuungspersonen eingebunden.

Ein eindrucksvolles palliativmedizinisches Projekt ist in **Katalonien** – einem Teilstaat Spaniens – auf den Weg gegangen. Mit Unterstützung der Weltgesundheitsorganisation und einer konzertierten Aktion der katalonischen Regierung und der Ärzteschaft wurde dieses Projekt 1990 gestartet und hat bis 1995 folgendes erreicht:

Die Anzahl der Palliativteams stieg von 2 auf 65, die ca. 40% aller Tumorpatienten betreuen. Die Palliativbetten nahmen von 36 auf 265 zu. Da Katalonien 6 Mio. Einwohner hat, bedeutet dies 44 Palliativbetten pro 1 Mio. Einwohner (Deutschland hat z. Z. 6 Palliativ- und Hospizbetten pro 1 Mio. Einwohner).

Ein wichtiges Anliegen der Palliativmedizin ist es, das Sterben zu Hause wieder zu ermöglichen. Das katalonische Beispiel hat eindrucksvolle Zahlen dokumentiert.

Steht kein „Care Team" zur Verfügung, können 30% der Tumorpatienten bis zu ihrem Tode zu Hause betreut werden; ist ein Palliative-Care-Team im Krankenhaus vorhanden, steigt der Prozentsatz auf 50%; existiert ein solches sowohl im Krankenhaus als auch zu Hause beträgt der Anteil der Patienten, die zu Hause sterben, 65%. Gleichzeitig ging der Anteil der Patienten, die im Terminalstadium in Notfallambulanzen der Krankenhäuser eingewiesen wurden, auf weniger als 5% zurück, wenn ein Palliative-Care-Team rund um die Uhr erreichbar war.

Im Gegensatz zu den meisten europäischen Ländern stehen die **Niederlande**. Obwohl es aktive, ehrenamtlich arbeitende, überwiegend im ambulanten Bereich wirkende Hospizinitiativen gibt, gab es 1995 in den Niederlanden nur ein stationäres Hospiz (Roozendal), und 1996 ist eine Palliativstation dazugekommen (Rotterdam).

Aktive Sterbehilfe wird in den Niederlanden in steigendem Maße durchgeführt. Die neuesten Untersuchungen von van der Wal und van der Maas (Euthanasie en andere medische beslissingen rond het levenseinde, De praktijk en de meldingsprocedure, Den Haag) haben zu der Schlußfolgerung geführt, daß „die niederländische Palliativmedizin noch kein solch zufriedenstellendes Niveau erreicht hat, als daß man unzureichende palliative Pflege als Grund für die Durchführung der Eutanasie ausschließen könnte" (Vortrag Gordjin, Köln 1997).

Das niederländische Kabinett will deswegen demnächst Veränderungen durchführen. Hierbei soll ein wesentlicher Schwerpunkt auf die Weiterentwicklung der Palliativmedizin gelegt werden. Zu diesem Zweck hat man bereits eine Kommission beauftragt, Vorschläge zur Verbesserung der Palliativpflege auszuarbeiten.

In **Deutschland** dauerte es bis 1983, ehe in Köln mit Hilfe einer Förderung durch die Deutsche Krebshilfe die erste Palliativstation eröffnet werden konnte [23]. 1986 kam das erste Hospiz in Aachen dazu. In den 80er Jahren war wenig Bewegung in der Entwicklung der Palliativmedizin und Hospizidee. 1990 existierten gerade 3 Palliativstationen und 3 Hospize. Fördermaßnahmen der Deutschen Krebshilfe, des Bundesministeriums für Gesundheit und privater Träger führten dazu, daß 1993 18 Palliativstationen und 11 Hospize und 1996 28 Palliativstationen und 30 Hospize existierten. In Großbritannien waren 1995 3 182 Betten in Hospizen oder auf Palliativstationen vorhanden. Zu diesem Zeitpunkt betrug die Bettenzahl in Deutschland 569 (230 auf Palliativstationen und 339 in Hospizen) [18].

Bis zum heutigen Tag existieren in Deutschland keine validierten Anhaltszahlen für den Bedarf an palliativen Betten. Schätzungen aus Großbritannien reichen von 15 bis 50 Betten/1 Mio. Einwohner [18].

Mit 3 Palliativbetten/1 Mio. Einwohner haben wir in Deutschland eine erhebliche Unterversorgung schmerzkranker Tumorpatienten und anderer Patienten, die der palliativmedizinischen Fürsorge bedürfen.

3 Kommunikation und Ethik

Kommunikation und Ethik haben in der Palliativmedizin ihren besonderen Stellenwert durch die Herausforderungen, die entstehen, wenn ein Mensch mit seinem Lebensende konfrontiert wird [17]. Die Notwendigkeit zum offenen und wahrhaftigen Gespräch bestätigt die Studie von Meredith et al. [16]. 91% von 250 befragten Krebspatienten wollten eine differenzierte Aufklärung über Diagnose, Therapie und Prognose. 97% dieser Patienten mit fortgeschrittener Tumorerkrankung wollten nicht, daß die Angehörigen einen Einfluß auf die Information haben könnten. Thomsen et al. [23] konnten zeigen, daß 34% der Ärzte sich grundsätzlich scheuen, den Patienten über einen bösartigen Befund aufzuklären, weil Aufklärung zu einer Depression führen kann und die bleibende Lebensqualität möglicherweise verschlechtert [4, 23]. Diese Ergebnisse machen evident, wie eindeutig Patienten sich Offenheit wünschen und wie schwer Ärzte sich mit dieser Frage tun. Ärzte sollten in Zukunft imstande sein, den Patienten mit Empathie und Feingefühl die Konsequenzen ihrer Krankheit deutlich zu machen. Es ist nicht mit der ärztlichen Ethik zu vereinbaren, einem schwerkranken Patienten die Möglichkeit zu nehmen, sich mit dem bevorstehenden Lebensende auseinanderzusetzen, oder „um jeden Preis" weiter zu therapieren. Der Versuch, einer Entscheidung auszuweichen, der in der medizinischen Praxis nicht selten anzutreffen ist, kann für den Patienten und seine Angehörigen folgenschwer sein. Dabei ist zu berücksichtigen, wie reif der Patient ist, die Wahrheit zu hören, und wie reif der Arzt ist, darüber in der rechter Weise zu sprechen. Die Wahrheit am Krankenbett bedeutet keineswegs eine Ankündigung des Sterbens, sondern den Beginn eines Prozesses, der die Sinnerschließung des Sterbens zum Inhalt hat.

4   Organisationsformen der Palliativmedizin

Obwohl das Ziel der Hospizidee überall gleich ist, gibt es bei der Realisierung große regionale Unterschiede, was u. a. von der Struktur des Gesundheitswesens in den einzelnen Ländern abhängt. Weiterhin existieren innerhalb der verschiedenen Organisationsformen mangels einheitlicher Standards große Unterschiede in der qualitativen Umsetzung der Hospizidee und der Palliativmedizin.

Bei den Organisationsformen unterscheiden wir zwischen stationären, teilstationären und ambulanten Diensten. Die Palliativmedizin arbeitet multidisziplinär und basiert auf der Kooperation der Ärzte verschiedener Disziplinen, des Krankenpflegepersonals und anderer Berufsgruppen, die mit der ambulanten und stationären Betreuung unheilbar Kranker befaßt sind. Durch eine ganzheitliche Behandlung soll Leiden umfassend gelindert werden, um dem Patienten und seinen Angehörigen bei der Krankheitsbewältigung zu helfen und ihnen eine Verbesserung ihrer Lebenssituation zu ermöglichen. Zu den Hauptaufgaben der Palliativdienste gehört deswegen eine kompetente Schmerztherapie und Symptomkontrolle sowie die Integration der psychischen, geistig-seelischen und sozialen Bedürfnisse der Patienten und ihrer Angehörigen.

4.1   Ambulante Dienste

4.1.1   Hausarzt und Gemeindeschwester

Terminal kranke Tumorpatienten möchten in der Regel zu Hause sterben, und selbst, wenn dies nicht möglich ist, verbringen diese Patienten die meiste Zeit zu Hause. Es liegt nahe, daß der Hausarzt erster Ansprechpartner für den Patienten ist. Er gewährleistet die Kontinuität der Versorgung und koordiniert die verschiedenen Hilfsangebote, die der Patient benötigt. Der Hausarzt muß aber die Schmerztherapie und Symptomkontrolle beherrschen, und auch die Gemeindeschwester muß die Grundprinzipien der Palliativpflege anwenden können. Aber gerade darin liegt ein Problem, denn in Deutschland hat kein praktizierender Arzt während seines Studiums von den Grundprinzipien der Palliativmedizin, der Schmerztherapie, Symptomkontrolle, der Kommunikation mit Schwerstkranken und Sterbenden, der Ethik im Zusammenhang mit Sterben und Tod gehört.

Weil die Aus- und Fortbildung der Eigeninitiative des Arztes überlassen bleibt, brauchen viele Hausärzte Unterstützung, um kompetente Hilfestellung zu geben. Statistisch gesehen versorgt jeder Hausarzt 1–2 finale Tumorpatienten pro Jahr. Daraus folgt, daß grundsätzlich nur wenig Erfahrungen in der Schmerztherapie und Symptomkontrolle vorliegen. Der Einsatz von starken Opioiden erfolgt zu selten und zu spät. Und wenn sie zum Einsatz kommen, wird die Dosis zu niedrig gewählt, und eine Dosisanpassung an das Schmerzniveau unterbleibt [15].

Diese grundsätzliche Einschränkung in der Qualifizierung betrifft auch die Gemeindeschwestern und Mitarbeiter der Sozialstation. Es besteht deswegen ein enormer Bedarf an Aus- und Fortbildung in Schmerztherapie, Symptomkontrolle, speziellen Verbands- und Lagerungstechniken, Gesprächsführung mit Schwerstkranken und Sterbenden sowie in der Anleitung und Stützung von Angehörigen.

4.1.2   Hausbetreuungsdienste – Ambulante Hospizdienste

Aus der Erkenntnis dieser Defizite heraus haben sich zur Verbesserung der Situation im ambulanten Bereich Hausbetreuungsdienste entwickelt. Die Realisierung der Hausbetreuungsdienste in Deutschland wurde in den letzten Jahren überwiegend unter dem Gesichtspunkt der Ehrenamtlichkeit gesehen und dies, obwohl der erste Hausbetreuungsdienst in Deutschland (Köln) nachweisen konnte, daß die Betreuung Schwerstkranker und Sterbender Professionalität erforderlich macht. Gleichwohl ist Ehrenamtlichkeit zur flächendeckenden Versorgung ein unverzichtbarer Dienst im Sinne der Hospizidee. Für eine qualifizierte, den hohen Ansprüchen gewachsene, finanziell tragbare Hospiztätigkeit ist ein professionelles Kernteam mit ehrenamtlicher Unterstützung die Alternative für die Zukunft. Aufgaben eines spezialisierten Hausbetreuungsdienstes sind:

- Überwachung der vom Hausarzt eingeleiteten Schmerztherapie und Symptomkontrolle bezüglich Wirkung, Nebenwirkung und Regelmäßigkeit,
- spezielle Palliativpflege,
- Anleitung und Qualifizierung von Familie, Freunden, Ehrenamtlichen und Sozialstationen in pflegerischen und schmerztherapeutischen Maßnahmen und Techniken,
- psychosoziale Betreuung von Patienten und Angehörigen, sozialrechtliche Beratung, Trauerarbeit.

Das Aufgabengebiet der Ehrenamtlichen kann sehr umfangreich sein und reicht von Besuchsdiensten über praktische hauswirtschaftliche Tätigkeiten bis hin zur Sterbebegleitung. Dabei muß jederzeit berücksichtigt werden, daß die Tätigkeit der Ehrenamtlichen kein Ersatz für notwendige ärztliche oder pflegerische Hilfe sein darf und daß diese Tätigkeit professioneller Supervision unterliegen muß.

Um diesen Aufgaben gerecht zu werden, benötigt das Hausbetreuungsdienstteam eine intensive Fortbildung und Professionalität in der Schmerztherapie, Symptomkontrolle und Pflege sowie der psychosozialen Betreuung von Patienten und Angehörigen.

Das erklärte Ziel eines Hausbetreuungsdienstes ist es, dem Wunsch des Patienten und seiner Angehörigen nach Selbstbestimmung und Erhaltung oder Wiederherstellung von Lebensqualität so lange wie möglich im häuslichen Bereich gerecht zu werden. Grenzen werden dem Team eines Hausbetreuungsdienstes aufgezeigt, wenn Patienten einen Singlehaushalt führen und nicht auf Angehörige, Freunde oder Nachbarschaftshilfe zurückgreifen können.

Aus dem oben dargestellten Aufgabenbereich läßt sich ableiten, daß ein großer Teil der Tätigkeiten nicht über die Krankenkassen abrechenbar ist. Bisher besteht eine gesetzliche Leistungspflicht der Krankenkassen für ambulante Hospizdienste nur auf dem Boden der Grund- und Behandlungspflege, während die psychosoziale Betreuung nicht abgerechnet werden kann. Auch die Pflegeversicherung wird die Hausbetreuungsdienste nicht in die Lage versetzen, kostendeckend zu arbeiten.

4.2 Tageshospize

Unter den Hospizdiensten ist das Tageshospiz in Deutschland am wenigsten vertreten. 1995 registrierte die Bundesarbeitsgemeinschaft Hospiz 7 Tageshospize.

Grundsätzlich können 2 Tageshospizmodelle unterschieden werden. Die einen orientieren sich mehr an der Erfüllung psychosozialer Aufgaben (Beschäftigungstherapie, Krankheitsbewältigungsstrategien, Herstellung gesellschaftlicher Kontakte). Wenige andere Zentren bieten zusätzlich ein intensives medizinisches Angebot mit kompetenter Schmerztherapie, Symptomkontrolle und Physiotherapie an. Diese Tageshospize sind in der Regel integrativer Teil eines stationären Hospizes oder einer Palliativstation oder eines Hausbetreuungsdienstes. Sie fungieren gleichsam als Bindeglied zwischen ambulanten und stationären Hospizdiensten, so daß stationäre Patienten über die Tagesklinik nach Hause entlassen werden können bzw. Patienten aus der Betreuung durch einen Hausbetreuungsdienst über die Tagesklinik in die stationäre Behandlung übernommen werden können. Das Team besteht aus hauptamtlichen Mitarbeitern (Arzt, Krankenschwestern, Beschäftigungstherapeuten, Physiotherapeuten) und Ehrenamtlichen. Schwerpunkt der Arbeit ist die Rehabilitation der Patienten, die Entlastung der Angehörigen, die Verhinderung einer stationären Aufnahme und die Verkürzung der Behandlung in einem Hospiz oder auf einer Palliativstation. Da die Rehabilitation wegen der fortschreitenden Erkrankung begrenzt ist, muß das betreuende Team sensibel für die Grenzen der Belastungsfähigkeit des Patienten sein.

Die Arbeit des Tageshospizes zielt darauf ab, die Unabhängigkeit, das körperliche und seelische Wohlbefinden, die Würde und Selbstachtung so lange wie möglich aufrecht zu erhalten.

4.3 Stationäre Einrichtungen

Nicht jeder hat eine Familie, und nicht jede Familie ist in der Lage, schwerstkranke Patienten im Endstadium zu pflegen und zu betreuen. Und selbst dort, wo Familienangehörige willens sind, den Erkrankten zu versorgen, scheitert die weitere Betreuung häufig an physischen und psychischen Überlastungen der Betroffenen. Indikationen für eine stationäre Behandlung sind

– eine unzureichende Symptomkontrolle (Schmerzen, Übelkeit, Erbrechen, Dyspnoe, Verwirrtheit, Unruhe und vieles mehr);
– unzureichende Versorgung zu Hause durch Zusammenbruch oder Nichtvorhandensein eines versorgenden sozialen Netzes (Familie, Freunde, Nachbarschaft),
– psychosoziale und seelische Krisen des Patienten, die ambulant oder auf einer Allgemeinstation nicht überwunden werden können.

4.3.1 Hospiz

Das Wort „Hospiz" steht im weitesten Sinne für eine Bewegung und Idee. Im engeren Sinne versteht man darunter die stationäre Verwirklichung der Hospizidee in einem „freistehenden" Gebäude mit eigener Infrastruktur.

Hospize machen es sich zur Aufgabe, Menschen in der letzten Phase einer unheilbaren Erkrankung zu unterstützen und zu pflegen, damit sie in dieser Zeit so bewußt und zufrieden wie möglich leben können.

Obwohl in den verschiedenen Ländern die Aufgaben und Ziele der Hospizbewegung gleich sind, unterscheidet sich die praktische Umsetzung z. T. deutlich. Dies möchte ich am Beispiel amerikanischer, britischer und deutscher Hospize deutlich machen.

Aufnahmekriterien für amerikanische Hospize [25]
– Die Lebenserwartung der Patienten darf nicht über 6 Monate betragen.
– Patienten und Angehörige müssen über den terminalen Zustand aufgeklärt sein.
– Alle Hospizpatienten müssen eine pflegende Bezugsperson haben.
– Die Hospizversorgung sollte aus Kostengründen zu Hause erfolgen.
– Hospizpatienten erhalten weniger ärztliche Betreuung.

Aufnahmekriterien für britische Hospize [25]

- Patienten mit weit fortgeschrittener, fortschreitender, inkurabler Erkrankung.
- Die Aufnahme der Patienten ist nicht an die Lebenserwartung von 6 Monaten gebunden.
- Patienten und Angehörige müssen nicht über den terminalen Zustand aufgeklärt sein, wenngleich dies wünschenswert ist.
- Hospizpatienten müssen keine pflegende Bezugsperson haben.
- Hospizarbeit ist intensive Arbeit für Patienten und Angehörige, die mehr ärztliche Betreuung benötigen.

Aufnahmekriterien in Deutschland

Einheitliche Aufnahmekriterien existieren in Deutschland nicht und sind häufig sehr vage formuliert. So werden Patienten mit definierten Krankheitsbildern (Aids, Tumorerkrankung) im Finalstadium ebenso aufgenommen wie Patienten mit Erkrankungen im nichttherapierbaren Stadium ganz allgemein. Eine Festlegung ist aber umgehend notwendig, da das 2. GKV-NOG (Gesetzliche Krankenversicherung –Neuordnungsgesetz) kurz vor der Verabschiedung steht (Sommer 1997): Hiernach sollen die stationären Hospize mit dem Paragraphen 39 A im SGB V (Sozialgesetzbuch V) eine gesetzlich verankerte Grundlage zur Finanzierung erhalten. Es wird in diesem Gesetz ein Mindestbetrag festgelegt, der die Anrechnung von Leistungen anderer Sozialleistungsträger zuläßt. Die tatsächlich entstandenen Kosten dürfen nicht überschritten werden. Damit erhalten die Hospize ein finanzielles Angebot, das im Jahre 1996 noch für unmöglich gehalten wurde.

Diese positive Entwicklung hat aber auch zur Folge, daß neben der Festlegung der Indikationen zur stationären Aufnahme in ein Hospiz auch die palliativmedizinische Behandlung sichergestellt und erbracht werden muß; d. h. neben der qualifizierten Krankenpflege, der psychosozialen und seelsorgerischen Hilfe muß die bisher unzureichende ärztliche Präsenz in den deutschen Hospizen dringend verbessert und sichergestellt werden.

Wenn man davon ausgeht, daß in Hospizen schwerstkranke Patienten im Endstadium ihrer Erkrankung liegen und bekanntermaßen im Finalstadium zahlreiche behandlungsbedürftige Symptome (Änderung der Schmerzintensität, Übelkeit, Erbrechen, Regurgitation, finales Lungenödem, Myoklonien usw.) auftreten, ist auch in den Hospizen ein qualifizierter, unmittelbar verfügbarer Arzt einzufordern.

4.3.2 Palliativstationen

Die Palliativstation ist neben dem Hospiz eine weitere Umsetzung der Hospizidee im stationären Bereich. Sie ist entweder in ein Krankenhaus integriert oder diesem angegliedert.

Die Palliativstationen können als zweite Generation der Hospizbewegung angesehen werden; sie bringen „Hospizlichkeit" in Akutkrankenhäuser wieder zurück.

Es gibt eine Reihe von Gründen, warum Palliativstationen in Krankenhäusern etabliert werden sollten:

1. Die meisten Menschen sterben heutzutage in Krankenhäusern.
2. Die Terminalphase nichtmaligner Erkrankungen kann nur sehr selten vorausgesagt werden. Hospize können deswegen nur ausnahmsweise Patienten aufnehmen, die keine Tumorerkrankung oder Aids-Erkrankung haben.
3. Hospize erreichen mit ihrer Weiterbildung und ihren Weiterbildungsprogrammen in der Regel nur diejenigen, die bereits an der Pflege und Begleitung Sterbender interessiert sind. Die Philosophie der Hospizarbeit muß als Standard für Schwerstkranke und Sterbende angesehen werden und nicht als Ausnahme. Deshalb ist es notwendig, daß die Weiterbildung dort stattfindet, wo nicht nur die meisten Menschen sterben, sondern wo sich Ärzte, Krankenschwestern, Seelsorger, Sozialarbeiter und Physiotherapeuten tagtäglich mit dem Sterben auseinandersetzen müssen.
4. Viele sterbende Patienten haben medizinische und psychosoziale Probleme, die hohe fachliche Kompetenz erfordern.

Die Ärzte und das Krankenpflegepersonal sind gleichermaßen gefordert, sich fachliche Kompetenz in der Schmerztherapie und Symptomkontrolle anzueignen, die Grundprinzipien der Onkologie zu erlernen, sich mit den Themen Sterben, Tod und Trauer auseinanderzusetzen und über Kenntnisse in der Gesprächsführung mit schwerstkranken Tumorpatienten zu verfügen.

Um die Arbeit auf einer Palliativstation leisten zu können, müssen personelle Voraussetzungen erfüllt werden; dazu gehört im Krankenpflegebereich ein Stellenplan von 1,4 : 1 (Krankenpflege zu Patient) und 1 Arztstelle für 10 Betten. Das interdisziplinäre Team wird ergänzt von Physiotherapeut, Sozialarbeiter, Psychologe oder Seelsorger. Hinzu kommt die Unterstützung von Angehörigen und Ehrenamtlichen.

Voraussetzungen für ein gut funktionierendes Palliativteam sind fachliche und menschliche Qualifikationen. Dabei sind fachliche Kompetenz, kommunikative Eigenschaften als Person und Mitarbeiter, menschliche und ethische Reife, Fähigkeit zur Anleitung, Supervision und zum Unterrichten besonders zu berücksichtigen.

Vorteile einer Palliativstation ergeben sich aus der Qualifikation und dem besonderen Personalschlüssel des Teams. Auf einer Palliativstation ist nicht nur eine kompetente Schmerztherapie und Symptomkontrolle möglich, sondern auch eine umfassende psychosoziale Unterstützung von Patient und Angehörigen.

Vorteile gegenüber einem Hospiz ergeben sich auf einer Palliativstation durch diagnostische und therapeutische Möglichkeiten und der problemlosen konsiliarischen Einbindung verschiedener Fachdisziplinen.

Die Kosten einer Palliativstation sind wegen des Personalschlüssels höher anzusetzen als der allgemeine Pflegesatz des entsprechenden Krankenhauses. So lag der Pflegesatz im Malteser Krankenhaus Bonn 1995 mit 505 DM für die Palliativstation um ca. 100 DM höher als der allgemeine Pflegesatz.

Berücksichtigt man aber die kurze mittlere Liegedauer von 12 Tagen, kann gesamtökonomisch nicht von einer Kostensteigerung ausgegangen werden. Durch die Kombination von Palliativstation und Hausbetreuungsdienst ergeben sich frühzeitige Entlassung und Vermeidung oder Hinauszögern von stationären Wiederaufnahmen, damit der Schwerpunkt palliativer Arbeit im ambulanten Bereich liegen kann.

4.3.3 Konsiliarteam

Ein in der Palliativmedizin erfahrenes Team (Arzt, Krankenschwester, Krankenpfleger, Seelsorger, Physiotherapeut) bietet seine Kenntnisse und Erfahrungen in der Schmerztherapie, Symptomkontrolle, ganzheitlichen Pflege und psychosozialen Begleitung den Allgemeinstationen eines Krankenhauses an. Der Vorteil liegt darin, daß die Grundprinzipien der Palliativmedizin einen unmittelbaren Multiplikatoreneffekt erhalten.

Ein palliatives Konsiliarteam ist damit für die Symptomkontrolle aller terminal Kranker ansprechbar, zu einem Zeitpunkt, der weit vor der Finalphase liegen kann.

Ein Konsiliarteam kann auch zu einem sehr frühen Zeitpunkt einer unheilbaren Krankheit eingebunden werden. So kann eine palliative Betreuung im voraus geplant, Krisensituationen antizipativ begegnet werden.

Ein weiterer Vorteil eines Palliativdienstes ist die Möglichkeit hospizlicher Pflege von Sterbenden im klinischen Alltagsleben. Sowohl Wissen und Fähigkeiten in der Schmerztherapie und Symptomkontrolle als auch psychosoziale Betreuung können so auf der Allgemeinstation eines Krankenhauses vermittelt und vorgelebt werden. Häufig kann ein Beratungsteam als Vermittler zu einem Hospiz oder einer Palliativstation dienen, wenn die palliativmedizinischen Probleme auf der Allgemeinstation nicht zu lösen sind.

Das Konsiliarteam sollte grundsätzlich wie in Großbritannien und Skandinavien beratend sein; d. h. das Ziel der Tätigkeit sollte in der Unterstützung der Selbständigkeit auf den verschiedenen Gebieten der Palliativmedizin liegen. Hierdurch kann am besten ein Multiplikatoreneffekt erreicht werden. Bei einigen Patienten fordern aber die Schmerztherapie, Symptomlinderung oder psychosozialen Probleme eine intensivere Hilfe von besonders kompetentem Personal. In diesen Fällen muß eine direkte Behandlungsverantwortung des Konsiliarteams nach Absprache mit den einzelnen Stationen möglich sein. In Großbritannien wie in Skandinavien haben besonders diese Konsiliarteams, „Hospital Support Team" genannt, zu einer Multiplikatorenwirkung der Palliativmedizin beigetragen [9]. In Norwegen und Schweden gibt es gute Erfahrungen mit diesen Teams, auch außerhalb der Krankenhäuser, die in diesen Ländern eine vollwertige Betreuung zu Hause auch in Fällen ermöglichen, wo in Deutschland stationäre palliative Behandlung benötigt wird.

5   Ausbildung und Standard

Der Bedarf an Palliativmedizin ist weltweit und inzwischen auch in Deutschland unbestritten. Nach zögerlichem Beginn in den 80er Jahren begann mit den 90er Jahren eine dynamische Entwicklung, die in der Bundesrepublik Deutschland sehr unterschiedlich verteilt ist, mit Schwerpunkt in Nordrhein-Westfalen.

Die jetzt eingetretene schnelle Entwicklung palliativmedizinischer Dienste macht die Erarbeitung klar definierter Standards sowie eine Aus- und Fortbildung notwendig.

In Großbritannien gilt als Standard, daß in allen Palliativeinrichtungen nur ein in der Palliativmedizin ausgebildeter Spezialist die Leitung übernehmen darf [6], und auch vom Krankenpflegepersonal wird ein hoher Standard an Training, Erfahrung und kontinuierlicher Fortbildung erwartet [6].

Im englischsprachigen Raum und Skandinavien ist man zu der Überzeugung gekommen, daß eine der wichtigsten Funktionen der Palliativmedizin der Beitrag zur Ausbildung ist. Alle Medizinstudenten in den klinischen Semestern werden mit den Themen der Palliativmedizin vertraut gemacht [12].

In einigen Ländern [1] ist die Palliativmedizin ein etabliertes Fachgebiet. Es existieren dort Ausbildungsrichtlinien für Studenten, Ärzte, das Krankenpflegepersonal, Sozialarbeiter und Seelsorger sowie für die Weiterbildung zum Spezialisten für Palliativmedizin. In Großbritannien, Kanada, Norwegen und Australien gibt es an den Universitäten Lehrstühle für Palliativmedizin. Die European Association for Palliative Care (EAPC) hat ein Curriculum für Ärzte entwickelt, das inzwischen auch von verschiedenen Staaten als Lehrplan akzeptiert wird. Alle bisher bekannten Curricula legen ihre Schwerpunkte auf Grundlagenkenntnisse in der Onkologie, der kausalen Schmerztherapie, der Strahlentherapie, der chirurgischen Tumortherapie, der Krankheitsentwicklung, der pharmakologischen und interventionellen Schmerztherapie und Symptomkontrolle, die psychischen, sozialen und spirituellen Probleme, Kommunikation und Ethik.

In Deutschland gibt es bisher keine allgemein anerkannten Curricula für die beteiligten Berufsgruppen, wenngleich diese z. Z. von verschiedenen Seiten eingefordert und erarbeitet werden und für den Krankenpflegebereich als Entwurf vorliegen [12]. Inhalte der Weiterbildung müßten sein: Schmerztherapie, Symptomkontrolle, konservative, interventionelle und operative Onkologie, Strahlentherapie, Ethik, Kommunikation, Sterben, Tod und Trauer, Seelsorge, Psychologie und Betreuung des therapeutischen Teams.

Durch Förderung der Deutschen Krebshilfe wurde den Medizinstudenten in den klinischen Semestern in Köln, Bonn und Mainz 1996 eine spezielle Vorlesungsreihe über die Themen der Palliativmedizin angeboten:

- *Tod und Sterben – warum fällt es uns so schwer?*
  - Der Tod in unserer Zeit und früher
  - Wie wird er erlebt aus der Sicht von Patienten, Angehörigen, Pflegepersonal und Ärzten?

- *„Die schlechten Nachrichten" – wie kommunizieren wir darüber?*
  - Übermitteln von schlechten Nachrichten
  - Reaktionen, die erwartet werden
  - Kommunikation in Theorie und Praxis

- *Symptomkontrolle 1: Schmerztherapie*
  - Wie können Schmerzen behandelt werden?
  - Morphinbehandlung bei Tumorpatienten
  - Medikamentöse und nichtmedikamentöse Behandlung

- *Seelsorge und psychische Betreuung*
  - Braucht der Patient Seelsorge? Von wem?
  - Wie begegnen wir der Trauer? Was bedeutet Hoffnung?

- *Wer entscheidet über Leben und Tod?*
  - Autonomie und Integrität – der konkrete Fall
  - Unterlassen der kurativen Therapie
  - Wie können wir die richtigen Entscheidungen treffen?
  - Die letzte Zeit – zu Hause oder im Krankenhaus?
  - Die wichtige Grenze zwischen „sterben lassen" und „aktiver Sterbehilfe"

- *Symptomkontrolle 2*
  - Übelkeit
  - Erbrechen
  - Durst
  - Schwäche
  - Dyspnoe
  - Atemnot
  - Appetitlosigkeit
  - Depression
  - Angst

- *Die Hospizidee*
  - Was ist Palliativmedizin? Was bedeutet Teamarbeit?
  - Betreuung von Schwerkranken: zu Hause, im Hospiz, auf der Palliativstation, im Krankenhaus, im Pflegeheim

- *Der Arzt und der schwerkranke Patient – was macht es mit uns?*
  - Ist es schwer, wenn Patienten sterben?

- Ärztliche Reaktionen und Möglichkeiten
- Die Trauer und der Schmerz des Arztes
- Warum wir den schönsten Beruf haben

Obwohl die Vorlesungen am Abend stattfanden, wurden sie zahlreich besucht. Im Durchschnitt haben jeweils etwa 70 Studenten teilgenommen. Bei der darauffolgenden Auswertung des Unterrichts gaben die Studenten (94%) an, daß die angesprochenen Themen bisher überhaupt nicht oder mangelhaft im Studium angeboten wurden. Ein Hauptziel in den kommenden Jahren muß die Einführung von regulären Vorlesungen für Medizinstudenten über Palliativmedizin sein.

Palliativmedizin ist durch die Integration der Hospizidee in die Schulmedizin entstanden. Überall ist lange Zeit die Not, die Einsamkeit und das Leiden der Sterbenden ignoriert und übersehen worden. In der Hospizbewegung sind Behandlungs- und Betreuungskonzepte oft ohne eine kritische und gründliche Dokumentation ihrer Wirksamkeit entstanden. Forschung und Dokumentation ist heute ein zentrales Anliegen in der Palliativmedizin geworden [2]. In den letzten 15 Jahren stieg die Anzahl internationaler wissenschaftlicher Palliativzeitschriften von 0 auf 6, die der internationalen Publikationen von einigen wenigen auf viele hundert pro Jahr.

6   Zukunft der Palliativmedizin in Deutschland

Die Weiterentwicklung der Palliativmedizin wird von der Beantwortung folgender Fragen abhängen:
1. *Auf welche Weise und wie schnell wird es der Deutschen Gesellschaft für Palliativmedizin gelingen, Aktivitäten zu entwickeln, um ihre Ziele durchzusetzen?* Dazu gehören insbesondere
   - die Kooperation mit allen in der Palliativmedizin engagierten Berufsgruppen,
   - die Weiterentwicklung und Erarbeitung von Standards für die Ausbildung und zur Qualitätssicherung in der Palliativmedizin,
   - die Durchführung von Aus-, Fort- und Weiterbildungsveranstaltungen, Tagungen, wissenschaftlichen Kongressen und Hospitationen,
   - der Aufbau eines nationalen und internationalen Netzwerkes zum Austausch von Informationen und Kenntnissen,

- die Durchführung wissenschaftlicher Untersuchungen, die sich dem Anliegen der Palliativmedizin widmen, und nicht zuletzt
- die Öffentlichkeitsarbeit, um die Ziele der Gesellschaft darzustellen.

2. *Werden ausreichend qualifizierte Zentren für Palliativmedizin entstehen, die mit einem Aus- und Fortbildungsprogramm Kristallisationspunkte mit Multiplikatorenwirkung werden?*
3. *Wie können wir sicherstellen, daß alle medizinischen Fachdisziplinen der Palliativmedizin den Stellenwert einräumen, den sie verdient? Wie erreichen wir, daß alle Studenten über die Themen der Palliativmedizin unterrichtet werden?*
4. *Wie kann die Finanzierung der Palliativmedizin gesichert werden?*
5. *Wie kann die moderne Palliativmedizin in das bestehende Netz unseres Gesundheitswesens mit Klinik, Lehre und Forschung integriert werden?*

Die Weiterentwicklung der Palliativmedizin fände nur sehr langsam statt, wenn die Zeit dafür nicht reif wäre. Die rapide Zunahme der Hospizinitiativen, Palliativstationen, Hausbetreuungsdienste und Fortbildungsveranstaltungen in Deutschland und die massive Entwicklung dieses Fachgebietes international zeigt uns, daß nach zögerlichem Beginn eine starke Dynamik entstanden ist. Eine ausreichende Finanzierung wird zwar nicht sofort und nicht überall möglich sein, aber die Einsicht in die Notwendigkeit wird sie auf Dauer ermöglichen. Es sollte auch berücksichtigt werden, daß es eine Aufgabe des etablierten Gesundheitswesens sein muß, seine Prioritäten zu ändern, damit ein Höchstmaß an Qualität für die zu behandelnden Patienten gesichert werden kann. Nach den neuen Erkenntnissen der letzten Jahre ist dies ohne palliativmedizinische Konzepte und Einrichtungen nicht möglich.

7 Abschließende Bewertung

Nach dem mutigen Beginn der Palliativmedizin in Köln 1983 hat die Palliativmedizin in den letzten 6 Jahren eine erfreulich dynamische Entwicklung erlebt.

Die Palliativstationen haben eindrucksvoll neue Maßstäbe in der Betreuung und Versorgung schwerstkranker Tumorpatienten gesetzt, so in der Pflege, der Schmerztherapie und der Symptomkontrolle.

Sie versuchen durch einen ganzheitlichen Behandlungsansatz im multidisziplinären Team, Leiden umfassend zu lindern und die Lebensqualität der Patienten zu verbessern.

Der Bedarf an Palliativmedizin ist groß, und er wird weiter steigen. Eine zunehmende Alterspyramide – zusammen mit der Tatsache, daß der Anteil unheilbarer Tumorpatienten in den letzten Jahren zugenommen hat – bedeutet eine ansteigende Zahl von Patienten mit fortgeschrittenen, inkurablen Tumorerkrankungen.

Obwohl in den letzten Jahren mehrere Palliativstationen und Hospize dazugekommen sind, wird auch in Zukunft nur eine relativ kleine Anzahl von Tumorpatienten dort versorgt werden können.

Darüber hinaus haben wir Patienten mit Aids oder anderen Erkrankungen im Terminalstadium, die das gleiche Ausmaß an Umsorgung, Pflege und Begleitung wie die Tumorpatienten benötigen.

Die Lösung des Problems fordert deswegen beides, nämlich sowohl die weitere Entwicklung palliativer und hospizlicher Dienste als auch die Aus- und Fortbildung von Studenten, Ärzten, Krankenschwestern und allen anderen Helfern des multidisziplinären Teams.

Mit besonderem Nachdruck wenden wir uns an die Universitäten mit dem Appell, sich der Palliativmedizin anzunehmen und sie in den Lehrplan des Medizinstudiums aufzunehmen.

Literatur

1. Association for Palliative Medicine of Great Britain and Ireland (1992) Palliative medicine curriculum. The Association for Palliative Medicine. Southampton
2. Balfour MM, Scott JF, Bruera E, Cummings I, Dudgeon D, MacDonald N (1993) Palliative care – a passing fad? Understanding and responding to the signs of times. J Palliat Care 10: 5–7
3. Beardsley TA (1994) A war not won. Trends in cancer epidemiology. Sci Am 270: 130–138
4. Buckman R (1996) Talking to patients about cancer. No excuse for not doing it. BMJ 313: 699–700
5. Clark D (1994) At the crossroads: which direction for the hospices? Palliat Med 8: 1–3
6. Doyle D (1994) Standards und Ausbildung in der Palliativmedizin. In: Klaschik E, Nauck F (Hrsg) Palliativmedizin heute. Springer, Berlin Heidelberg New York Tokio
7. Doyle D, Hanks GWC, MacDonald N (1996) Oxford textbook of palliative medicine. Oxford Univ Press, Oxford

8. Egeland A, Haldorsen T, Tretli S, Hakulinen T, Hörte LG, Luostarinen T (1993) Prediction of cancer incidence in the Nordic countries up the years 2000 and 2010. APMIS 101 (Suppl 38)

9. Eve A, Smith AM (1994) Palliative care services in Britain and Ireland – update 1991. Palliat Med 8: 19–27

10. Hartenstein R (1996) Palliativmedizin aus der Sicht des Internisten. In: Klaschik E, Nauck F (Hrsg) Palliativmedizin – Bestandteil interdisziplinären Handelns. pmi, Frankfurt am Main

11. Husebø S (1996) Palliativmedizin im Krankenhaus, Chancen und Defizite. Der Schmerz 10 (Suppl 30)

12. Kern M, Müller M, Aurnhammer A (1996) Basiscurriculum „Palliative Care". Schriftenreihe der Ansprechstellen des Landes NRW zur Pflege Sterbender, Hospizarbeit und Angehörigenbegleitung. Bonn Münster

13. Klaschik E, Nauck F (1993) Erfahrungen einer Palliativstation. Dtsch Ärztebl 90/48 A 1: 3226–3230

14. Kübler-Ross E (1969) On death and dying. Tavistock, London

15. Lindena G, Müller S, Zenz T (1994) Opioidverschreibung durch niedergelassene Ärzte. Der Schmerz 8: 228–234

16. Meredith C, Symonds P, Webster L, Lamont D, Pyper E, Gillis CR, Fallowfield L (1996) Information needs of cancer patients in West Scotland: cross sectional survey of patients view. BMJ 313: 724–726

17. Randall F, Downie RS (1996) Palliative care ethics. Oxford Medical Publications, Oxford

18. Sabatowski R, Loick G, Radbruch L, Wernicke B, Zecher B (1996) Hospize und Palliativstationen in Deutschland. Der Schmerz 10 (Suppl 1): 57

19. Saunders C (1981) Hospice: the living idea. Arnold, London

20. Schara J (1988) Gedanken zur Behandlung terminal Kranker mit Krebsschmerz. Der Schmerz 2: 151–160

21. Statistisches Bundesamt (1992) Todesursachen 1990. Dtsch Ärztebl 7: B 309

22. Stjernswärd J, Teoh N (1990) Palliative care – a WHO-priority. Palliat Med 4: 71–72

23. Thomsen O, Wulff HR, Martin A (1993) What do gastroenterologists in Europe tell cancer patients? Lancet 341: 473–475

24. Twycross R (1990) Schmerzbehandlung bei Karzinompatienten. Der Schmerz 4: 65–74

25. Twycross R (1990) Terminal care of cancer patients: Hospice and home care. In: Bonica JJ (ed) The management of pain. Lea & Febiger, Philadelphia London

26. Woodruff R (1993) Palliative medicine. Asperula, Melbourne

27. Zech D (1994) Entwicklung der Palliativmedizin in Deutschland. In: Klaschik E, Nauck F (Hrsg) Palliativmedizin heute. Springer, Berlin Heidelberg New York Tokio

2 Ethik

S. Husebø

> Die für uns wichtigen Aspekte der Dinge sind durch ihre
> Einfachheit und Alltäglichkeit verborgen –
> man kann es nicht bemerken, weil man es immer vor Augen hat.
> Die eigentlichen Grundlagen seiner Forschung fallen
> dem Menschen gar nicht auf.
> (Ludwig Wittgenstein)

1 Autonomie oder Paternalismus?

Wie alles menschliche Handeln ist auch und gerade das Tun des Arztes ethischen d. h. sittlichen Wertungen unterworfen. Diese führen zu gewichtigen Fragen, über die in der Medizin nur selten gesprochen werden, wie z. B.:
– Wann beginnt das Leben?
– Wann ist eine Therapie zu beenden?
– Wo verläuft die Grenze zwischen aktiver und passiver Sterbehilfe?
– Sind lebensbedrohliche Komplikationen immer zu behandeln?

Es gibt aber auch alltägliche, scheinbar unbedeutende Fragen ethischer Art, die für einen Patienten wichtig sein können:
– Wie kann ich mir ein Bild von den Bedürfnissen eines Patienten machen, damit ich diesen in bestmöglicher Weise gerecht werden kann?
– Wie vorsichtig und wie deutlich muß ich bei der Aufklärung sein?
– Kann es sein, daß die Informationen, die ich dem Patienten gebe, so kompliziert sind, daß sie mehr Unsicherheit und Verwirrung hervorrufen, als daß sie zur Klarheit beitragen?

Von großer Bedeutung für die Kommunikation zwischen dem Arzt und seinem Patienten sind oft Kleinigkeiten während der ersten Begegnung, die aber in entscheidender Weise mitbestimmen, ob das zukünftige Verhältnis zwischen beiden durch Bereitschaft und Offenheit oder durch Ablehnung und Gleichgültigkeit geprägt ist. Das Verhalten des Arztes wird vom Kranken aufmerksam registriert:

- Hat er herzlich und offen gegrüßt?
- Wie war der Händedruck?
- Hat der Arzt ein Interesse daran, Näheres über mich, meine Herkunft, meine Interessen zu erfahren?
- Hat er sich hingesetzt?
- Hat er mir in die Augen gesehen?
- Hat er Pausen gemacht, um mir zu erlauben, Fragen zu stellen, die für mich wichtig sind?
- Worüber wurde bei der Visite gesprochen?

Für die Zukunft des Patienten und für das Vertrauensverhältnis zwischen Arzt und Patient ist es von entscheidender Bedeutung, wie diese und ähnliche Fragen beantwortet werden (Randall u. Downie 1996). Um diesen Ansprüchen gerecht zu werden, sollte der Arzt während seines Studiums mit den elementaren Fragen der Kommunikation vertraut gemacht werden.

Wohl wäre es wünschenswert, wenn jeder Arzt während seines Studiums eine Unterweisung für den Umgang mit Patienten bekäme. Noch wichtiger wäre es freilich, mehr über seine eigenen persönlichen Stärken und Schwächen im Umgang mit anderen Menschen zu erfahren, um Unzulänglichkeiten in der Ausübung seines Berufes berücksichtigen zu können (Fallowfield 1997).

Das gilt vor allem für die in der Palliativmedizin tätigen Ärzte, da deren Tätigkeit über das Medizinisch-Fachliche hinaus eine besondere Aufgeschlossenheit für ethische Fragen erfordert. Es ist nicht möglich, sich ohne ethische Einstellung mit schwerkranken Patienten zu beschäftigen und dies immer wieder neu zu überdenken.

Der Tod ist seit allen Zeiten eine Herausforderung für den Menschen. Wer täglich mit dem Tod in Berührung kommt, gewinnt eine bewußtere Haltung zum Leben und zu religiösen, ethischen und moralischen Fragen.

Die Ethik der Palliativmedizin beschränkt sich dabei keineswegs nur mit Fragen des Sterbens. Sie ist immer durch eine intensive Auseinandersetzung mit dem Alltagsleben gekennzeichnet (Randall u. Downie 1996):

- Es geht um das Leben der Patienten, die bei fortschreitender Krankheit die ihnen verbleibende Zeit zu gestalten haben.
- Es geht um die Angehörigen der Patienten, denen eine Lebenswende bevorsteht; es geht darum, wie sie mit ihren Gedanken, Gefühlen und praktischen Problemen am besten fertig werden.

– Und es geht um den Arzt, der immer wieder mit der bedrücken-
den Tatsache konfrontiert wird, daß ein Patient nicht geheilt
werden kann und in seiner Gegenwart eine schwere Zeit durchlebt.

– Schließlich geht es um die anderen Berufsgruppen, die es sich zur
Aufgabe gesetzt haben, schwerkranke Patienten zu betreuen und
zu behandeln.

Alle werden von einer solchen Begegnung mit dem Sterben und dem
Tod beeinflußt und zum Nachdenken angeregt.

1.1   Ethik und Moral

Bevor näher auf ethische Fragen des medizinischen Alltags eingegangen wird, sei ein kurzer Blick auf die Begriffe „Ethik" und „Moral" ge-
worfen.

Während unter „Moral" die sittliche Grundhaltung eines Einzelnen,
einer Gruppe, einer Zeitperiode verstanden werden kann, bemüht sich
die „Ethik" um eine allgemeingültige philosophische Ergründung des
Wesens von Gut und Böse.

Die moralischen Vorstellungen eines Menschen sind aus seinem
kulturellen und gesellschaftlichen Umfeld erwachsen. Sie bestimmen
sein Alltagsleben, seinen Umgang mit seiner Familie und anderen
Menschen. Auch das Wirken medizinischer Berufsgruppen und das
verantwortliche Handeln der Ärzte wird von bestimmten moralischen Regeln geprägt. Diesen Regeln fehlt aber das Merkmal der allgemeinen Gültigkeit. Um solche allgemeingültigen Einsichten und
Bewertungsmaßstäbe für das menschliche Handeln bemüht sich die
Ethik, die Moralphilosophie, seit den Zeiten der großen Philosophen
Sokrates, Platon und Aristoteles, denen auch der Arzt Hippokrates
beizuordnen ist, bis auf den heutigen Tag.

Ethik darf dabei keineswegs als etwas Theoretisches betrachtet
werden, als etwas, was den Philosophen und Weisen zu überlassen
sei. Ethische Fragen und Probleme sind wichtig für uns alle; sie begegnen uns zahlreiche Male an jedem Tag, ohne daß wir uns dessen
bewußt werden. Der folgende Text des zeitgenössischen dänischen
Moralphilosophen Lögstrup drückt sehr deutlich aus, wie entscheidend ethisches Denken und Handeln für uns und unseren Nächsten
sein kann:

Der einzelne hat niemals mit einem anderen Menschen zu tun, ohne daß er etwas von dessen Leben in seiner Hand hält. Es mag wenig sein: eine vorübergehende Stimmung, eine Heiterkeit, die man erstickt oder erweckt; ein Leiden, das vertieft oder gelindert wird. Aber es kann auch unendlich viel sein, so daß der einzelne es in seiner Hand hat, ob das Leben des anderen gelingt oder nicht gelingt (LÖGSTRUP 1989).

Daß auch und gerade der Arzt „es in seiner Hand hat, ob das Leben des anderen gelingt oder nicht gelingt", braucht nicht besonders betont zu werden. Dabei ist zu berücksichtigen, daß das Bedenken der ethischen Probleme innerhalb des medizinischen Fachgebietes, die medizinische Ethik, auf das engste verknüpft ist mit Entscheidungen über die Anwendungen medizinisch-fachlicher Kenntnisse und Mittel. Das zeigt sich besonders, wenn es um Fragen geht, deren Beantwortung über Leben und Tod entscheiden. Die diese Antwort tragende medizinisch-ethische Grundhaltung ist von zentraler und allgemeiner Bedeutung für den Arzt, den Patienten, die Angehörigen und die Gesellschaft.

Bevor wir anhand einiger Beispiele medizinisch-ethische Fragen erörtern, erscheint es sinnvoll, 2 Hauptrichtungen in der neuzeitlichen Ethik kurz vorzustellen. Sie sind durch die Namen Immanuel Kant (1724–1804) und John Stuart Mill (1806–1873) bezeichnet. Kant, der sich in seinem Werk „Kritik der praktischen Vernunft" grundlegend zu ethischen Fragen äußert, sieht moralisches Handeln an das Gesetz des „kategorischen Imperativ" gebunden:

„Handle so, daß die Maxime deines Willens jederzeit zugleich als Prinzip einer allgemeinen Gesetzgebung gelten könne."

Die Pflicht, dem kategorischen Imperativ gemäß zu handeln, hat einen absoluten Charakter. Nicht Nutzen oder Schaden einer Tat entscheiden über ihre sittliche Qualität, sondern die Überzeugung des Handelnden, daß sein Tun grundsätzlich von allen Menschen so vollzogen werden kann und soll.

Dieser „Pflichtethik" steht die aus dem Utilitarismus des 19. Jahrhunderts hervorgegangene, vor allem durch Mill vertretene „Konsequenzethik" gegenüber. Sie fordert ein Handeln, das durch den Gedanken an den Nutzen eines einzelnen, einer Gruppe, der Menschheit bestimmt wird. Bei anstehenden Problemen ist die Lösung zu bevorzugen, die so viel Gutes bzw. so wenig Schlechtes für *alle* wie möglich verspricht.

Das unterschiedliche Denken beider ethischen Richtungen hat natürlich auch die medizinische Ethik beeinflußt. Die konventionelle medizinische Denkweise war wohl durchgängig von der Pflichtethik bestimmt. Der Arzt verfügte über das notwendige Wissen und Können. Er setzte es nach bestem Wissen ganz im Interesse des Patienten ein, ohne diesen an seinen Entscheidungen zu beteiligen.

Eine Einflußnahme der Konsequenzethik auf das medizinisch-ethische Denken zeigt sich heute daran, daß dem Patienten ein Recht auf Entscheidung bzw. Mitentscheidung bei ärztlichen Maßnahmen eingeräumt ist. An Stelle des an den Arzt gerichteten „Du sollst ...!" ist ein Prozeß gemeinsamen Überlegens getreten, eines gemeinsamen Erwägens der Fragen, was unter den vorhandenen Möglichkeiten gut oder schlecht, nützlich oder weniger gut sei.

Das Gemeinte wird an einem Beispiel aus der Praxis deutlich:

Fallbeispiel

Eine Frau, Mitte 60, hatte mich rufen lassen. Es ging um ihre Schmerzen, aber auch um ihren bevorstehenden Tod. Ihr Zustand war von fortgeschrittener Metastasierung geprägt. Sie war bettlägerig und konnte keine Nahrung mehr behalten. Schließlich fragte sie: „Wie lange noch?" Wir hatten uns wiederholt über diese Frage unterhalten; sie hatte nach allen Erfahrungen nur noch Tage zu leben, und es schien ihr wichtig, eine offene Antwort zu bekommen. Ich machte ihr vorsichtig klar, daß ihr aller Wahrscheinlichkeit nach nur noch kurze Zeit bleibe, vielleicht Wochen, vielleicht Tage nur. Sie nahm es gefaßt auf. Ihr Mann war vor Jahren gestorben. Ich fragte nach den Kindern. Ihre Tochter war Schauspielerin. Sie hatte die Mutter im Krankenhaus noch nicht besucht. Sie sei beschäftigt, sagte die Mutter; in der nächsten Woche gebe es eine Premiere.

Ich fragte, ob ich die Tochter anrufen dürfe. Das wollte die Mutter nicht. Das Gespräch ging zu Ende; ich versprach, am nächsten Tag wiederzukommen. Als ich davonging, dachte ich über die Autonomie der Patientin nach. Es war ihr eindeutiger Wunsch, daß ich ihre Tochter nicht anrufen sollte. Auf der anderen Seite hatte ich das Gefühl, daß diese Tochter sehr viel für die Mutter bedeute und daß diese die Tochter vor ihrem bevorstehenden Tod schützen wolle. Alle meine Gefühle und Instinkte sagten mir, daß es eine Unterlassungssünde sei, sie nicht anzurufen. Was tun?

Ich ging zurück, setzte mich hin und sagte: „Ich habe ein Problem. Ich muß Deine Tochter anrufen. Ich glaube, sie würde mir nie verzeihen, wenn sie erfährt, daß Du nicht mehr am Leben bist und sie keine Nachricht bekommen hat, damit sie Dich noch rechtzeitig besuchen konnte. Sie muß selbst entscheiden, ob sie kommen kann oder nicht." Dabei betrachtete ich die Mutter aufmerksam. Sie schwieg. Aber in den Augen war deutlich eine Erleichterung zu erkennen, daß die Entscheidung von ihren Schultern genommen war. Die Tochter kam auch; beide erlebten wichtige Tage zusammen, bevor die Mutter starb. Die Tochter hat wiederholt ihre Dankbarkeit dafür ausgedrückt, daß sie angerufen wurde.

Dieses Beispiel zeigt, wie schwer es ist, zu wissen, was die Patienten mit ihren Aussagen ausdrücken wollen, weil unsere Sprache begrenzt ist und weil wir nicht in der Lage sind, im voraus zu wissen, wie wir uns ausdrücken müssen, damit unser Zuhörer das versteht, was wir verstanden wissen wollen.

Ich hatte das Gefühl gehabt, daß die Mutter etwas anderes zum Ausdruck bringen wollte als das, was sie sagte – etwa: „Ich liebe meine Tochter. Ich möchte sie schützen vor meinem Tod. Es ist für mich schwierig zu sterben. Ich brauche jetzt Hilfe. Bitte nimm mich ernst und versuche zu verstehen, was mich bedrückt."

Der Verlauf dieser Geschichte hätte aber auch ein anderer sein können. Die Mutter hätte mir wiederholt und eindeutig verbieten können anzurufen. Oder die Beziehung zu ihrer Tochter oder die Beziehung der Tochter zur Mutter hätten gestört sein können. Nur ein ausführliches Gespräch und häufiger gestellte Fragen können klären, welche guten oder welche schlechten Konsequenzen eine bestimmte Intervention haben können.

Kommunikation findet immer zwischen mehreren Menschen statt. Nur durch gegenseitiges Vertrauen, Zuhören, Beobachten, Fragen, Wiederholen und Probieren kann Kommunikation gelingen. Ohne Kommunikation ist das Recht auf Entscheidung bzw. Mitentscheidung des Patienten nicht mehr wert als Druckerschwärze auf dem Papier.

Im Gespräch mit der Mutter taten sich zwei gleich schwer zu bewältigende Möglichkeiten auf (ein echtes „Dilemma"). Welche Entscheidung war in ihrer Situation die richtige? Die Mutter selbst wußte es nicht.

Die Situation, daß ein Patient oder seine Angehörigen andere Perspektiven entwickeln oder andere Prioritäten setzen als der Arzt, kommt häufig vor. Worauf aber gründen sich in solchen Fällen die Entscheidungen des Arztes?

Bevor wir diese Frage zu klären versuchen, ist es erforderlich, einige Begriffe zu definieren:

- **Autonomie:** Das Recht des Patienten, selbst Entscheidungen zu treffen.
- **Paternalismus:** Die Haltung des Arztes, der für einen Patienten eine Entscheidung trifft, da er aufgrund seiner besseren Einsichten weiß, was in einer bestimmten Situation für diesen das beste ist.
- „Weicher" **Paternalismus:** Der Patient wird vor unmöglichen Entscheidungen geschützt.
- **Informiertes Einverständnis** („informed consent") bedeutet, daß der Patient nicht einer Behandlung oder einem wissenschaftlichen Experiment ausgesetzt werden kann, ohne vorher
  a) ausreichende Information über die Behandlung und ihre Konsequenzen erhalten zu haben,
  b) vor der Behandlung ausdrücklich und freiwillig „Ja" zu der vorgeschlagenen Therapie gesagt zu haben.

Die Autonomie des Patienten, sein Recht auf Selbstbestimmung spielt heute in der medizinischen Ethik eine entscheidende Rolle (Eser et al. 1992; Tranöy 1992). Das war keineswegs immer so. Bis etwa 1970 war es normal, daß der Arzt oft ohne vorherige Rücksprache mit dem Patienten wichtige Entscheidungen über Therapie und Operation völlig selbständig traf (Paternalismus). Es stellt sich nun aber die Frage, ob es immer gut ist, wenn der Patient entscheidet oder mitentscheidet. Wird er nicht häufig vor Fragen gestellt, die er nicht beantworten kann? Ist er nicht überfordert, wenn er über die Anwendung ärztlicher Maßnahmen entscheiden soll, deren Voraussetzungen und Konsequenzen er einfach nicht überblickt?

1.2   Der Helfer muß zuerst knien vor dem, dem er helfen möchte

Es ist für den Arzt keine leichte Aufgabe, die Meinungen des Patienten zu respektieren. Aber wie zeigt man diesen Respekt? Im Falle der oben beschriebenen Patientin bestand die Aufgabe darin, nicht nur zu hören, was die Patientin sagte, sondern auch zu ergründen, was sie noch nicht aussprechen konnte, ihr durch Zuhören und Hinterfragen die Möglichkeit zu geben, das Unausgesprochene doch zu sagen.

Der aufmerksame Arzt wird sich in solchen Situationen 2 Fragen stellen:

1. Welches anstehende Problem gilt es zu verdeutlichen?
2. Wie gebe ich dem Patienten am besten die Möglichkeit, das Problem zu erfassen und die richtigen Entscheidungen zu treffen?

Der Arzt hat dabei alles in seiner Hand. Er kann sich dafür entscheiden, den Patienten offen, verständlich und vollständig zu informieren. Er kann einen Teil der wichtigen Informationen zurückhalten, oder er kann, was häufiger vorkommt, die Information in eine für den Patienten unverständliche Fachsprache fassen (Fallowfield 1997). Er kann den Patienten auf den Weg zu einer freien Entscheidung bringen, indem er seinen Darlegungen etwa hinzufügt: „Ich möchte versichern, daß Sie, unabhängig davon, für welche der möglichen Alternativen Sie sich entscheiden, meiner vorbehaltlosen und vollen Unterstützung gewiß sein können."

Der Arzt kann aber auch, wenn er davon überzeugt ist, daß er eine oder mehrere der angebotenen Alternativen mit seiner Überzeugung nicht vereinbaren kann, dem „kategorischen Imperativ" folgen und die Entscheidung des Patienten in seinem Sinne massiv beeinflussen, indem er etwa ausführt: „Bitte sehen Sie ein, daß die von Ihnen erwogene Behandlung eine Reihe von für Sie sehr unangenehmen Nebenwirkungen nach sich ziehen wird, ohne daß wir die geringste Gewißheit haben, daß sie Ihre Krankheit positiv beeinflussen könnte."

Sollte der Patient weiterhin die ärztlicherseits vorgeschlagene alternative Behandlungsmöglichkeit ablehnen, bleibt dem Arzt, was nicht selten vorkommt, als letzte Möglichkeit sich durchzusetzen, die Drohung mit der Aufgabe der Betreuung: „Bitte sehen Sie ein, daß ich unmöglich die Verantwortung für Ihre Behandlung weiterhin übernehmen kann. Falls Sie auf der nach meiner Auffassung nicht vertretbaren Behandlung bestehen, müssen Sie sich einen anderen Arzt suchen."(Callahan 1991)

Es ist einleuchtend, daß eine solche „Lösung" für beide Seiten unbefriedigend wäre. Sie ist, von Ausnahmen abgesehen, vermeidbar, wenn dem Prinzip des informierten Einverständnisses („informed consent") Geltung verschafft wird. Das Recht des Patienten auf Information ist zu respektieren. Es schließt auch das Recht ein, unangenehme Fragen zu stellen und ggf. eine vorgeschlagene Therapie abzulehnen. Für den Arzt, der das Beste für den Kranken will und dessen Handeln durch eine auf Fachkompetenz beruhender Verantwortlichkeit bestimmt ist, kommt es dann darauf an, im Gespräch dem Patienten ein Gefühl der Geborgenheit zu vermitteln und durch ausgiebige Information eine Entscheidung herbeizuführen, die keine negativen Konsequenzen für das beiderseitige Verhältnis hat.

Das Recht des Patienten auf Selbstbestimmung findet da seine Grenze, wo dieser eine Behandlung fordert, die nach Kenntnis des Arztes keinerlei Einfluß auf den Verlauf der Krankheit hat, möglicherweise sogar zu lebensbedrohlichen Folgen führt. An seine Stelle sollte dann sinnvollerweise die auf Vertrauen und Information gegründete Mitbestimmung des Patienten treten.

Ihre Handhabung und ihre Problematik sei an einem angenommenen Beispiel verdeutlicht: Ein Patient, der so unter einer fortgeschrittenen Krankheit leidet, daß er das Leben für unerträglich hält, bittet den Arzt, ihm durch Verabreichung einer Überdosis an Medikamenten weiteres Leiden zu ersparen. Es ist eine Bitte um aktive Sterbehilfe.

Viele Ärzte werden in aller Bestimmtheit diese Bitte ablehnen; für sie gilt diesbezüglich der „kategorische Imperativ". Ein Arzt kann aber auch, anstatt die Bitte kategorisch abzulehnen, versuchen, mit großer Geduld die tieferen Gründe für den Wunsch des Patienten, sein Leben zu beenden, zu erfahren.

In dieser Alternative spiegelt sich der oben aufgezeigte Gegensatz der durch Kant und Mill vertretenen ethischen Auffassungen. Nach Kant muß der Wunsch des Patienten kategorisch abgelehnt werden, weil er gegen eines der grundlegenden ethischen Gesetze verstößt: Du sollst nicht töten. Nach Mill hätte der Arzt zu fragen, was dem Patienten den größten Nutzen bringe. Bei ihm stehen Fragen, die das Wohlergehen des Patienten betreffen, im Vordergrund: Was kann ich Gutes für den Patienten tun? Wie kann ich die Hintergründe für seine Ängste und sein Leiden besser verstehen? Die Nutzethik (Mill) würde hinterfragen, welchen Nutzen der Patient – andere Patienten – der Arzt – die Gesellschaft bei der einen oder anderen Entscheidung haben. Dabei stellt sich wieder die Frage, ob die von uns vorgezogene Handlung wirklich im Interesse des Patienten liegt.

Die beiden ethischen Grundhaltungen stehen seit jeher in einem scharfen Gegensatz zueinander; wir müssen uns mit beiden Richtungen auseinandersetzen. Es gibt einerseits moralische Grenzen unseres Handels, die in jedem Fall zu beachten sind. Andererseits müssen wir aufgeschlossen sein für alles, was für den Patienten von Nutzen sein könnte.

Es liegt in der Hand des Arztes, Entscheidungen der Patienten und ihrer Angehörigen durch Information, Desinformation oder deren

Unterlassung zu manipulieren; d. h. damit wird er in der Regel die Antwort bekommen, die er hören möchte. Es ist dann eine auf seine Verantwortung und Fachkompetenz gegründete Entscheidung: Paternalismus.

Paternalismus ist manchmal notwendig. Wenn etwa ein Schwerverletzter ins Krankenhaus eingeliefert wird und lebensrettende Maßnahmen innerhalb von Minuten eingeleitet werden müssen, bleibt kaum Zeit für Information und Debatte mit Patient oder Angehörigen. Sie müssen uns vertrauen, und es ist die Aufgabe des Arztes, diesem Vertrauen gerecht zu werden.

Wenn bei einem schwerkranken, beatmeten Kind auf einer Intensivstation trotz aller Therapiebemühungen ein Hirntod diagnostiziert wird, dann wäre es für die Eltern eine unzumutbare Belastung, ihnen die Entscheidung zu überlassen, ob die Beatmung beendet oder fortgeführt werden solle.

In einer solchen Situation könnte der Arzt nach einleitenden Worten die Aussage machen: „Bei der letzten Untersuchung wurde festgestellt, daß bei Ihrem Kind unwiderruflich die Funktion des Gehirns erloschen ist." Er könnte dann fortfahren: „Wir haben die Situation sehr, sehr genau überlegt. Unter diesen Umständen halten wir es für Sie und für Ihr Kind für das beste, wenn wir jetzt die Therapie und die Beatmung beenden."

Etwas anders wird die Lage für die Eltern, wenn der Arzt nach der oben erwähnten Einleitung sagt: „Aber diesen Entschluß, jetzt die Therapie zu beenden, wollen wir selbstverständlich nicht fassen ohne Ihre Einwilligung. Welche Entscheidung halten Sie für richtig?"

Die große Herausforderung für den Arzt liegt in solchen Fällen darin, zu wissen, was der Patient oder die Angehörigen in ihrer Autonomie entscheiden sollen, und herauszufühlen, wann es für diese unmöglich wird, Entscheidungen zu treffen. In dem zuletzt erwähnten Beispiel kann die sicher wohlgemeinte Offenheit des Arztes bei den Eltern das Gefühl hinterlassen, daß sie letzten Endes mehr oder weniger verantwortlich für den Entschluß gewesen seien, die Therapie zu beenden – eine Belastung, unter der sie vielleicht ein Leben lang zu leiden haben.

Der Arzt muß in solchen Situationen *immer* unterstreichen, daß er allein die fachliche Verantwortung für die getroffene Entscheidung trägt. Es gibt nicht wenige solche Situationen, in denen der Arzt allein die Verantwortung zu tragen hat, und er muß diese Verantwortung offen zu tragen wissen.

Bei schwierigen klinischen Entscheidungen entsteht immer die Frage:
- Welche Wertvorstellung soll bei der Entscheidung eine Rolle spielen?

Hinter dieser Frage liegt eine andere zentrale Frage:
- Wer soll entscheiden, welche Wertvorstellung zu Grunde liegen soll?

Solange die Entscheidungen des Arztes und des Personals auf allgemeingültigen Auffassungen von Recht und Moral beruhen, ist eine bewußte Antwort auf diese Fragen nicht dringend erforderlich. Aber nicht selten haben Patienten, Angehörige, Arzt und Pflegepersonal verschiedene Interessen und verschiedene Wertvorstellungen, wodurch sie unterschiedliche Entscheidungen treffen werden.

Fallbeispiel

Ein Patient hatte wiederholt den Ärzten und Krankenschwestern signalisiert, nicht länger am Respirator behandelt werden zu wollen. Er litt unter einem Larynxkarzinom mit ausgedehnten Metastasen in Leber, Lunge und Rückenmark. Trotz einer Entlastungsoperation wegen zunehmender Lähmung führte eine zunehmende Ateminsuffizienz zu der Respiratortherapie. Eine Entwöhnung davon war jetzt aufgrund der fortgeschrittenen Krankheit nicht mehr möglich.

Der Patient machte schriftlich geltend, daß er eine Lebensverlängerung durch die Respiratortherapie verbiete. Diese Entscheidung wurde von seinen Angehörigen unterstützt. Sein Arzt meinte dagegen, der Patient könne noch einige Monate mit Respiratortherapie leben und verweigerte den Abbruch der Therapie. Er gab auch an, der Patient sei in der gegebenen Situation schwer depressiv und nicht entscheidungsfähig. Er wies auf seine Erfahrung mit einem anderen Patienten hin, der den Abbruch von lebensverlängernden Maßnahmen verlangt hatte. Der Arzt hatte dessen Wunsch nicht respektiert, und dieser Patient hatte ihm kurze Zeit später zu verstehen gegeben, daß er für diese Entscheidung sehr dankbar war (Cohen 1989).

Viele werden den Überlegungen dieses Arztes kritisch gegenüberstehen. Wir sehen, wie Ärzte andere Entscheidungen treffen können als ihre Patienten. In diesem Fall hat der Arzt eine andere Vorstellung davon, was lebenswert ist, und er hat die Macht, seine Entscheidung geltend zu machen und die Kompetenz des Patienten in Frage zu stellen.

Das Ausmaß der Macht ist zu bedenken, das der Arzt über seinen Patienten ausübt. Sie ist weitgehend unsichtbar und unreflektiert; sie ist komplizierter als andere offene Machtkonstellationen in der Gesellschaft. Medizinethische Fragen sind treibende Kräfte in der ethischen Debatte unserer Zeit; viele Ethiker sind der Meinung, daß moderne Ethik ohne die medizinischen Herausforderungen bedeutungslos wäre (Toulmin 1982; s. auch Kapitel 6: „Die Rolle des Arztes").

Wohl kaum einer hat so scharfsinnig und selbstkritisch zu diesem Thema geschrieben wie der dänische Philosoph Søren Kierkegaard. In einem vielzitierten Aufsatz über die Kunst des Helfens beschreibt er die Wertgrundlage für diese schwierige Aufgabe. Es wäre sehr zu wünschen, daß der Arzt, das Pflegepersonal oder andere „Helfer" sich stets vergegenwärtigen, was Kierkegaard wie folgt formulierte:

Wenn wir beabsichtigen, einen Menschen zu einer bestimmten Stelle hinzuführen, müssen wir uns zunächst bemühen, ihn dort anzutreffen, wo er sich befindet und dort anfangen. Jeder, der dies nicht kann, unterliegt einer Selbsttäuschung, wenn er meint, anderen helfen zu können.

Wenn ich wirklich einem anderen helfen will, muß ich mehr verstehen als er, aber zu allererst muß ich begreifen, was er verstanden hat. Falls mir dies nicht gelingt, wird mein Mehr-Verständnis für ihn keine Hilfe sein. Würde ich trotzdem mein Mehr-Verständnis durchsetzen, dürfte dieses wohl in meiner Eitelkeit begründet sein. Ich möchte meine Unterstützung durch seine Bewunderung ersetzen.

Aber jede wahre Kunst der Hilfe muß mit einer Erniedrigung anfangen.

Der Helfer muß zuerst knien vor dem, dem er helfen möchte.

Er muß begreifen, daß zu helfen nicht zu herrschen ist, sondern zu dienen;
- daß Helfen nicht eine Macht, sondern eine Geduldausübung ist;
- daß die Absicht zu helfen einem Willen gleichkommt, bis auf weiteres zu akzeptieren, im Unrecht zu bleiben und nicht zu begreifen, was der andere verstanden hat.

(Kierkegaard 1859: *Eine einfache Mitteilung*)

---

2   Sterbenlassen – passive Sterbehilfe

> Meine Aufgabe ist es, mich um die Gesundheit
> des Patienten zu kümmern.
> Es gibt Zeiten, in denen es im Interesse der Gesundheit liegt,
> zu sterben. Es ist nicht gesund, das Sterben hinauszuziehen.
> (CICELY SAUNDERS)

2.1   Gibt es Situationen, in denen der Tod nicht mehr der Feind des Patienten ist?

Ziel des ärztlichen Strebens ist es, Krankheit zu bekämpfen und Gesundheit zu fördern. Liegt das aber immer im Interesse des Patienten? Vor 30 Jahren war es noch ungewöhnlich, größere Operationen an Patienten vorzunehmen, die das 70. Lebensjahr überschritten hatten. Heute werden nicht selten 90jährige nach großen Operationen geheilt nach Hause entlassen.

Wir Mediziner leben davon, Leben zu erhalten. Aber sehen wir auch, daß wir nicht selten über das Ziel hinausschießen? Fast jeden Tag kann man in jedem Krankenhaus beobachten, wie Patienten am gleichen Tag, an dem sie sterben, noch einer Reihe von diagnostischen und therapeutischen Maßnahmen unterzogen werden, die nicht nur sinnlos und kostspielig sind, sondern auch einen Ersatz darstellen für das, was der Patient am meisten braucht, aber nicht bekommt (Jecker u. Pearlman 1992).

Dabei ist die Kostenverschwendung größer, als die meisten es sich vorstellen. Es ist berechnet worden, daß wir im Gesundheitswesen mehrere 100 000 DM für das jeweils letzte Lebensjahr unserer Patienten ausgeben (Smith 1995). Damit soll nicht zum Ausdruck gebracht werden, daß dieses Geld einfach eingespart werden sollte. Aber vielleicht sollten wir uns bemühen, kritischer zu beobachten, welche diagnostischen und therapeutischen Maßnahmen für welche Patienten mit diesen Geldern finanziert werden. Ist es wirklich notwendig, jeden Tag Blut abzunehmen, einen Tropf anzuhängen, Antibiotika oder Herzmittel zu verabreichen und Untersuchungen vorzunehmen, wenn wir alle eingesehen haben, daß das Leben eines Patienten nicht mehr zu retten und die verbleibende Lebenszeit nur noch sehr begrenzt ist?

Schwerwiegender als die Kostenfrage ist das körperliche und seelische Leiden für Patient und Angehörige in einer solchen Situation.

Unsere unnötigen diagnostischen und therapeutischen Maßnahmen lenken vom Wesentlichen ab, wenn es um das Lebensende eines Patienten geht. Sowohl der Patient wie auch die Angehörigen brauchen, um eine solche Situation verstehen und durchstehen zu können, eine offene, vertrauliche Führung des Arztes. Sie brauchen eine Atmosphäre, in der Fragen, Verzweiflung, Angst und andere Reaktionen zugelassen sind. Wir wissen durch Aussagen von Hinterbliebenen, daß die letzten Wochen und Tage eines Sterbenden, selbst wenn er um sein nahes Ende weiß, als die wichtigsten in seinem Leben bewertet wurden.

So kann es beispielsweise um die Frage gehen, ob der Kranke im Krankenhaus verbleiben oder nach Hause verlegt werden soll, um dort in Frieden zu sterben. Es kann wichtig sein, Angehörige oder Bekannte zu erreichen und zu verständigen. Vielleicht braucht jemand Informationen über den Zustand des Patienten; vielleicht sind Angehörige zu unterstützen, damit sie in der Lage sind, die letzten Stunden mit dem Kranken zu verbringen.

All dies setzt voraus, daß der Arzt nicht nur alles unterläßt, was falsch ist, sondern auch sieht, was er an Gutem ausrichten kann.

2.1.1 Informiertes Einverständnis

Fallbeispiel

Frau A. sollte am nächsten Tag operiert werden. Bei der präoperativen Visite fiel mir auf, daß ihr Allgemeinzustand sehr schlecht war. Sie hatte seit 6 Jahren ein schweres Krebsleiden mit multipler Metastasierung im Gastrointestinalbereich. Viermal war sie in diesem Bereich operiert worden. Jetzt litt sie unter Fistelbildung vom Darm zur Harnblase und Scheide. Dünnflüssiger Stuhl bildete sich und plagte sie sehr. Frau A. war eine aufgeschlossene und lebensbejahende Frau, die gegen ihre Krankheit mit großer Intensität gekämpft hatte. Jetzt sagte sie: „Ich kann nicht mehr, bitte hilf mir."

Da das Operationsrisiko sehr groß war, suchte ich ihren Chirurgen auf. Auf meine Fragen sagte dieser: „Du hast recht, das OP-Risiko ist mehr als groß. Ich fürchte, ihre Aussichten sind mit oder ohne Operation sehr gering. Aber haben wir eine Wahl?"

Darauf suchten wir gemeinsam die Frau auf und wiederholten unser Gespräch. Sie stellte dabei einige Fragen. Dann schaute sie uns an und sagte: „Wenn ich also richtig verstanden habe, habe ich die Wahl zwischen einer risikoreichen Operation und der Möglichkeit, nach Hause zu fahren. Wie ich mich auch entscheide, es sieht für mich schlecht aus; es bleibt mir nur noch eine kurze Zeit. – Vielen Dank für diese sehr wertvolle Offenheit. Jetzt habe ich das erfahren, was ich wissen wollte. Ich möchte nicht operiert werden, ich will nach Hause."

Dann fügte sie noch hinzu: „Wissen Sie, auf dem Weg zum Krankenhaus, kurz bevor wir ankamen, sagte ich noch zu meinem Mann: Ich glaube, daß die einzige Möglichkeit zu sterben für mich darin besteht, mit dem Essen aufzuhören.

Nicht alle Patienten besitzen die Entscheidungskraft dieser Frau. Nicht alle haben das Verständnis, sich damit abzufinden, daß die Krankheit nicht mehr aufzuhalten ist; nicht alle kommen zu der Einsicht, daß nicht eine risikoreiche und folgenschwere Behandlung für sie hilfreich ist, sondern eine Unterstützung, die sie in die Lage versetzt, dem Ende mit offenen Augen entgegensehen zu können.

Diese letzte Aussage der Frau weist auch auf eine andere Perspektive. Einige werden fragen: Wenn sie, bevor sie zum Krankenhaus fährt, selbst sagt „Ich sehe jetzt, daß der Tod bevorsteht, ich bin bereit zum Sterben", warum bleibt sie dann nicht einfach zu Hause? Hier dürfen wir nicht die Bedeutung übersehen, wenn ein Arzt die Vermutungen des Patienten bestätigt oder entkräftet. Der Arzt als Besitzer der medizinischen „Wahrheit" ist gefragt. Diese Frau hat eine Familie. Sie weiß, daß sie noch gebraucht wird. Sie möchte nicht sterben, und sie braucht in ihrer Lage den medizinisch kompetenten Gesprächspartner.

Verhindern wir Ärzte aber nicht häufig durch fehlende Offenheit oder die mangelnde Bereitschaft zur Kommunikation ein friedliches Sterben unserer Patienten (Buckman 1996)? Sollten wir nicht vielmehr durch offene Darlegung des Krankheitsverlaufs und der Therapiemöglichkeiten und ihrer Folgen die Voraussetzung dafür schaffen, daß der Patient zusammen mit seinen Angehörigen die letzten Wochen und Tage seines Lebens sinnvoll gestalten kann? Eine solche Aufklärung ist nicht einfach. Sie erfordert hohe fachliche und menschliche Kompetenz.

Das bereits erwähnte „informierte Einverständnis" wird in solchen Situationen uns und dem Patienten helfen, richtig vorzugehen. Unsere Aufgabe ist es daher zunächst, ihn über die Krankheit, über die Therapiemöglichkeiten und deren Folgen zu informieren. Danach sollen wir einfühlsam dem Patienten ausreichend Zeit lassen, Fragen zu stellen und sich zu entscheiden. Unsere Aufgabe ist es, eine oder mehrere Therapiealternativen anzubieten. Die Aufgabe des Patienten ist es, sich für die eine oder andere Alternative zu entscheiden.

Wenn der Patient sich für eine Alternative entscheiden sollte, die wir nicht für gut halten, liegt es bei uns, dies auf die eine oder andere Weise auszudrücken, um ihn damit auf mögliche negative Folgen aufmerksam zu machen. Wenn er sich für eine Therapie entscheiden sollte, die wir selbst aus fachlichen Gründen nicht vertreten können, ist es unsere Pflicht, dies in aller Deutlichkeit auszusprechen. Der Patient hat zum Beispiel kein Anrecht auf eine Operation, die der Arzt für unverantwortlich hält (Smith 1995).

Es kommt darauf an, die Autonomie des Patienten und die Fachkompetenz des Arztes in ein Verhältnis gegenseitigen Respektes zu bringen. Das setzt einmal voraus, daß der Arzt sich nicht nur für Behandlungsalternativen einsetzt, die er bisher bevorzugte. Es muß für den Patienten die Möglichkeit gewährleistet sein, freiwillig, d. h. ohne äußeren Druck, seine Entscheidung zu treffen. Das traf bei Frau A. zu. Dieses Beispiel hat nichts mit passiver Sterbehilfe zu tun. Es ging hier nicht um die Frage, ob eine lebensnotwendige Therapie unterbrochen oder nicht durchgeführt werden sollte, sondern um die autonome Entscheidung der aufgeklärten Patientin.

Es ist ideal, wenn Patient und Arzt in der Lage sind, Gespräche auf einer Ebene zu führen, die es dem Patienten ermöglichen, reife und gute Entscheidungen zu treffen. Es gibt viele Gründe, warum das nicht immer möglich ist.

Manchen Patienten und Ärzten fehlen die fachlichen und menschlichen Voraussetzungen für eine solche Verständigung. Auch in diesen Fällen hat der Arzt daran zu denken, daß er professioneller Helfer zu sein hat und darauf bedacht sein muß, den Patienten zu verstehen und ihm zu helfen (s. auch Kapitel 3, „Kommunikation"). Häufig ist ein Patient nicht mehr in der Lage, wichtige Entscheidungen zu treffen, weil die kognitiven Voraussetzungen bei ihm nicht oder nicht mehr vorhanden sind. Er begreift die Therapiealternativen und ihre Konsequenzen nicht mehr, weil die Krankheit zu weit fortgeschritten ist, und seine Bewußtseinslage evtl. bis zum Bewußtseinsverlust beeinträchtigt.

Während bei entmündigten Menschen ein Vormund bestellt wird, der rechtskräftige Entscheidungen für diesen Menschen treffen kann und muß, ist dies bei Patienten mit einer durch die Erkrankung eingeschränkten Entscheidungsfähigkeit selten der Fall. Dies hat ganz unterschiedliche Gründe und stellt den Arzt vor schwierige Entscheidungen.

2.1.2   Der bewußtlose Patient

Fallbeispiel

Ein 81jähriger Patient kommt nachts als Notaufnahme in das Krankenhaus. Die diensthabenden Ärzte stellen fest, daß sein akuter Zustand durch ein rupturierendes Aortenaneurisma (Riß der Hauptschlagader) bedingt ist. Ohne Operation wäre er innerhalb von Stunden gestorben. Der Patient ist im Schock, kann also vor der Operation nicht gefragt oder informiert werden. Kein Angehöriger ist anwesend. Die Operation ist erfolgreich. Wegen des Schweregrades seines Zustands wird er nach der Operation auf die Intensivabteilung verlegt und beatmet.

Die Angehörigen, Ehefrau und 2 Töchter, werden darüber informiert, daß sein Zustand kritisch, aber stabil ist. Es ist nicht möglich, mit ihm Kontakt zu bekommen. Aufgrund des Krankheitszustandes und der Wirkung der zugeführten Medikamente. In den nächsten Tagen ändert sich die Lage nicht. Den Angehörigen wird mitgeteilt, daß Überlebenschancen vorhanden sind, daß es aber erst in den folgenden Tagen möglich sein wird, genauere Äußerungen dazu zu machen.

Am 4. Tag der Intensivbehandlung bitten die Angehörigen um ein Gespräch. Sie erkundigen sich nach dem Zustand des Patienten. Dann erklären sie, daß der Kranke selbst sich wiederholt in den letzten Jahren dazu geäußert habe, wie man sich ihm gegenüber verhalten solle, falls er in einen behandlungsbedürftigen lebensbedrohlichen Zustand wie diesen gerate. Er wolle dann die Möglichkeit bekommen, in Frieden zu sterben und habe ein „Patiententestament" ausgefüllt. Unter keinen Umständen wolle er in einer solchen Situation einer längeren Intensivtherapie unterzogen werden.

Wie sollten die Ärzte jetzt vorgehen? Die für diesen Fall deutlich dokumentierte Entschlossenheit des Kranken und das ebenso eindeutige und einhellige Verhalten der Angehörigen machten es schwer, den Wunsch des Kranken zu übersehen. In dieser speziellen Situation brauchen die Ärzte 5 Wochen, bevor sie sich zu einer Aufgabe der therapeutischen Maßnahmen entschließen konnten. Es waren 5 Wochen mit zunehmenden Komplikationen.

Schon frühzeitig hatte sich eine Mehrheit der Ärzte zu der Einsicht bekannt, daß die Fortführung der Therapie lediglich zu einer

Verlängerung des Sterbens führe. Doch sprachen sich auch immer ein oder zwei erfahrene Ärzte gegen eine Aufgabe der Therapie aus, die dann auf dieser Grundlage fortgesetzt wurde. War das notwendig? War das richtig?

Die weitere Krankheitsentwicklung des Patienten gab den Befürwortern einer Therapiefortsetzung nicht recht. Die erfahrenen Chirurgen beriefen sich bei ihrer Argumentation auf Erfahrungen in gleich gelagerten Fällen, die einen positiven Ausgang genommen hatten. Dies ist bestimmt einer der Hauptgründe dafür, daß es vielen Ärzten so schwer fällt, eine Therapie zu beenden, auch wenn die Aussichten eines Patienten auf eine Verbesserung längst nicht mehr gegeben sind und der Tod allen Erfahrungen nach kurz bevorsteht (Andrae 1994).

Im Nachhinein ist es einfach zu sagen: Dieser Patient hätte wenigstens 4 Wochen vorher die Möglichkeit bekommen sollen, in Ruhe zu sterben. Zweifellos gibt es auch Grund zu der Aussage, daß viel zu häufig in solchen Situationen sinnlos „um jeden Preis" weiter therapiert wird.

Sollten wir Ärzte uns nicht häufiger darauf besinnen, daß unsere Aufgabe vor allem darin besteht, das Leben der einzelnen Patienten zu respektieren? Und gehört dazu nicht auch das Recht jedes einzelnen Menschen auf ein möglichst würdevolles Sterben?

Wenn ein Patient sich selbst in einer solchen Situation äußern kann, ist es unsere Pflicht, seine Wünsche zu respektieren (Tranøy 1992 a).

Wenn ein Patient aus welchen Gründen auch immer sich nicht äußern kann, dann muß es unser Anliegen sein, auf andere Weise zu erfahren, für welche der vorhandenen Alternativen er sich entscheiden würde. Erst wenn wir entweder aus Zeitnot oder aus anderen Gründen nicht mehr in der Lage sind zu erfahren, wie der mutmaßliche Patientenwille ist, dürfen wir die Verantwortung auf uns nehmen und eigenständig im Interesse des Patienten handeln.

In einigen Ländern gibt es für jeden Erwachsenen die Möglichkeit, ein sog. „Patiententestament" aufzusetzen. In ihm können zukünftige Patienten festlegen, wie sie behandelt werden möchten und wie nicht, falls sie eine Krankheit mit lebensbedrohlichen Komplikationen bekommen. Es gibt wichtige Gründe, ein solches Dokument ernst zu nehmen. Denn unser Anliegen ist es, den Willen und die Wünsche der Patienten so weit wie möglich zu respektieren (Beleites 1997).

Viele Ärzte haben gleichwohl Einwände gegen die verpflichtende Gültigkeit eines solchen Dokumentes. Wie kann, so argumentieren sie, ein Patient zum Zeitpunkt der Unterzeichnung eines solchen Testamentes eine spätere Krankheitssituation beurteilen? Selbstverständlich sei sein Wille zu respektieren. Doch sei er überhaupt nicht in der Lage gewesen zu wissen, daß er durch eine vollwertige Intensivtherapie etwa innerhalb von Wochen wiederhergestellt werden kann. Also sei man verpflichtet, das Beste für den Patienten zu tun und die Intensivtherapie maximal fortzusetzen.

Es ist nicht einfach, sich generell zu äußern über das, was in den einzelnen Fällen das „richtige" Vorgehen ist. Jede Situation ist in ihrer Weise einzigartig und muß individuell beurteilt werden. Es besteht trotzdem Grund zu der Annahme, daß wir Ärzte Angst haben vor einem Aufgeben unserer Therapiemaßnahmen Wir haben Angst, Fehler zu begehen, und setzen deshalb lieber auf „Nummer sicher": maximale Therapie bis zum bitteren Ende (Smith 1995).

Von Anfang an war es ein wichtiges Anliegen der Palliativmedizin, diese Fragen zu beleuchten. Einen Menschen sterben zu lassen, ist etwas, was wir nach den Grundsätzen unserer medizinischen Ausbildung als eine Niederlage zu betrachten haben, auch in solchen Situationen, in denen der Tod für den Kranken eine Erlösung wäre.

Die Palliativmedizin sagt nicht, daß sie für dieses ethische Dilemma ein allgemeingültiges Lösungsangebot zur Hand hätte. Sie will aber die Situation des Patienten und die der Angehörigen auf eine Weise beleuchten, die es uns ermöglicht, in schwierigen Situationen gute Entscheidungen zu treffen.

Eine gute Stütze bei schwierigen Entscheidungen im medizinischen Alltag ist die Frage:

Wie würde meine Entscheidung aussehen, wenn der Patient in diesem Bett nicht eine mir unbekannte Person wäre, sondern meine Mutter, mein Ehegatte, mein Kind oder ich selbst?

„Wenn man sieht, was die heutige Medizin fertigbringt, fragt man sich unwillkürlich: Wie viele Etagen hat der Tod?" (Jean Paul Sartre)

In diesen Worten Sartres kommt zum Ausdruck, daß manche Ärzte sich weigern, sich überhaupt mit den Fragen der aktiven und passiven Sterbehilfe auseinanderzusetzen. Sie sagen, ihre ärztliche Aufgabe sei es, immer Leben zu retten und Leben zu erhalten. Sie glauben, damit eine sichere Grundlage für ihr ärztliches Handeln gefunden zu haben und sich schwierigen ethischen Entscheidungen entziehen zu können. Dabei vergessen sie aber, daß sie sich mit einer solchen Einstellung gerade den Grundregeln ärztlichen Verhaltens und ärztlicher Ethik widersetzen (Pellegrino u. Thomasma 1994). Wenn Ärzte sich ausschließlich darauf konzentrieren würden, alles medizinisch Mögliche zu machen, werden sie medizinethisch viele Fehler machen. Sie werden kaum in der Lage sein, für den Patienten das zu tun, was dieser am meisten braucht.

2.2   Entscheidungen über Behandlungsabbruch

2.2.1   Der entscheidungsfähige (autonome) Patient

Wie wir auf S. 36 deutlich gemacht haben, hat jeder Patient das Recht auf Information und das Recht auf Respektierung seiner eigenen Entscheidungen über weitere Diagnostik und Therapie. Ein Patient, der bei vollem Bewußtsein Aussagen über eine Unterbrechung oder ein Unterlassen von Therapiemaßnahmen macht, muß respektiert werden. Das gilt auch für den Fall, daß diese Therapiemaßnahmen lebensnotwendig sind. Wenn der Patient also eine bestimmte Behandlung ablehnt, so entzieht er damit dem Arzt das Behandlungsrecht für diesen ganz bestimmten Fall, der Arzt darf nicht gegen den Willen des Patienten handeln. Dem entspricht es, daß die mit ärztlichen Maßnahmen verbundenen Eingriffe im rechtlich geschützten Interesse des Menschen grundsätzlich nur mit Einwilligung des Betroffenen zulässig sind (Beleites 1997).

Wenn ein autonomer Patient jede weitere Therapie ablehnt, kann nicht von passiver Sterbehilfe gesprochen werden. Diese Entscheidung, aus freiem Willen eine Therapiemöglichkeit wahrzunehmen oder nicht wahrzunehmen, entspricht einem grundlegenden Rechtsgut in der Verfassung (Eser et al. 1992).

2.2.2   Der nichtentscheidungsfähige (nichtautonome) Patient

Bei verwirrten oder unzurechnungsfähigen Patienten und bei Minderjährigen, wenn dem Betroffenen die Einwilligungsfähigkeit fehlt, kann die Einwilligung nur von seinem gesetzlichen Vertreter – also nicht von anderen Angehörigen – erteilt werden. Gesetzliche Vertreter sind bei Kindern die Eltern, bei Volljährigen der Vormund bzw. Pfleger.

Die Entscheidung über fehlende Einwilligungsfähigkeit sollte der Arzt nicht allein treffen sondern hierzu einen erfahrenen Kollegen, nach Möglichkeit einen Fachmann (Psychiater), oder das Gericht zu Rate ziehen.

Bei Minderjährigen wird die Einsichts- und Urteilsfähigkeit vom Reifegrad und der konkreten vorliegenden Situation abhängig sein. Alltägliche und verhältnismäßig harmlose Eingriffe wird ein älteres Kind selbst gut beurteilen können, während das Risiko bei größeren oder folgenschweren Operationen (z. B. Sterilisation) noch nicht überschaubar ist.

Bei psychisch Kranken kommt es auf den Grad ihrer Störung einerseits und die Größe und Folgen des Eingriffs andererseits an, ob sie in der Lage sind, eine Entscheidungen mitzutragen.

Wenn der Arzt eine Behandlung vornimmt ohne eine wirksame Einwilligung, obwohl sie möglich wäre (was besonders bei mangelhafter Aufklärung der Fall sein kann), oder wenn der Arzt die Grenzen der erteilten Einwilligung überschreitet, so ist sein Handeln rechtswidrig – und kann strafrechtliche Folgen haben (Eser et al. 1992).

2.2.3   Die mutmaßliche Einwilligung

Kann die Zustimmung zu einer Behandlung nicht eingeholt werden, z. B. bei bewußtlosen Patienten oder Nichterreichbarkeit des gesetzlichen Vertreters, so kann sie weder durch die Einwilligung eines anderen Angehörigen ersetzt werden, noch darf der Arzt selbst sich eine Entscheidungskompetenz zuschreiben.

Entscheidend ist dann der vom Arzt zu ermittelnde mutmaßliche Wille des Patienten. Wieder können ein sog. Patiententestament oder zuverlässige Aussagen von Angehörigen wichtige Beiträge bei der Vermittlung des mutmaßlichen Patientenwillens leisten. Obwohl diese Beiträge nicht verbindlich für den Arzt sind, bilden sie wichtige Grundlagen bei schwierigen Entscheidungen.

2.3   Passive Sterbehilfe – Definition

Die Problemfälle sind die nichtautonomen Patienten, die bewußtlos ohne Möglichkeit zu vorbereitenden Gesprächen vor uns liegen und bei denen eine weitere Therapie aus medizinischen, ethischen und humanitären Gründen sehr fraglich erscheint.

Ärzte werden regelmäßig vor Situationen stehen, in denen sie bei der Behandlung eines nichtautonomen, schwerkranken und sterbenden Patienten zu der Einsicht kommen, daß es nicht im Interesse des Patienten liegen kann, die jetzt laufende Therapie weiter durchzuführen. Wenn sie dann nach reifer und gründlicher Überlegung, wobei die zuvor beschriebenen Betrachtungen über Einwilligung, mutmaßlichen Patientenwillen und Autonomie ernsthaft erwogen wurden, zu der Einsicht kommen, daß die das Sterben verlängernde Therapie unterbrochen werden sollte, wird dies in der medizinischen Ethik als passive Sterbehilfe bezeichnet.

Passive Sterbehilfe ist im Bereich der Medizin ein international etablierter Begriff (Rachels 1975). Viele halten ihn für unglücklich gewählt und meinen, er solle ersetzt werden durch das einfachere und korrektere „Sterbenlassen". Die Hauptfunktion des Begriffes liegt wohl darin, den Ärzten den Unterschied deutlich zu machen zwischen dem, was unter gewissen Voraussetzungen erlaubt sein kann (passive Sterbehilfe), und dem, was nicht erlaubt ist (aktive Sterbehilfe).

In der Praxis kann es passive Sterbehilfe sein, wenn der Arzt auf die Behandlung einer Pneumonie oder einer anderen lebensbedrohlichen Komplikation verzichtet, um bei einem Sterbenden den Sterbeprozeß nicht zu verlängern.

Definition: Passive Sterbehilfe

Passive Sterbehilfe ist die Entscheidung des Arztes bei einem sterbenden, nicht autonomen Patienten
- entweder auf eine sterbensverlängernde Therapie zu verzichten
- oder eine bereits begonnene sterbensverlängernde Therapie zu unterbrechen.

Das Ziel dieser Maßnahme ist es, einem schwerkranken, sterbenden Menschen die Möglichkeit zu geben, an seiner Krankheit zu sterben – ihn sterben zu lassen.
Die ethische Grundlage dieser sog. passiven Sterbehilfe ist der Respekt vor dem Leben und Sterben des Patienten.

Aufgabe der Medizin ist es zwar, Krankheit zu bekämpfen und Krankheitssymptome unter Kontrolle zu halten. In bezug auf den gesamten Lebenslauf eines Menschen gehört es aber auch zu den Aufgaben des Arztes, den persönlichen Tod eines jeden zu respektieren und zuzulassen.

Wenn die therapeutischen Maßnahmen, die wir eingesetzt haben, um Krankheit zu bekämpfen oder sie unter Kontrolle zu halten, beim Patienten nichts Gutes mehr bewirken, sondern nur sein Leiden verlängern, dann muß er von uns erwarten können, daß unnötige Therapiemaßnahmen eingestellt werden. Das führt dann nicht dazu, daß der Patient getötet wird, sondern daß die Krankheit ihren natürlichen Verlauf nehmen kann. Passive Sterbehilfe bedeutet „sterben lassen". Es bedeutet keineswegs, den Patienten „aufzugeben" (Randall u. Downie 1996, Husebø u. Tausjø 1986)!

In den letzten Wochen und Tagen brauchen sterbende Patienten eine kompetente ärztliche Betreuung. Ausgezeichnete Symptomkontrolle und gute menschliche Fürsorge gewährleisten, daß der Patient in der ihm verbleibenden Zeit seine Würde behalten kann. Für den Angehörigen ist diese Zeit entscheidend für seine Erinnerungen und, was noch wichtiger ist, für seine seelische Verarbeitung des erlebten Krankheitsverlaufes und des Verlustes.

Technisch und ethisch gesehen kann bei passiver Sterbehilfe *jede* Therapie unterbrochen werden, damit der Krankheitsverlauf ein friedliches Sterben ermöglicht.

Dabei kann es sich um die Einstellung oder Unterlassung der Therapie mit z. B. Antibiotika, Flüssigkeitssubstitution, Dialyse, Kreislaufmittel, Ernährung, Respirator, Zytostatika handeln.

Es gibt oft unterschiedliche Auffassungen unter den Ärzten darüber, wie die Frage nach passiver Sterbehilfe im Einzelfall zu beurteilen sei. In einem Krankenhaus begegnet man dieser Frage in großer Offenheit, im anderen ist dies nicht der Fall. Diese Unterschiede können in einem Krankenhaus zwischen den Abteilungen ebenso wie innerhalb einer Abteilung vorhanden sein.

Die Frage der passiven Sterbehilfe stellt in der praktischen Medizin sowohl in ihrer Quantität als auch in ihrer Qualität ein viel größeres Problem dar als die Frage der aktiven Sterbehilfe.

Einige dieser Probleme sowie die sich anbietenden Lösungsmöglichkeiten sollen im folgenden dargestellt werden.

2.4   Wann sollen wir die sterbensverlängerndeTherapie einstellen?

Die für den Arzt schwer zu beantwortende Frage ist: „Wie weiß ich mit Sicherheit, daß das Leben des Patienten jetzt zu Ende geht?" Sich in der Beantwortung dieser Frage zu irren, ist für jeden Arzt eine hohe Belastung. So ist es verständlich, wenn Ärzte zugeben, wie schwer es für sie ist, auf Grund unsicherer Voraussetzungen einen Beschluß zu fassen, der über Leben und Tod entscheidet.

Die richtigen Entscheidungen setzen gute medizinische Fachkenntnisse ebenso voraus wie einen genauen Einblick in die zu beurteilende Situation. Der Arzt muß den Patienten aus der Anamnese genauso gut kennen wie die aktuelle Entwicklung und die Prognose. Es wäre eine Katastrophe (und unter Umständen strafbar), wenn leichtfertig über Leben und Tod entschieden würde (Downie u. Calman 1994).

Bei einigen Krankheiten können erfahrene Ärzte trotzdem mit großer Wahrscheinlichkeit vorausbestimmen, ob eine Heilung außerhalb des Möglichen liegt. Bei einer langen Reihe von Krebskrankheiten im fortgeschrittenen Stadium ist dies der Fall, ebenso bei zahlreichen anderen fortgeschrittenen Organerkrankungen. Das Finalstadium einer Erkrankung ist grundsätzlich schwierig zu beschreiben. Jede Krankheit hat bei jedem Patienten ihren besonderen Verlauf. Am deutlichsten wird dies bei alten Patienten. Sie können unabhängig von ihrem Alter lange ihre Autonomie und ihre Integrität bewahren. Sie mögen ihre gesamte Familie verloren haben, und sie können trotz altersbedingter Funktionsstörungen ein lebenswertes Leben führen. Diesen Zustand kann eigentlich nur derjenige beurteilen, der diesen Menschen genau kennt, etwa der ihn seit Jahren betreuende Arzt (Morgan 1996). Gleichwohl gibt es für das Finalstadium bestimmte Merkmale. Wenn zusätzlich zum nicht heilbaren Grundleiden schwere Begleitsymptome oder Sekundärerkrankungen auftreten, der Allgemeinzustand schwer beeinträchtigt ist, mehrere Organsysteme versagen, die Richtung der Verschlechterung deutlich ist, das Bewußtsein zunehmend beeinträchtigt ist, der Patient selbst nicht mehr die Kraft und den Willen hat, für seine Genesung zu kämpfen, dann spricht vieles dafür, daß er bald sterben wird. Die Engländer nennen diese Situation „the point of no return". Er ist der Fliegersprache entnommen. Die Flieger verwenden diesen Ausdruck für das Abhebe- und das Landemanöver, bei denen jeweils ein Punkt erreicht wird, von dem an sie nicht mehr umkehren können. In der Medizin ist damit gemeint, daß der Punkt erreicht wird, an dem sich das Ziel der medizinischen Behandlung ändert. Der Arzt muß jetzt erkennen und akzeptieren, daß ein friedliches und würdevolles Sterben Hauptaufgabe seiner weiteren Patientenbetreuung ist.

Der Ausdruck „point of no return" hat für den Piloten noch einen anderen positiven Aspekt. Es ist für ihn „the moment of maximal attention", der Augenblick, der größte Aufmerksamkeit verlangt.

Diese „größte Aufmerksamkeit" finden wir am Anfang des Lebens, bei der Geburt. Viele Menschen halten diesen Augenblick für einen heiligen, unendlich wichtigen Moment des Lebens. Im Vergleich dazu kann die Lage der Sterbenden oft traurig sein. Sie bekommen selten die Zuwendung, die sie brauchen; sie sterben häufig unter großem Therapieeinsatz in großer Einsamkeit. Ist aber der Augenblick des Sterbens nicht ein genauso wichtiger Augenblick, wie der der Geburt?

2.5   Wann sollen wir die lebenserhaltende Therapie *nicht* einstellen?

Wenn ein 80jähriger eine Schenkelhalsfraktur erleidet, können eine schnelle Operation und Mobilisation dem Kranken innerhalb von ein paar Wochen wieder gesund auf die Beine helfen. Würden Operation und Mobilisation nicht erfolgen, wäre die Wahrscheinlichkeit nicht gering, daß der Patient dann im Bett liegen bliebe und daß wegen der fehlenden Mobilisation dann innerhalb von Wochen und Monaten medizinische Komplikationen einträten, die unter Umständen einen vorzeitigen Tod hervorrufen könnten. Läge einer solchen Nichtbehandlung die Beurteilung oder gar Anordnung eines Arztes zugrunde, so dürfte diese keineswegs befolgt werden, da sich aus ihr der Tatbestand der unterlassenen Hilfeleistung ergäbe.

Als unterlassene Hilfeleistung (vielleicht sogar als Mord) wäre auch zu werten, wenn in einem Krankenhaus bei knapper Bettenzahl einem alten, unsympathischen, alleinstehenden Pflegepatienten, der aus sozialen Gründen nicht entlassen werden kann, aus diesen Gründen bei einer schweren Pneumonie die notwendigen Antibiotika vorenthalten würden.

Beim zerebrovaskulären Insult folgt oft eine Halbseitenlähmung und eine Bewußtseinstrübung des Patienten. Als Folge davon kann dieser völlig außerstande sein, Nahrung oder Flüssigkeit zu sich zu nehmen. Es kann sogar vorkommen, daß ein solcher Patient sich weigert, mit Hilfe andere Nahrung und Flüssigkeit zu sich zu nehmen. Diese Weigerung kann auf die auf den Schlaganfall folgende Bewußtseinsstörung zurückzuführen sein.

Diese Krankheitssymptome können, wie wir wissen, reversibel sein. Erst nach Tagen oder Wochen der aktiven Therapie kann genauer bestimmt werden, wie schwer der Gehirnschaden und die Funktionsstörung des Patienten sind und ob sie irreversibel sein werden. Während dieser Zeit wird es aber richtig sein, dem schwerkranken Patienten, vielleicht sogar gegen seinen bewußtseinsgetrübten Willen, eine maximale Therapie anzubieten. Falls sich jedoch nach dieser Zeit der Zustand des Kranken als so ernst herausstellt, daß er mit dem Leben nicht mehr vereinbar erscheint, dann kann es genauso richtig und wichtig sein, die angefangene Therapie zu unterbrechen.

An dieser Stelle sollte ein international anerkanntes, in Deutschland aber oft verkanntes Prinzip der medizinischen Ethik erwähnt werden: der Appleton Consensus. Er wurde im Jahre 1989 bei einem Treffen führender medizinischer Ethiker aller westlichen Nationen beschlossen. Das Dokument hat weltweite Anerkennung und großen Einfluß gewonnen. Daraus ein Zitat: „Ethisch betrachtet, besteht kein Unterschied zwischen dem Unterlassen und dem Unterbrechen einer aktiven Behandlung." (Appleton Consensus 1989)

2.6 Wenn die Entscheidung besonders schwer fällt, sollte man sich Zeit lassen

Eine wichtige Aussage des zuvor zitierten Appleton Consensus gibt uns das, was wir vor schwierigen ethischen Entscheidungen vor allem brauchen: Zeit.

Bei all den oben angeführten Fällen sind wir mehr oder weniger davon ausgegangen, daß wir alle notwendigen Informationen sammeln konnten, bevor die wichtigen Entscheidungen getroffen wurden. In der klinischen Praxis ist dies häufig nicht möglich. Die Patienten werden nicht selten notfallmäßig im Krankenhaus aufgenommen, und es gibt keine Angaben zur Vorgeschichte der Patienten. In solchen Situationen, in denen wir nicht die Hintergründe kennen, weder über die Krankheitsentwicklung noch über den Allgemein- und

Funktionszustand des Patienten informiert sind, können wir nur in Ausnahmefällen Entscheidungen über Einstellung oder Abbrechen der therapeutischen Maßnahmen treffen. Dazu brauchen wir Zeit und ausreichende Information.

Es kommt leider durchaus vor, daß sterbende Patienten als Notaufnahme ins Krankenhaus geschickt werden, weil die Versorgung zu Hause unzureichend war oder weil ein Notarzt gerufen wurde, dem der Patient unbekannt ist. Wenn ein solcher Patient im Krankenhaus ankommt und die genaue Krankengeschichte hier bei der Aufnahme nicht vorliegt, kann der Aufnahmearzt nichts anderes tun, als die vorliegenden behandlungsbedürftigen Probleme anzugehen. Das gleiche gilt, wenn ein Patient in akuter Lebensnot aufgefunden wird – sei es auf der Straße oder zu Hause oder auf einer Krankenstation. Wenn dem dann gerufenen Arzt die genaue Krankengeschichte und die aktuelle Krankheitsentwicklung nicht vorliegen, muß er sich zunächst für ein sehr aktives Handeln entscheiden, um womöglich das Leben des Patienten zu retten oder schwere Komplikationen zu verhindern.

Der Consensus von Appelton zeigt uns nun, daß durch diese aktiven primären Behandlungsmaßnahmen die weitere ärztliche Behandlung keineswegs präjudiziert wird. Wenn am nächsten Tag die genaue Krankengeschichte bekannt wird und die medizinische Gesamtsituation zu überblicken ist, kann, falls es für sinnvoll und richtig erachtet wird, die begonnene Therapie durchaus abgebrochen werden. Das kann selbstverständlich nur dann geschehen, wenn die behandelnden Ärzte nach einer Gesamtbeurteilung zu der Einsicht gelangen, daß eine Fortsetzung der Therapie nicht im Interesse des Patienten liegt und daß weitere Therapiemaßnahmen tatsächlich nur dazu dienen können, den fortgeschrittenen Sterbeprozeß hinauszuziehen.

2.7   *Wie* soll eine Therapie eingestellt werden?

Soll die Einstellung erfolgen
- durch „Einfrieren" der Therapiemaßnahmen?
- durch vorsichtige Reduktion der Therapiemaßnahmen?
- oder durch das Absetzen aller Therapiemaßnahmen?

In der folgenden Diskussion setzen wir voraus, daß die medizinisch-ethischen und die rechtlichen Grundlagen für ein passives Sterbenlassen – wie mutmaßlicher Patientenwille und irreversibler Sterbeprozeß – bei einem nichtautonomen Patienten erfüllt sind.

Vor uns liegt ein Patient im Sterben, der auf Grund seiner Krankheit keine Entscheidungen treffen kann. Die behandelnden Ärzte sind sich einig, daß der Sterbeprozeß irreversibel ist. Wir haben die zuverlässige Information – z. B. durch ein Patiententestament, durch vorherige Gespräche mit dem Arzt oder durch Angaben von mehreren glaubwürdigen Angehörigen –, daß der Kranke einer Verlängerung des Sterbens nicht zugestimmt hätte.

Es ergeben sich grundsätzlich 5 verschiedene Handlungsmöglichkeiten:

1. Das therapeutische Regime bleibt unverändert, d. h. die intensivtherapeutischen Maßnahmen werden weder gesteigert noch reduziert. Je nach der Situation werden auftretende Komplikationen behandelt oder nicht behandelt.
2. Die medikamentöse Substitution wird teilweise oder vollständig reduziert (z. B. Antibiotika, Kreislaufmittel).
3. Die Ernährung und Flüssigkeitssubstitution wird teilweise oder vollständig reduziert.
4. Technischer Behandlungsabbruch, z. B. durch teilweise oder vollständige Reduktion von Dialyse oder Beatmung.
5. Die Einstellung jeglicher Therapie – inklusive der Beatmung.

Unter den beschriebenen Voraussetzungen sind diese Maßnahmen ethisch und rechtlich einem passiven Sterbenlassen zuzuordnen; der Patient stirbt infolge seiner Grundkrankheit – nicht infolge unserer Handlung.

Trotzdem kann beobachtet werden, daß Ärzte diese Entscheidungen medizinisch verschieden bewerten. Für viele ist es weitaus problematischer, eine begonnene Therapie zu beenden, als eine Therapie nicht zu beginnen. Es ist nicht einfach für Ärzte, Patienten sterben zu lassen, besonders dann nicht, wenn sie dabei das Gefühl haben, für das Sterben mitverantwortlich zu sein.

Man kann sogar feststellen, daß sich das Verhalten deutscher Ärzte in diesen Entscheidungsprozessen von dem ihrer Kollegen in den westlichen Ländern unterscheidet. In Deutschland wird auch dann noch weiter therapiert, wenn sich in einem vergleichbaren Fall ausländische Kollegen für einen Behandlungsabbruch bei sterbenden Patienten entschieden hätten. Die Erklärung dafür kann in der jüngeren deutschen Geschichte zu finden sein. Deutsche Ärzte wollen nicht noch einmal angeklagt werden, Menschen vorzeitig dem Tode ausgeliefert zu haben.

2.7.1 Jemand braucht Zeit

Bringt eine Verzögerung des Sterbeprozesses für einen sterbenden, bewußtlosen oder schwer bewußtseinsgetrübten Patienten Vorteile? Es kann sein, daß Angehörige oder Behandlungspersonal noch Zeit brauchen, um die gefallene Entscheidung zu akzeptieren und um sich auf den bevorstehenden Abschied vorzubereiten. Falls möglich, sollte diese benötigte Zeit – Stunden oder Tage – gewährt werden. In dieser Situation kann es sinnvoll sein, sich für Punkt 1 zu entscheiden: Das therapeutische Regime bleibt unverändert, d. h. die intensivtherapeutischen Maßnahmen werden weder gesteigert noch reduziert. Der Patient stirbt an den zu erwartenden medizinischen Komplikationen, die symptomatisch behandelt werden.

Die Frage „Wie lange" muß uns vor Augen stehen, denn die gewährte Zeitspanne *kann* eine zusätzliche Belastung für den Patienten, für Angehörige und Personal bedeuten. Es kann aber auch eine gute Zeit der Vorbereitung auf den bevorstehenden Abschied bedeuten. Auf jeden Fall muß der behandelnde Arzt in den Gesprächen mit den Angehörigen klarstellen, daß *er* die Verantwortung für die getroffene Entscheidung trägt. Dabei sollte er sich die notwendige Zeit nehmen, um ungeklärte Fragen und Reaktionen zuzulassen.

2.7.2 Zusätzliches Leiden verhindern

Oft empfinden die Ärzte, daß eine Therapie leichter abzusetzen ist als eine andere. Oft fällt es leichter, die Therapie graduell zu reduzieren oder sie „einzufrieren". Einfrieren bedeutet, daß man auf weitere Therapiemaßnahmen verzichtet, die man eingesetzt hätte, wenn Hoffnung auf die Genesung des Patienten bestanden hätte.

Das Abbrechen einer Antibiotikatherapie, eine Einstellung der Ernährung, der Flüssigkeitszufuhr, der Dialyse oder Respiratortherapie bereitet vielen Ärzten große Bedenken, da sie glauben, das Leiden des Patienten zu vergrößern.

Bei sterbenden Patienten treten häufig Komplikationen wie eine Pneumonie oder ein Lungenödem auf. Beides kann qualvoll sein.

Sollte es dann nicht unsere Aufgabe sein, diese Komplikationen der Grunderkrankung zu behandeln? Aber sind auf der anderen Seite nicht gerade ein Lungenödem oder eine Pneumonie die häufigsten Todesursachen – eine Gelegenheit für sterbende Patienten, daß sie sterben dürfen?

In der Palliativmedizin haben wir gesehen, wie friedvoll Patienten trotz dieser Komplikationen sterben können. Die Voraussetzung ist, daß nicht länger die Krankheitsursache, sondern die Folgen und das Leiden durch gezielte Therapiemaßnahmen behandelt werden.

Komplizierter zu beantworten ist für viele die Frage der Ernährung oder Flüssigkeitssubstitution bei Patienten, die nicht länger essen oder trinken. Es ist qualvoll zu hungern, sagen viele, und noch schlimmer zu verdursten. Wir haben im Medizinstudium gelernt, daß Patienten, die nicht trinken können, auf jeden Fall eine Infusion bekommen müssen.

Die Erfahrungen bei einem bis zum Tod durchgeführten Hungerstreik zeigen uns einen nichtqualvollen Sterbeprozeß, ein allmähliches Schwächerwerden des Betroffenen – bis zur Bewußtlosigkeit und zu einem friedvollen Sterben (Ahronheim u. Gasner 1990).

Und die Flüssigkeitssubstitution? In der gesamten medizinischen Dokumentation liegt *kein* Nachweis vor, der zeigt, daß Durst bei Sterbenden durch Zufuhr von Flüssigkeit gelindert werden kann (Twycross 1993). Basierend auf einer Übersicht der wissenschaftlichen Literatur ist es wahrscheinlich, daß fortgeschrittene Dehydrierung und Hunger zu keinen Schmerzen und nur zu geringem Unbehagen durch trockenen Mund führen. Letzteres kann gelindert werden. Für Personen, die unter der Belastung von fortgeschrittener Krankheit und Invalidität leiden, oder diejenigen, die keine Hoffnung auf eine menschenwürdige Existenz haben können, sollte eine Einstellung der Ernährung oder Hydrierung im Finalstadium erwogen werden ohne begründete Angst, dadurch das Leiden des Patienten zu vergrößern (Sullivan 1993).

Musgrave et al. (1995) fanden in einer Studie keine Korrelation zwischen Flüssigkeitszufuhr, Serumanalyse von Kalium, Natrium und Harnstoff und Durstangaben der Patienten, obwohl 70% von ihnen bereits manifeste Zeichen einer Harnretention zeigten.

Eine Reihe wissenschaftlicher Beiträge (Twycross 1993; McCann et al. 1994) dokumentieren das Hauptproblem, die durch Mundatmung bedingte Mundtrockenheit mit Infektionen und Belägen im Lippen-, Zungen- und Rachenbereich.

Viele dieser Patienten bekommen einen Tropf, obwohl nach unserem heutigen Wissen *kein Nachweis* vorliegt, daß dieser Linderung oder Vorteile für den Sterbenden bringt. Die notwendige kompetente Mundpflege und Mundhygiene, Befeuchtung von Lippen, Zunge und Rachen, erhalten diese Patienten *nicht!* (Andrews et al. 1993; McCann et al. 1994)

Die heute vorliegenden wissenschaftlichen Daten können diese schwierige Frage noch nicht eindeutig beantworten. Wir müssen uns aber bei jedem Patienten fragen, welche Vor- und Nachteile die Infusion bringen kann – für den Patienten, für die Angehörigen und für den Arzt.

Die meisten sterbenden Patienten werden nicht unter Dehydrierung leiden (Andrews et al. 1993). Andererseits könnte es Situationen geben, wie z. B. bei präfinalem Delirium, wo die Symptome durch Zufuhr von Flüssigkeit verbessert werden (Fainsinger u. Bruera 1994; s. auch in Kapitel 4 den Abschnitt „Symptomkontrolle", S. 223, 224)

Als besonders schwierig empfinden in Deutschland viele Ärzte die Fragen des technischen Behandlungsabbruchs.

Bei sterbenden Patienten mit Nierenversagen die Dialyse einzustellen, trifft häufig auf Verständnis, da eine Urämie weitgehend ein friedvolles Sterben ermöglicht. Dem gegenüber steht die Unterbrechung einer etablierten Respiratortherapie. Die Einstellung dieser Behandlung würde für einen über längere Zeit beatmeten Patienten das Eintreten des Todes innerhalb weniger Minuten durch eine respiratorische Insuffizienz bedeuten. Hypoxämie und Hypoventilation durch eine unzureichende Atemmechanik spielen hierbei eine entscheidende Rolle. Beendigung der Beatmung und Extubation des Patienten kann eine Dyspnoe und damit zusätzliches Leiden zur Folge haben in einer Situation, in der alles unternommen werden muß, Leiden zu verhindern.

Aber stehen wir hier nicht vor einem ähnlichen Problem wie bei der Behandlung des finalen Lungenödems und der finalen Pneumonie? Könnte nicht die Weiterbeatmung, unter Umständen bei bis auf Raumluft reduzierter Sauerstoffzufuhr, eine Verlängerung des Leidens des Patienten bedeuten? Und ist diese Weiterbehandlung nicht eine zusätzliche Belastung für die Angehörigen und das Personal?

Aber Befürchtungen einiger deutscher Mediziner, der Patient könne durch die Extubation wegen fortgeschrittener Ateminsuffizienz ersticken, was für Patient, Angehörige und Personal zu unangenehmen Erlebnissen und Erinnerungen führen könnte, kann aus der intensivmedizinischen Praxis aus den skandinavischen und angelsächsischen Ländern und auch von deutschen Kollegen nicht bestätigt werden (Pellegrino u. Thomasma 1994; Downie u. Calman 1994; F.J. Tentrup, persönliche Mitteilung 1997). Die medizinischen Probleme konnten, wenn es die Situation erforderte, durch Applikation von Analgetika und Sedativa suffizient unter Kontrolle gehalten werden.

Die große Mehrheit der Angehörigen berichtete, daß es für sie eine positive Erfahrung gewesen sei, beim Abschluß der Behandlung und beim Sterben des Patienten dabei gewesen zu sein. Es war für sie nicht erschreckend zu sehen, wie innerhalb weniger Minuten der Tod eingetreten sei. Der Lebensausklang verbinde sich in ihrer Erinnerung mit einem Gefühl der Erleichterung, das sowohl den Patienten wie sie selbst betraf. Wiederholt berichteten Angehörige, daß ihnen die Zeit der Extubation und die Zeit danach wie eine tiefgreifende Feier des Abschieds erschien (Husebø 1992). Um den Patienten und den Angehörigen einen bewußten Abschied zu ermöglichen, sollte eine ordnungsgemäße Entwöhnung vom Respirator angestrebt werden, falls dies eine realistische Möglichkeit darstellt. Bei bewußtlosen sterbenden Patienten kann unter Umständen auch die Beendigung der Beatmung und die Extubation eine Möglichkeit sein, die im Interesse des mutmaßlichen Patientenwillens liegt. Sie ist dann moralisch und ethisch nicht anders zu bewerten als andere Formen des technischen Behandlungsabbruchs (Pellegrino u. Thomasma 1994, Brock 1993).

Unser Hauptanliegen muß das Wohl des Patienten bleiben. Keine Entscheidungen dürfen getroffen werden gegen den mutmaßlichen Patientenwillen oder weil Angehörige oder das Krankenhauspersonal ihre eigenen persönlichen Interessen oder Gefühle in den Vordergrund stellen. Die Fortführung oder der Abbruch von Maßnahmen darf auch niemals eine Frage wirtschaftlicher Überlegungen sein (Beleites 1997).

2.7.3   Welche Motive hat der Arzt?

Es ergibt sich eine Reihe von Fragen:
1. Welche Motive liegen den Entscheidungen und Handlungen des Arztes zugrunde?

2. Welche Konsequenzen ergeben sich für den Patienten und seine Angehörigen?
3. Ist der Nutzen einer weiteren Therapie größer, oder überwiegt die Belastung?
4. Braucht jemand Zeit (Ärzte, Pflegepersonal, Angehörige), um die getroffene Entscheidung zu akzeptieren?
5. Hat die Entscheidung, die Therapie einzufrieren oder zu reduzieren, nicht die gleiche Konsequenz wie das Absetzen aller lebenserhaltenden Therapiemaßnahmen?
6. Trifft es zu, daß der Entschluß zur Reduktion oder zum Abbruch der Therapie ausschließlich gefaßt wird, um das Sterben des Patienten nicht unnötig zu verlängern?

Wir sehen hier wichtige und zentrale Fragen der medizinischen Ethik. Auf wen sollen wir Rücksicht nehmen (Jecker u. Pearlman 1992):
– auf den Patienten?
– auf den Arzt?
– auf das Krankenpflegepersonal?
– auf die Angehörigen?
– Gibt es andere wichtige Personen?
– Wer beeinflußt noch unsere Entscheidungen?

Wenn wir diese Fragen genau betrachten, sehen wir, daß unterschiedliche Interessen bestehen, aus denen sich Konflikte ergeben können. Konflikte entstehen aber nicht nur im Verhältnis Arzt–Patient, im eigenen ärztlichen oder pflegerischen Team, sondern auch gegenüber den Angehörigen, interdisziplinär und über das eigene Krankenhaus hinaus (Callahan 1991).

Aus der Sicht der Autonomie und der Würde der sterbenden Patienten können wir die auf S. 50 genannten 5 Entscheidungsmöglichkeiten auf 3 reduzieren (Smith 1995):
1. Das therapeutische Regime bleibt unverändert.
2. Das therapeutische Regime wird reduziert.
3. Jegliche Therapie wird eingestellt, inklusive technischer Behandlung wie z. B. Dialyse oder Beatmung.

Auch bei diesen Alternativen gehört es unverzichtbar zu den ärztlichen und pflegerischen Aufgaben, für eine menschliche und medizinische Basishilfe zu sorgen. Welcher Weg der richtige ist, muß der Arzt in der jeweiligen Situation mit seinen Kollegen gemeinsam entscheiden. Es gibt keine Universallösung wie und wann eine Therapie beendet werden soll. Es ist schwer, feste Regeln aufzustellen, wie im Einzelfall Entscheidungen aussehen sollen und welche Vorgehensweise adäquat ist. Diese ethischen Entscheidungen müssen immer individuelle Entscheidungen sein (Buchanan u. Brock 1989, Randall u. Downie 1996). Im Zweifelsfall werden der fachlichen Begründung und den Motiven des Arztes moralisch wie rechtlich ein entscheidender Wert beigemessen (Eser et al. 1992, Brock 1993).

Können wir aus dieser Diskussion etwas lernen? Ärzte, Pflegepersonal, Patient und Angehörige haben häufig jeweils unterschiedliche Motive und Argumente für die eine oder andere Entscheidung. Für sterbende Patienten kann eine Verzögerung des Sterbeprozesses eine Verlängerung des Leidens bedeuten. Wir können verschiedene Gründe haben, die mehr oder weniger berücksichtigt werden sollten, um Zeit zu gewinnen.

Wir Mediziner haben allen Anlaß, unser Verhalten und dessen Rechtfertigung kritisch und neu zu überdenken (Buchanan u. Brock 1989). Bisher war es einfach, sich hinter der häufigen Argumentation zu verschanzen, eine Fortsetzung der Therapie sei für Patienten und Angehörigen gut. Dabei wird übersehen, daß das Problem des Aufhörens ein Problem des behandelnden Arztes ist.

Um dem belastenden Augenblick eines unausweichlichen Todes zu begegnen, kann es für den Arzt leichter sein, sich für das Einfrieren oder die langsame Reduktion der bisherigen Therapie zu entscheiden. Aber entspricht dies den Interessen der Patienten? Die Aufgabe des Arztes ist es, dieses Interesse zu erkennen, zu respektieren und zu vertreten, unter Berücksichtigung der eigenen medizinischen Ethik und der vorhandenen Rechtslage.

Juristisch gesehen gibt es in Deutschland (ebenso in Österreich und der Schweiz) keine direkten Vorschriften zu den Fragen der passiven Sterbehilfe. Juristen beschäftigen sich zunehmend mit diesen Themen, wobei 2 aktuelle Urteile des Bundesgerichtshofes zeigen, daß ein Raum für passives Sterbenlassen unter bestimmten Voraussetzungen gegeben sein muß.

Urteil des BGH Mai 1991
Bei todkranken Patienten ist die Nichteinleitung oder der Abbruch lebensverlängernder Maßnahmen rechtlich zulässig.

Dies entspreche dem natürlichen, der Würde des Menschen gemäßen Verlauf des Sterbens. Maßstab sei der mutmaßliche Wille des Sterbenden und nicht das Ermessen der behandelnden Ärzte.

Die Ausschöpfung intensivmedizinischer Technologie ist, wenn sie dem wirklichen oder anzunehmenden Patientenwillen widerspricht, rechtswidrig.

Urteil des BGH September 1994
Die Erlaubnis zur passiven Sterbehilfe gilt auch bei Personen, die sich nicht im akuten Sterbeprozeß befinden.

Der 1. Strafsenat hob die Verurteilung eines Arztes und des Sohnes einer unheilbar schwerst hirngeschädigten 72jährigen Frau auf, die sich für den Abbruch der künstlichen Ernährung entschieden hatten.

Auch bei Komapatienten komme es nach dem verfassungsrechtlich verbürgten Selbstbestimmungsrecht auf den mutmaßlichen Willen des Patienten an.

Strafbar bleibt weiterhin die aktive Sterbehilfe – die gezielte Tötung eines Menschen, auch eines Todgeweihten, auf Verlangen.

3   Aktive Sterbehilfe (Euthanasie)

Das Wort „Euthanasie" ist aus dem Griechischen hergeleitet (*euthanatein:* „einen leichten, schönen Tod haben"). Historisch betrachtet, hat der Begriff „Euthanasie" eine andere Bedeutung als aktive Sterbehilfe. Euthanasie bedeutet „ein guter Tod". Der Begriff könnte vom Wort her ein Synonym für das sein, was das Anliegen der Hospizbewegung ist. Ist doch ein gutes Sterben das, worum diese Bewegung sich bei vielen Menschen bemüht. Dabei wird von den Mitgliedern dieser Bewegung immer wieder betont, daß sie aktive Sterbehilfe grundsätzlich ablehnen und in ihrer eigenen Aktivität die entscheidende Alternative zur aktiven Sterbehilfe sehen (Moulin et al. 1994). Die menschliche Kulturgeschichte ist voll von Zeugnissen und Auseinandersetzungen über die Frage eines guten Todes des Menschen. Nahmhafte Historiker und Philosophen haben sich für einen angenehmen, vom Arzt herbeigeführten Tod ausgesprochen (Rachels 1975), noch mehr aber haben eindeutig dagegen Stellung bezogen (Brock 1993; Gaylin et al. 1988; Pellegrino u. Thomasma 1994; Roy 1990; Dunstan u. Shinebourne 1989).

In Deutschland wird die Diskussion über die aktive Sterbehilfe mit besonderer Sensibilität geführt. Zum Teil liegt es daran, daß viele Menschen vor und während des letzten Krieges von deutschen Ärzten umgebracht wurden – ihrer Rasse, ihrer Hautfarbe, einer Diagnose wegen oder weil sie physisch oder psychisch behindert waren.

Überraschenderweise hat gerade ein als besonders humanitär geltendes Nachbarland in den letzten Jahren weitgehend die aktive Sterbehilfe legalisiert: die Niederlande. Hier ist es zwar offiziell immer noch verboten, aktive Sterbehilfe zu leisten. Trotzdem wird sie seit mehr als 20 Jahren von der Justiz unter gewissen Voraussetzungen geduldet.

Heute werden auf internationaler Ebene die Begriffe „aktive Sterbehilfe" und „Euthanasie" synonym verwandt, und wir werden in dem vorliegenden Buch ähnlich verfahren. In England wird dieses Verfahren „mercy killing" – „Töten aus Barmherzigkeit" – genannt, ein Ausdruck, der einen wichtigen Hinweis enthält: den Hinweis auf das Töten.

Aktive Sterbehilfe – Euthanasie
ist das aktive, bewußte ärztliche Eingreifen zur Beendigung des Lebens auf ausdrücklichen Wunsch des Patienten. Ziel der Handlung ist es, den schnellen Tod des Patienten herbeizuführen – zu töten.

Die Begriffe Euthanasie und aktive Sterbehilfe werden in der medizinischen Fachliteratur meistens dann verwendet, wenn das Leben eines schwerkranken Patienten durch Injektion von letalen Arzneimitteldosen, meistens eine Kombination von Medikamenten wie Barbiturate, Morphin und Curare oder Kalium, vom Arzt beendet wird.

Die aktive Sterbehilfe ist in Deutschland wie in allen westlichen Ländern verboten. Obwohl in der Geschichte die Euthanasie immer wieder als gesellschaftliches Problem auftaucht, wird ihre Legalisierung in der medizinischen Fachwelt fast geschlossen mit der Begründung abgelehnt, daß ihre Konsequenzen nicht zu übersehen sind (World Medical Association 1987). Die heutige Euthanasiebewegung hat ihren Ursprung zum einen in den unwürdigen Umständen, bei denen Menschen ihr Leben unter Schmerzen, Leiden und Verlassenheit beenden, und zum anderen im Protest gegen die Macht der modernen Medizin.

Zum Thema der Euthanasie wurde in den letzten Jahren in Laien- und Fachgremien gleichermaßen Stellung bezogen. Wie Meinungsumfragen ergeben haben, nahm die Zustimmung der deutschen Bevölkerung zur aktiven Sterbehilfe in den letzten 20 Jahren deutlich zu. So stieg sie von 1974 mit 54% bis zum Jahre 1994 auf über 80%.

3.1   Argumente, die für eine aktive Sterbehilfe sprechen könnten

3.1.1   Das Recht des Patienten auf Autonomie

Wenn nun ein schwerkranker Patient, erschöpft und geplagt von Symptomen, die nicht mehr unter Kontrolle zu bringen sind, völlig auf die Hilfe anderer angewiesen zu uns sagt: „Ich leide, ich kann nicht mehr, hilf mir, damit es vorbei ist" – ist diese Bitte nicht verständlich und wohlbegründet? (Jens u. Küng 1995)

Wenn der Patient nun zusätzlich enttäuscht ist: von Angehörigen, die sich nicht länger kümmern, vom Gesundheitswesen, von den Ärzten, die nichts mehr zu bieten haben – wenn er das Gefühl hat, daß er seiner gesamten Umgebung nur zur Last fällt –, sollte man seine Bitte nicht respektieren? (Singer u. Siegler 1990)

3.1.2   Unerträgliche und ungelinderte Schmerzen und andere physische und psychische Probleme

Viele, die die letzten Wochen und Tage mit einem Sterbenden verbracht haben, berichten, daß es für den Patienten grausam war. Dies kann von vielen Angehörigen, Schwestern, Ärzten und anderen bestätigt werden. Die Schmerzen werden unerträglich, eine Reihe anderer Symptome oder Probleme ist nicht mehr zu kontrollieren: mag es sich um Übelkeit, Erbrechen, Schwäche, Atemnot oder andere „physische" Symptome handeln oder auch um psychische Probleme wie Angst, Depression, Isolation, Hysterie oder ähnliches.

3.1.3   Die Aufgabe der Ärzte ist es, das „Beste" für ihre Patienten zu tun

Wenn die Not und die Qualen des Patienten nicht mehr unter Kontrolle zu bringen sind, ist es dann nicht die Pflicht des Arztes, dem Patienten zu helfen, auch wenn dies das Herbeiführen eines schnellen Todes bedeutet? Hat die Pflicht zur Barmherzigkeit nicht immer im Mittelpunkt unserer Kulturgeschichte gestanden? (Jens u. Küng 1995; Boisvert 1990, Quill et al. 1992)

3.1.4 Die Ärzte haben längst angefangen, mit Leben und Tod zu manipulieren

Bei der Betrachtung der modernen Medizin wird es deutlich, daß ein Teil der heutigen medizinischen Praxis darin besteht, Entscheidungen über Leben und Tod zu treffen. Wir beschrieben im vorigen Abschnitt, wie Ärzte fast täglich (notwendige) Entscheidungen treffen, um das Leben eines Patienten unter bestimmten Umständen nicht zu verlängern. Diese Entscheidungen haben in vielen Fällen den Tod des Patienten innerhalb weniger Tage oder Stunden zur Folge. Für das ethische Denken ist es sehr schwierig, in solchen Fällen zwischen „Sterbenlassen" und „Töten" zu unterscheiden.

Dieser ethische Konflikt wird noch deutlicher am Anfang des Lebens, indem wir der Mutter das Recht zugesprochen haben, über das Leben des ungeborenen Kindes zu entscheiden. Sollte es moralisch und ethisch nicht vertretbarer sein, wenn ein Arzt einem schwer leidenden Patienten auf dessen ausdrückliche Bitte hilft, aus dem Leben zu scheiden, als das Leben eines Kindes zu beenden, das bestimmt hätte leben wollen?

3.2 Argumente, die gegen aktive Sterbehilfe sprechen

3.2.1 Aktive Sterbehilfe ist verboten und strafbar

Nach geltendem Recht ist aktive Sterbehilfe verboten und strafbar. Aus *juristischer Sicht* steht die „Tötung auf Verlangen" bisher in fast allen Ländern prinzipiell unter Strafe. In Deutschland ist dies festgelegt durch den §216 StGB (Eser et al. 1992). Die erste Ausnahme ist der australische Bundesstaat Northern Territory, der 1995 beschloß, dem Arzt in bestimmten Fällen eine Tötung auf Verlangen zu erlauben. Dieser Beschluß wurde 1997 vom australischen Bundesgerichtshof wieder aufgehoben.

Es wird immer wieder Ärzte geben, die ein geringes Bewußtsein und wenig Kompetenz in medizinischer Ethik besitzen. Besonders diese Ärzte müssen wissen, welche Entscheidungen sie nach dem Gesetz treffen sollten und welche sie nicht treffen sollten, was strafbar ist und was nicht strafbar ist. Daher brauchen wir zu diesem Thema eine klare gesetzliche Vorlage.

3.2.2 Berufsethische Aspekte

Seit es eine Berufsethik für Ärzte gibt, haben diese sich gegen das Ansinnen der Gesellschaft zu wehren, ihnen auch (für bestimmte Fälle) eine Erlaubnis zum Töten einzuräumen. Sie fürchten, daß ihnen durch die Erlaubnis zu töten der ethisch-moralische Halt verlorengehen könnte, den sie in ihrem Berufsalltag dringend benötigen, und daß darüber hinaus aus der Erlaubnis eine Pflicht zum Töten entstehen könne. Autonomie und Selbstbestimmung eines Menschen können nicht dazu führen, einen Dritten dazu zu verpflichten, zu töten.

Ein Arzt, der bewußt einen Patienten tötet, auch wenn dieser schwer krank ist und schwer leidet, muß mit erheblichen Konsequenzen rechnen. Er sieht einer Freiheitsstrafe entgegen; eine Ausübung seines Berufes wird ihm weiterhin kaum noch gestattet werden.

So nahm der 98. Deutscher Ärztetag 1995 wie folgt Stellung:

> Mit Sorge verfolgt der Deutsche Ärztetag die Entwicklung der Praxis und der gesetzlichen Regelung der Euthanasie in den Niederlanden, droht mit ihr doch die Tötung unheilbar kranker Menschen zu einem Bestandteil ärztlicher Aufgaben zu werden.

Und weiter wird ausgeführt:

> Die Angst vor unerträglichem Leiden und vor den medizinischen Möglichkeiten der Lebensverlängerung darf nicht dazu führen, daß der Arzt auch mit der Erlaubnis zu töten ausgestattet wird. Der Deutsche Ärztetag tritt daher allen Bestrebungen zur Durchführung und Legalisierung aktiver ärztlicher Euthanasiemaßnahmen entschieden entgegen.

Diese Aussage wurde auf dem 99. Deutschen Ärztetag 1996 bekräftigt.

Auf dem 113. Deutschen Chirurgenkongreß 1996 in Berlin wurde in den Leitlinien bezüglich der Begleitung Sterbender folgende Aussage gemacht:

> Inhalt ärztlicher Sterbebegleitung sind ärztliche und menschliche Zuwendung, die Linderung von Beschwerden sowie Schmerzbekämpfung. *Nicht* zum ärztlichen Behandlungsauftrag gehören: die Anleitung zur Selbsttötung, die Hilfe bei der Selbsttötung und die aktive Sterbehilfe.

Nachdrücklich wird darauf hingewiesen, daß die aktive Sterbehilfe „keinesfalls Inhalt des ärztlichen Behandlungsauftrages ist [...] und mit großem Nachdruck abzulehnen ist".

Auch die Bundesärztekammer hat in den Stellungnahmen *Richtlinien zur Sterbehilfe* (1979) und *Richtlinie zur Sterbebegleitung* (1993) wie auch in dem vorgeschlagenen neuen Entwurf der *Richtlinie zur ärztlichen Sterbebegleitung und den Grenzen zumutbarer Behandlung* eindeutig gegen aktive Sterbehilfe Stellung genommen (Beleites 1997).

3.2.3   Menschen werden vorzeitig sterben

Die Erfahrungen aus den Niederlanden zeigen, daß die Möglichkeit zur aktiven Sterbehilfe, die eigentlich nur bei sterbenden und schwerst leidenden Patienten angewandt werden darf, auch in Fällen genutzt wird, in denen die Patienten nicht sterbend und nicht schwerst leidend sind. Es darf keine Praxis akzeptiert werden, die dazu führt, daß Menschen getötet werden, die statt aktiver Sterbehilfe eine Hilfe zum Leben benötigt hätten (Roy 1991).

3.2.4   Menschen können es als ihre Pflicht ansehen, aus dem Leben zu scheiden

Menschen können es als ihre Pflicht ansehen, aus dem Leben zu scheiden, weil sie glauben, von ihren Angehörigen, von ihrer Umgebung oder von der Gesellschaft nicht mehr ertragen zu werden (Ten Have u. Welie 1996). Patienten können alt und krank werden und sich einsam und verlassen fühlen. Durch scheinbar unerträgliches chronisches Leiden suchen sie aus Verzweiflung nach Auswegen. Wenn der Arzt die Erlaubnis hätte, unter solchen Umständen aktive Sterbehilfe zu leisten, könnte ein solcher Patient eine solche Lösung suchen, wenn der Arzt und die Gesellschaft das Signal gäben, aktive Sterbehilfe sei eine bequeme Lösung aus diesem Dilemma.

3.2.5 Schmerzen, andere Symptome, Angst und Not können durch gute Palliativmedizin gelindert werden

Die Mehrheit der Patienten, die vor dem natürlichen Tod getötet werden möchten, geben als Hauptgrund Schmerzen und unerträgliches Leiden an (Van der Wal et al. 1996). Sie leiden unnötig, weil sie keine kompetente palliative Behandlung, Pflege und Fürsorge bekommen (World Medical Association 1987; Moulin et al. 1994). Die Alternative, wenn Inkompetenz und fehlendes Interesse zu unerträglichem Leiden führt, kann nicht darin liegen, diesen Menschen zu zeigen, daß sie für uns nichts mehr wert sind, indem wir sie töten.

3.2.6 Wir zeigen durch Euthanasie diesen Patienten, daß sie für uns nichts mehr wert sind

Eine Gesellschaft, in der der Arzt, aus welchen Motiven auch immer, nicht mehr das Leiden bekämpft, sondern den Leidenden tötet, ist auf dem besten Weg zu einer Menschenfeindlichkeit, die im „Kranken" und dem „Leiden" nur das „Unnütze" sieht, das durch die Euthanasie beseitigt werden soll. Der Wert, den ein Mensch seinem Leben beimißt, hängt entscheidend von dem Wert ab, den andere seinem Leben beimessen. Seine Würde hängt wesentlich vom Ansehen ab, das er in den Augen der Umwelt hat. Wenn wir ihm zu verstehen geben, daß wir sein Leben so wenig achten, daß wir bereit sind, ihn zu töten, nehmen wir bereits im voraus seiner Existenz Würde und Wert. Nicht mehr die Erlösung des anderen, sondern die Erlösung vom anderen würde angestrebt.

Argumente, die für eine aktive Sterbehilfe sprechen

1. Das Recht des Patienten auf Autonomie.
2. Unerträgliche Schmerzen und andere physische und psychische Probleme.
3. Die Aufgabe der Ärzte ist es, das „Beste" für ihre Patienten zu tun.
4. Die Ärzte haben längst angefangen, mit Leben und Tod zu manipulieren.

Argumente, die gegen aktive Sterbehilfe sprechen

1. Aktive Sterbehilfe ist verboten und strafbar.
2. Berufsethische Aspekte.
3. Menschen werden durch Inkompetenz vorzeitig sterben.
4. Menschen können es als ihre Pflicht ansehen, aus dem Leben zu scheiden.
5. Schmerzen, andere Symptome, Angst und Not kann durch gute Palliativmedizin gelindert werden.
6. Durch Euthanasie zeigen wir diesen Patienten, daß sie für uns nichts mehr wert sind.

3.3   Die Erfahrungen in den Niederlanden

In den Niederlanden besteht seit Ende der 70er Jahre die Möglichkeit, aktive Sterbehilfe auszuüben. Entgegen der Meinung vieler ist sie nicht legalisiert, d. h. daß derjenige, der eine aktive Sterbehilfe durchführt, sich theoretisch strafbar macht. In der Praxis verzichtet man aber in den Niederlanden in den letzten 20 Jahren in diesen Fällen auf eine Strafverfolgung. Dieser Verzicht soll aber nur unter bestimmten Voraussetzungen stattfinden.

Voraussetzungen, die die Straffreiheit bei aktiver Sterbehilfe gewährleisten, sind (Van der Wal et al. 1996):

1. Dem Arzt muß ein ausdrückliches, freies und beständiges Verlangen des über seinen Zustand vollständig unterrichteten Patienten nach Tötung vorliegen.
2. Es muß die Rede sein von einem untragbaren Leiden des Patienten.
3. Der Patient muß sich in einem irreversiblen, unheilbaren Zustand befinden.
4. Der Arzt muß einen weiteren, unabhängigen Mediziner zu Rate ziehen.
5. Allein der behandelnde Arzt oder ein Arzt der mit diesem gemeinsam beratschlagt hat, darf dem Gesuch des Patienten nach Sterbehilfe Gehör schenken.
6. Auf all sein Handeln muß der Arzt die größtmögliche Sorgfalt legen.
7. Der Arzt hat einen ausführlichen Bericht über den gesamten Fall zu erstatten.

Dieses Verfahren nennt man in den Niederländen verkürzt „Melde-prozedur – Euthanasie", obwohl sie ebenso für medizinisch assistier-ten Suizid sowie für Tötung des Patienten ohne dessen ausdrückliche Bitte Gültigkeit besitzt. Ziele des Gesetzgebers bei der Einführung die-ser Meldepraxis waren:

1. Die Sicherstellung der Überprüfbarkeit von Handlungen, die eine Beendigung des Lebens des Patienten zur Folge haben;
2. den Ärzten über ihre lebensbeendende Handlungen Auskunft zu geben;
3. das Wissen über sorgfältiges medizinisch-ethische Handeln zu vergrößern;
4. die Vereinheitlichung der Meldeweise.

Die Kriterien, bei deren Erfüllung der Arzt mit Straffreiheit rechnen kann, wurden 1984 von der Königlich Niederländischen Ärztekammer, in der die überwiegende Mehrheit der niederländischen Ärzte organisiert ist, veröffentlicht. Voraussetzung für das Aussetzen einer Strafverfolgung muß die Erfüllung aller Kriterien sein (Van der Wal et al. 1996).

1983 wurden 10 Fälle gemeldet, davon wurden 2 strafrechtlich ver-folgt; 1989 waren es bereits 338 Fälle, von denen einer strafrechtlich verfolgt wurde; 1994 wurden von 1427 gemeldeten Fällen 10 straf-rechtlich verfolgt.

Da ganz offensichtlich nicht alle Fälle gemeldet wurden, wurden Anfang der 90er Jahre zwei breit angelegte Studien durchgeführt und veröffentlicht, mit deren Hilfe man einen genaueren Überblick über die tatsächliche Anzahl der Euthanasiefälle zu gewinnen hoffte.

Van der Wal et al. befragten 1024 der insgesamt 6300 Hausärzte in den Niederlanden über ihre Euthanasiepraxis in den Jahren 1986–1989 (Tabelle 1). Etwa 75% aller befragten Hausärzte waren in diesem Zeit-raum wenigstens einmal mit dem Wunsch nach aktiver Euthanasie oder Hilfe zum Selbstmord konfrontiert worden. 47% von ihnen hat-ten mindestens einmal eine Tötung auf Verlangen durchgeführt oder Hilfe zum Selbstmord geleistet. Die Initiative zum ersten Gespräch ging in 83% der Fälle vom Patienten aus, in 10% vom Hausarzt und in 6% von den Angehörigen.

Aus Teil b) der Tabelle können wir entnehmen, daß Euthanasie unter den holländischen Kollegen eine akzeptierte Handlung ist, ob-wohl etwa die Hälfte angeben, sie würden es selbst nicht ausführen.

Nach diesem Bericht äußern in den Niederlanden jährlich etwa 9 000 Patienten (7% der Todesfälle) die konkrete Bitte um aktive

Tabelle 1.   Euthanasiepraxis in den Niederlanden. (Nach Van der Wahl et al. 1996)

a) Anzahl der Fälle

	1995	1990
Anzahl der Sterbefälle insgesamt	135 700	128 800
Anzahl der von Patienten ausdrücklich ausgesprochenen Bitten um Euthanasie	9 700	8 900
Anzahl der tatsächlichen Euthanasiefälle	3 200	2 300
Anzahl der Fälle von medizinisch assistiertem Suizid	400	400
Anzahl der Fälle von Tötung ohne ausdrückliche Bitte	900	1000

b) Ärztliches Verhalten in Hinsicht auf Euthanasie und medizinisch assistiertem Suizid

Euthanasie oder medizinisch assistierter Suizid	Hausärzte 1995 (n = 124) [%]	Ärzte 1995 insgesamt (n = 405) [%]	Ärzte 1990 insgesamt (n = 405) [%]
– haben Sie bereits einmal ausgeführt	63	53	54
– haben Sie nicht ausgeführt, wären aber unter bestimmten Umständen dazu bereit	28	35	34
– würden Sie selbst nie ausführen, den Patienten jedoch an einen anderen Kollegen verweisen	7	9	8
– würden Sie weder selbst ausführen noch den Patienten an einen anderen Kollegen verweisen	2	3	4

c) Begründung der Patienten für das Verlangen nach Euthanasie/medizinisch assistiertem Suizid nach Aussagen der Ärzte (Angaben in %)

Aussichtsloses und unerträgliches Leiden	74
Vermeidung von Entwürdigung	56

Tabelle 1. Fortsetzung

Vermeidung von stärkerem bzw. weiterem Leiden	47
Sinnloses Leiden	44
Schmerz	32
Lebensmüdigkeit	18
Vermeidung von Ersticken	18
Wunsch, der Familie nicht mehr zur Last zu fallen	13
Vermeidung von Schmerz	10

d) Wichtigste Gründe bei der Entscheidung des Arztes, ohne ausdrückliche Bitte das Leben des Patienten zu beenden (1995) (Angaben in %)

Jede medizinische Handlung war sinnlos geworden	67
Keine Aussicht auf Verbesserung	44
Die Nächsten konnten es nicht mehr ertragen	38
Geringe Lebensqualität	36
Wollte nicht unnötig verlängern	33
(Unterstellter) Wunsch des Patienten	30
Vermeidung von Entwürdigung/weiterem Leiden	9
Eine Behandlung war eingestellt, doch der Patient verstarb nicht	2
Andere Gründe	8

Sterbehilfe. Etwa 2 300 Personen (1,8% der Todesfälle) sterben jährlich durch aktive Sterbehilfe, die gemäß der aufgeführten Kriterien gewährt wurde. 400 Personen (0,3%) erhielten Beihilfe zur Selbsttötung. In diesem Bericht wird auch mitgeteilt, daß in den Niederlanden in jedem Jahr bei etwa 1 000 Menschen (0,7% der Todesfälle) aktive Sterbehilfe durchgeführt wurde, ohne daß sie die Bitte um Euthanasie geäußert hatten. Zum Teil konnten sie diese Bitte nicht äußern, da sie nicht bei klarem Bewußtsein waren. Etwa die Hälfte dieser Patienten hatte zuvor selbst wiederholt den Wunsch nach Euthanasie geäußert oder klar ausgedrückt, daß er Euthanasie wünsche, falls sein Leiden unerträglich werde. Diese Patienten waren alle schwerkrank und hatten nach Angaben der Ärzte nur mehr kurze Zeit zu leben. Ihr Leiden wurde als unerträglich angesehen. Nur 4% der Ärzte in den Niederlanden lehnen die aktive Sterbehilfe grundsätzlich ab. Weitere 4% würden, falls ein Patient den Wunsch nach Euthanasie äußert, diesen an einen anderen Kollegen verweisen. 88%

der niederländischen Ärzte halten die aktive Sterbehilfe oder die Hilfe zur Selbsttötung für ethisch vertretbar.

Selbst wenn mit Ausnahme der Niederlande weltweit praktisch alle ärztlichen Standesorganisationen die aktive Sterbehilfe ablehnen, ergibt sich die Frage, ob nicht auch in diesen Ländern aktive Sterbehilfe geleistet wird, ohne daß dies öffentlich bekannt wird. Das wir uns in Deutschland damit auseinandersetzen müssen, zeigen nicht zuletzt Stellungnahmen und Umfragen in der Fach- und Laienpresse.

Sind die niederländischen Ärzte weniger moralisch eingestellt, weniger ethisch bewußt und geschult als ihre Kollegen in anderen westlichen Ländern? Oder sind die Niederländer nur mutiger, ein großes ethisches Problem offen anzusprechen und zu diskutieren?

In unseren Augen zeigen gerade die Erfahrungen aus Holland, wie gefährlich es für eine Gesellschaft werden kann, wenn die aktive Tötung von schwerkranken Menschen geduldet wird (Ten Have u. Welie 1996). Hauptgründe für die aktive Tötung waren für die Ärzte „Respekt vor Autonomie", „Unerträgliches Leiden", „Sinnlose Therapie". Wie kann aber ein Arzt wissen, daß jemand getötet werden möchte, wenn der betreffende bewußtlos ist? Und sind nicht diese Begriffe sehr subjektiv, setzen sie nicht voraus, daß die Person, die „unerträglich leidet", sich selbst dazu äußern kann?

Angebot erzeugt Nachfrage. Die Zahl der in Holland auf Verlangen getöteten Menschen zeigt eine steigende Tendenz. Die Vermutung liegt nahe, daß einige Patienten diese „Lösung" suchen, weil sie als einzige Alternative in einer schwierigen Lebenslage angeboten wird.

Allein die Tatsache, daß Patienten der aktiven Sterbehilfe zugeführt werden, ohne daß sie ausdrücklich selbst dies eingefordert haben, ist eine Bestätigung der Befürchtungen vieler Gegner einer Legalisierung der aktiven Sterbehilfe. Diese führen als eines der wichtigsten Argumente gegen die Legalisierung der aktiven Sterbehilfe die Gefahr an, daß möglicherweise Patienten „unfreiwillig" getötet werden könnten. Die Befürchtung vieler Kritiker scheint zuzutreffen. Es werden „unschuldige" Menschen getötet (Chochinov 1995). Dieser letzte Punkt wird um so schwerwiegender aufgrund des Wissens, daß es bis heute nur eine Palliativstation in den Niederlanden gibt und daß Unterricht und Weiterbildung auf dem Gebiet der Palliativmedizin sehr mangelhaft sind.

Die wichtigste Frage, die moralische Auseinandersetzung mit dem großen Thema, ob es moralisch und ethisch akzeptabel ist jemanden zu töten, rückt in Holland immer weiter in den Hintergrund. Die Diskussion hat heute zunehmend ihren Fokus auf technischen Lösungen und auf Meldeprozeduren. Die Moral hat sich in Prozedur aufgelöst wie bei der Praxis des Schwangerschaftsabbruchs.

Wäre nicht ein einziger Mensch, der mit aktiver Sterbehilfe getötet wird, ein Mensch zuviel, wenn er mit kompetenter Hilfe hätte leben können? Und ist dies nicht unsere Aufgabe, diese Hilfe kompetent anzubieten?

3.4　Ärztliche Beihilfe zum Suizid

Ein wesentliches Argument gegen die aktive Sterbehilfe ist die Tatsache, daß der Patient eine andere Person einbindet und die Tötung durchführen läßt. Gegner der Euthanasie fordern deswegen häufig, daß der Patient in Wahrung und Achtung seiner Autonomie selbst die Tötung durchführen solle und könne (Quill et al. 1992).

Jeder Arzt wird Verständnis für Patienten haben, für die das Sterben ein äußerst qualvoller Prozeß ist und die deswegen den Wunsch äußern, nicht weiter leben zu wollen. Aus diesem Verständnis kann aber nicht die Erlaubnis zur aktiven Sterbehilfe abgeleitet werden. Andererseits wird argumentiert, daß die Legalisierung des Schwangerschaftsabbruchs Ärzten bereits die Erlaubnis zum Töten gegeben hat. Manche Ärzte (Quill et al. 1992) können sich durchaus vorstellen, unter bestimmten Voraussetzungen Beihilfe zum Selbstmord zu leisten, auch wenn dies in Deutschland von den Standesorganisationen abgelehnt wird.

Der Selbstmord ist in unserer Gesellschaft fast so umstritten wie die Euthanasie und der Schwangerschaftsabbruch. Der Selbstmordversuch war in vielen Ländern bis zur 2. Hälfte dieses Jahrhunderts strafbar. Die Beihilfe zum Selbstmord ist in einigen Ländern (u. a. in Deutschland, Schweden) *nicht* strafbar, in anderen Ländern mehr (Österreich, Norwegen) oder weniger (Schweiz) strafbar. Es wird aber prinzipiell als problematisch angesehen, wenn ein Arzt diese Beihilfe leistet.

Eine entscheidende Frage bei der Beurteilung des Selbstmordes ist es, ob der Mensch nicht das Recht hat, über sein eigenes Leben zu befinden. Auf den ersten Blick könnte man glauben, eine Lösung dieser Fragen darin zu sehen, wenn dem Arzt das Recht zugestanden wird, Patienten, die das Leben nicht mehr ertragen können, den Weg zum Selbstmord zu zeigen und unter Umständen die dafür geeigneten Medikamente bereitzustellen. Wie in anderen Ländern gibt es auch in Deutschland Ärzte, die öffentlich eine ärztliche Beihilfe zum Selbstmord befürworten, und auch solche, die in aller Öffentlichkeit darstellen, wie sie solche Hilfe geleistet haben. Ein pensionierter Pathologe in Michigan (USA) hat durch die Entwicklung und den Einsatz einer Selbstmordmaschine große öffentliche Wirkung erzielt. In Deutschland bietet eine Gruppe den Menschen, die nicht mehr leben wollen, Hilfe beim Suizid an. Sie setzt dabei Blausäure ein und verlangt für jede geleistete Beihilfe zum Selbstmord 10 000–50 000 DM (Condrau 1991). Das Einnehmen von Blausäure führt zu einem schnellen und sehr qualvollen Tod.

Die Gegner der aktiven ärztlichen Beihilfe zum Selbstmord weisen darauf hin, daß ein Patient häufig die Möglichkeit habe, selbst, ohne fremde Hilfe Selbstmord zu begehen. Entgegen vielerlei Meinungen sei es nicht schwer, sich das Leben zu nehmen, unter der Voraussetzung, daß dafür die richtige Methode gewählt wird.

Es kann diskutiert werden, ob der Patient, der selbst in der Lage ist, Suizid zu begehen, einen höheren Grad von Autonomie und Integrität besitzt als ein Patient, der durch seine Krankheitsentwicklung keinerlei Möglichkeiten mehr hat, ohne fremde Hilfe mit einem solchen Vorhaben zu gelingen. Wir kennen Situationen wo Patienten, wenn sie ausreichend Information über ihre Möglichkeit zum Suizid erhielten, durch die gewonnene Autonomie mehr Lebensmut bekamen und sich dadurch für ein weiteres Leben bis zum natürlichen Todeseintritt entschieden (Quill et al. 1992).

In der Betreuung sterbender Patienten erfahrene Ärzte berichten, daß es zwar zutreffe, daß einige Patienten den Wunsch äußern, vorzeitig aus dem Leben zu scheiden, wenn die Krankheitsentwicklung zu einem unkontrollierbaren, unwürdigen Zustand führen sollte. Die Erfahrung zeige aber auch, daß ein solcher Wunsch vorwiegend in einer frühen oder mittleren Phase der Krankheit zum Ausdruck gebracht werde. Sterbende Patienten dagegen äußerten fast nie den Wunsch, sich zu töten oder töten zu lassen.

Es gibt in der Tat nur sehr wenige Fälle, in denen sterbende Patienten Suizid begehen (Bolund 1985). Dies ist um so bemerkenswerter, als vielen dieser Patienten mehr als ausreichend Medikamente zur Verfügung stehen, durch deren Einnahme der Tod herbeigeführt werden könnte (s. auch Kap 5, Abschn. 6.2 [Depression] und 7 [Suizid]). Was Patienten in einer so schwierigen Phase ihres Lebens brauchen, ist Unterstützung, Begleitung und das Gespräch. Gespräche mit solchen Patienten sind schwierig. Sie setzen voraus, daß der Arzt als Gesprächspartner über Kompetenz, Zeit und Mitgefühl verfügt. Mit der Aufgabe, den Patienten das zu geben, was sie als Alternative zum Tod brauchen, sind viele Ärzte überfordert.

Die Lösung dieses Problems kann nicht sein, daß der Arzt ein Rezept zum Sterben ausstellt. Wenn dieses Rezept ausgestellt und der Patient allein gelassen wird oder Unterstützung zu seinem Vorhaben bekommt, kann dies nur als eine Aufforderung zum Suizid aufgefaßt werden. Eine solche ärztliche Beihilfe zum Suizid ist moralisch und ethisch gleichwertig mit aktiver Sterbehilfe – eine aktive Tötung eines Menschen. (Wilkinson 1990; Moulin et al. 1994; Husebø 1991)

3.5 Indirekte Sterbehilfe

Zunächst wollen wir auf Fälle hinweisen, die häufig mißverstanden werden.

Wenn beispielsweise ein Patient mit ausgeprägter Metastasierung im Hals-Lungen-Bereich plötzlich eine Durchbruchblutung zum Bronchialsystem oder aus der Aorta bekommt, wird diese Komplikation innerhalb von Minuten zum Tode führen. Diese Zeit kann für den Patienten und für andere Anwesenden äußerst qualvoll sein. In einer solchen Situation ist es die Aufgabe des Arztes, eine adäquate Therapie des vorhandenen Schmerzes und der vorhandenen Panik durchzuführen. Sinnvoll wäre es, falls möglich, sofort einen intravenösen Zugang zu legen, um die notwendigen Medikamente rasch und effektiv zuführen zu können. Die wichtigen Medikamente in dieser Situation wären Analgetika und Anxiolytika, am besten Morphin und Midazolam, die auch im Notfall tief intramuskulär gegeben werden können.

Der verantwortungsbewußte Arzt sollte bei dem Patienten bleiben und die notwendigen Dosen der Medikamente so titrieren, bis die Panik und das Leiden des Patienten unter Kontrolle sind. Dabei können die benötigten Dosen eine Bewußtlosigkeit des Patienten hervorrufen. Es kann auch durchaus sein, daß der Patient durch diese Behandlung einige Minuten früher stirbt als ohne eine solche Behandlung. Der Arzt nimmt bewußt diese unerwünschten Nebenwirkungen in Kauf.

Dies ist weder aktive noch passive Sterbehilfe, sondern gute Symptomkontrolle – oder wie es in Deutschland genannt wird: indirekte Sterbehilfe. Es handelt sich hierbei um eine kompetente und angebrachte medizinische Behandlung (Roy 1991).

Das gleiche würde beispielsweise auch bei einem Patienten mit schwerem, unkontrollierbarem Herzversagen zutreffen, bei dem abgeklärt ist, daß er nicht weiter beatmet werden soll, falls die Respiration versagt. Hier ist die intravenöse Zufuhr von Analgetika und Sedativa zur Minimalisierung des Leidens auch dann als adäquate medizinische Behandlung anzusehen, wenn der Patient dadurch früher sterben sollte.

Die häufigste Todesursache ist ein Linksherzversagen; das dabei entstehende Lungenödem wird oft vom Patienten und seinen Angehörigen als sehr qualvoll empfunden. Es sei hier mit Nachdruck betont, daß Patienten, deren Leben nicht mehr gerettet werden kann, in ihren letzten Stunden immer eine optimale Behandlung ihrer Symptome erhalten müssen. Es kann niemals akzeptiert werden, daß Ärzte sich von solchen Patienten zurückziehen unter dem Vorwand, doch nichts mehr tun zu können (Klaschik u. Husebø 1997). Passive und indirekte Sterbehilfe sind insbesondere für unerfahrene Ärzte und Krankenschwestern problematisch, da ihnen der fachliche Überblick fehlt und ihnen auch der Umgang mit den Medikamenten in der Finalphase Ängste bereitet. So haben sie Angst vor der eigenen Verantwortung bei der „letzten" Spritze. Derjenige, der die letzte Injektion gibt, fühlt sich oft für den Tod des Patienten verantwortlich. Diese Angst hat ihre Begründung in der Haltung, mit der Ärzte häufig dem Tod begegnen.

Für die Beurteilung der Situation, welche Form der Sterbehilfe vorliegt, ob unsere Handlung ethisch, moralisch und rechtlich richtig ist, hängt davon ab, ob
– der Arzt kompetent und verantwortungsbewußt handelt,
– das Ziel seiner therapeutischen Intervention eine Linderung und nicht das Töten gewesen ist,
– der Patientenwille berücksichtigt wurde.

Dabei muß selbstverständlich das Recht des Patienten auf Mitbestimmung beachtet werden. Falls der Patient noch bei Bewußtsein ist, muß er selbst entscheiden können, ob er Analgetika und andere angebrachte Medikamente bekommen will oder ob er es vorzieht, bei evtl. besserer Erhaltung seines klaren Bewußtseins länger zu leiden (Mount u. Hamilton 1994, Cherny et al. 1994 b).

Im allgemeinen hat eine suffiziente Symptomkontrolle zur Folge, daß der Patient besser und länger lebt, nicht daß sein Leben verkürzt wird. Die Ärzte sollen aber wissen, daß sie eine richtige Behandlung durchgeführt und sich keineswegs strafbar gemacht haben, wenn – was selten vorkommt – ein todkranker Patient, der eine suffiziente Symptomkontrolle erhalten hat, etwas früher stirbt als ohne eine solche Therapie (Eser et al. 1992; Cherny et al. 1994 b).

Ein aktuelles BGH-Urteil zu diesen Problemen wird im nachfolgenden Kasten dargestellt.

Urteil des Bundesgerichtshofes (BGH) November 1996

Zulässigkeit „indirekter Sterbehilfe":
Indirekte Sterbehilfe ist die unbeabsichtigte, aber als unvermeidliche Nebenfolge in Kauf genommene Beschleunigung des Todeseintrittes durch schmerzlindernde Medikamente.
Die massive Schmerztherapie muß:
– dem Patientenwillen entsprechen,
– ärztlich geboten sein,
– darf den Tod nur um „kurze Zeit" beschleunigen.

Die Ermöglichung eines Todes in Würde und Schmerzfreiheit gemäß dem erklärten oder mutmaßlichen Patientenwillen ist ein höherwertiges Rechtsgut als die Aussicht, unter schwersten Schmerzen, insbesondere sog. Vernichtungsschmerzen, noch kurze Zeit länger leben zu müssen.
Das Urteil gegen 2 Ärzte wegen Totschlags wurde aufgehoben.

3.6   Der Wunsch (?), getötet zu werden

Fallbeispiel

Eine Patientin ist 34 Jahre alt, ihr Sohn ist 15 Jahre alt. Zum Vater des Sohnes hat keiner von beiden seit der Geburt des Jungen Kontakt gehabt. Sie ist ausgebildete Sozialarbeiterin. Im Alter von 2 Jahren wurde sie von ihren Eltern adoptiert. Angeblich wurde sie nie darüber informiert.

Seit 2 Jahren hat sie einen Hirntumor. Der Tumor wurde sofort operiert und bestrahlt. Jetzt hat sie ein inoperables Rezidiv. Weitere tumorspezifische Maßnahmen sind nicht möglich.

Versetzen wir uns nun in die Lage ihres Hausarztes! Sie hat in den letzten Monaten zunehmend Beschwerden gehabt: Übelkeit, Erbrechen, Schwindel, Appetitverlust, Kopfschmerzen etc. Um diese Symptome des erhöhten Hirndrucks unter Kontrolle zu halten, bekommt sie Morphin, hochdosierte Steroide und Haloperidol. Der betreuende Arzt steht laufend in Verbindung mit sehr kompetenten Ärzten in der Uniklinik, um eine optimale Symptomkontrolle zu sichern.

Die Patientin will unter keinen Umständen ins Krankenhaus. Der Hausbetreuungsdienst versorgt sie gut zu Hause, unterstützt von einem befreundeten Ehepaar und ihrem Sohn. Zu ihren Eltern hat sie seit 2 Monaten jeden Kontakt abgebrochen.

Zweimal in der Woche bekommt sie Hausbesuche vom Hausarzt. Die Patientin hat kein Vertrauen zu anderen Ärzten. Er hat ihr versprochen, daß er ihr in der verbleibenden Zeit beisteht. Sie hat mehrfach gesagt, daß sie nur ihres Sohnes wegen noch am Leben ist. Sie sagt, daß sie Suizid begehen werde, falls ihr Zustand sich dramatisch verschlechtern sollte.

Dann kommt der Sohn in der Praxis. Er erzählt, daß die Mutter in den letzten Tagen wiederholt hingefallen sei; sie krieche mehr oder weniger auf dem Boden herum und leide schwer unter Übelkeit, Erbrechen, Schwindel und Schmerzen. Seine Mutter habe ihn gebeten, den Arzt zu holen. Er und seine Mutter seien beide fest entschlossen, daß die Mutter nicht mehr länger leiden solle. Beide bitten um Hilfe, das Leben der Mutter zu beenden. Als Alternative bleibe ihm nur, der Mutter beim Selbstmord behilflich zu sein.

Welche Möglichkeiten hat der Arzt? Soll er ihr Beihilfe zum Suizid leisten? Der weitere Verlauf dieser konkreten Krankengeschichte zeigt, welche Probleme und Konflikte ein solcher Fall in der Praxis mit sich bringen kann.

Fallbeispiel

Der Arzt hat am Abend nach dem Besuch des Sohnes einen Krankenbesuch bei der Patientin gemacht. Zuvor war er alle 2–3 Tage gekommen. Nachdem er sich einen Überblick über die aktuelle Lage verschafft hatte, schlug er der Patientin trotz ihres Wunsches, zu Hause zu bleiben, eine sofortige Krankenhauseinweisung vor. Dabei gab er an, daß es für ihn darum gehe, ihr die letzten Tage und Stunden so erträglich wie möglich zu machen und alles zu tun, um ihren Sohn auf diese und die dann folgende Zeit so gut wie möglich vorzubereiten. Die Patientin willigte ohne große Widerrede ein. Dem Sohn fiel es schwerer einzusehen, daß seine Mutter die letzten Tage ihres Lebens nicht zu Hause verbringen sollte. Sie wurde aber stationär im Krankenhaus aufgenommen.

In dieser Abteilung wurde sie zunächst gut verpflegt und versorgt. Der Hausarzt arbeitete im Krankenhaus eng mit den dort zuständigen Ärzten zusammen. Es gelang dabei, die von der Patientin als so qualvoll empfundenen Schmerzen, die Übelkeit, das Erbrechen etc. etwas besser unter Kontrolle zu bekommen. Sie bat aber weiterhin jeden Tag darum, ihr eine Überdosis an Medikamenten zu verabreichen, damit ihrem Leiden und ihrem Leben ein Ende gesetzt werde.

Etwa 10 Tage nach der Einlieferung bekam sie an einem Wochenende eine schwere Pneumonie. Zu diesem Zeitpunkt war ihr Allgemeinzustand sehr schlecht, es war kaum möglich, Kontakt mit ihr zu bekommen. Der am Wochenende diensthabende Arzt entschloß sich, ihr Antibiotika zu verabreichen unter dem Vorwand, daß eine Komplikation wie die Pneumonie bei einem so schwachen Patienten unbedingt zu behandeln sei. Er argumentierte: „Sonst wird sie sterben."

Diese von ihm getroffene Entscheidung wurde in der darauffolgenden Woche eingehend diskutiert. „Wie ist es möglich," fragte der noch immer sehr um sie besorgte Hausarzt, „daß Kollegen in der Lage sind, auf diese Weise den sehr klar geäußerten Wunsch der Patientin, bei der ersten Gelegenheit zu sterben, zu überhören und zu mißbilligen?" Er wurde dabei von vielen Kollegen in der chirurgischen Abteilung in seiner Haltung unterstützt. Die Therapie mit Antibiotika wurde trotzdem fortgesetzt.

5 Tage darauf, nach 2wöchigem Aufenthalt, besserte sich der Allgemeinzustand der Patientin etwas. Es war über kürzere Zeitabstände des Tages möglich, sich mit ihr zu verständigen. Die chirurgische Abteilung hielt es nun aber Berufung auf die Bettenknappheit für notwendig, die Patientin zu verlegen. Die einzige Stelle, die bereit war, sie aufzunehmen, war ein nahegelegenes Pflegeheim, wohin sie dann unter lauten Protesten der Angehörigen und des Hausarztes verlegt wurde. Hier verbrachte sie ihre letzten qualvollen Wochen, bis sie starb.

Der Hausarzt hat diese tragische Krankengeschichte eingehend in einem Aufsatz dargestellt und diskutiert (Husebø 1989).

War die Art und Weise, in der die Krankenhausärzte die Pneumonie der sterbenden Patientin gegen ihren Willen behandelt haben, nicht ein ernster Übergriff gegen die Autonomie dieser Frau?

In ihren letzten Lebenstagen ist dann etwas sehr Beeindruckendes geschehen.

Fallbeispiel

Sie wurde zunehmend so schwach, daß jeden Tag damit zu rechnen war, daß sie sterben werde. In diesen Tagen war sie über kurze Zeiträume bei vollem Bewußtsein. Sie hat dann nicht ein einziges Mal mehr um aktive Sterbehilfe gebeten. Sie hat dagegen unerwartet die Eltern darum gebeten, zu ihr zu kommen. Zuerst bat sie die Eltern, sich um ihren Sohn zu kümmern, wenn sie verstorben sei. Dann verriet sie, daß sie immer von

ihrer Adoption gewußt habe, ohne in der Lage zu sein, darüber zu sprechen. Es sei ein großes Problem für sie gewesen, daß die Eltern dieses
Thema nicht angesprochen hätten. Dies sei auch der Grund gewesen,
warum sie während ihrer Krankheit über längere Zeit hin den Kontakt zu
den Eltern abgebrochen habe.

Die Engländer sprechen von „unfinished business", von „unerledigten
Geschäften". Sie sagen, daß die Sterbenden sich schwer tun, das Leben
zu verlassen, solange unbewältigte Aufgaben auf ihrem Gewissen lasten.

Obwohl die letzten Monate eine fast unbeschreibliche Belastung
für diese Frau waren, hatten nicht die letzten beiden Wochen aber
einen Sinn für sie und für die Hinterbliebenen?

Dabei hatten die Ärzte eine medizinisch-ethische Frage übersehen. Die Frau bekam in den letzten Monaten immer höhere Dosen
von Steroiden, um den sehr hohen Hirndruck unter Kontrolle zu halten. Wenn diese Steroide plötzlich abgesetzt worden wären, hätte dies
zur Folge gehabt, daß die Patientin innerhalb von Stunden das Bewußtsein verloren hätte und innerhalb von Tagen friedvoll gestorben
wäre. Bei erfahrenen Palliativmedizinern ist es bei Hirntumor-
patienten nicht ungewöhnlich, ein solches schnelles Absetzen der
Steroide in ähnlichen Situationen nach Wunsch des Patienten durchzuführen (Twycross 1993).

Eigentlich ist es die *Pflicht* des Arztes, den Patienten über Wirkung
und Nebenwirkung der Medikamente aufzuklären (Buchanan u.
Brock 1989). Wenn die Patientin nach einer solchen Information die
Kortisonbehandlung eingestellt hätte, wäre dies ihre eigenständige
Entscheidung gewesen. Sie war zu diesem Zeitpunkt zu schwach für
einen Selbstmord aus eigener Kraft. Das Absetzen des Kortison wäre
dabei nicht einmal Selbstmord gewesen und hat nichts mit aktiver
Sterbehilfe zu tun; es ist eine autonome Entscheidung einer kompetenten Person.

3.7   Was bedeuten Begriffe wie „unwürdig",
„unerträglich" und „friedvoll"?

Wir können die Schmerztherapie optimieren und alles tun, damit andere Krankheitssymptome unter Kontrolle gehalten werden. Es wird
Patienten geben, bei denen trotz maximaler Kompetenz und trotz

maximalen Einsatzes die Forderungen nach „suffizienter Symptomkontrolle" und „würdiger Existenz" nicht erfüllt werden können. Bevor wir uns mit diesen seltenen „unerträglichen" Situationen befassen, wollen wir zunächst sehr wichtige und häufig verwendete Begriffe
wie: „unerträglich", „unwürdig" und „friedvoll" beleuchten (Cherny et
al. 1994 a).

Diese Begriffe sind Wertbegriffe, Qualitätsbegriffe, subjektive
Worte, die dem Menschen dazu dienen, das Gute und das Schlechte,
das Böse und das Befriedigende, das Viel und das Wenig in der
menschlichen Existenz zu bezeichnen. Die Worte sind für uns Menschen nützlich. Sie dienen uns in unserem Alltag, damit wir uns verständigen können. Sie machen uns deutlich, was wir geringschätzen
oder für wertvoll halten. Die Begriffe sind auch wichtig für uns
Mediziner, weil sie etwas aussagen über das subjektive Befinden
unserer Patienten.

Wenn wir Ärzte mit schwierigen und „unerträglichen" Situationen auf der Grenze zwischen Leben und Tod konfrontiert werden,
müssen wir hinterfragen, was „unerträglich" bedeutet und wer am
meisten darunter leidet. Da die Feststellung des „Unerträglichen"
immer in einem Gespräch zwischen mehreren Personen getroffen
wird, ist es von Bedeutung, wie die einzelnen Gesprächsteilnehmer
auf die Aussage der „Unerträglichkeit" reagieren.

Wir müssen auch hinterfragen, *für wen* etwas unerträglich ist.
Diese subjektiven Werte haben nur für den Betroffenen eine Gültigkeit. Wenn der Patient sagt: „Es ist für mich unerträglich", ist die Aussage für ihn gültig. Wenn die Angehörigen, das Pflegepersonal oder
der Arzt sagt: „Es ist für den Patienten unerträglich oder unwürdig,"
beschreiben sie, daß es für *sie* unerträglich oder unwürdig ist. Wie es
für den Patienten ist, kann nur er oder sie selbst entscheiden.

So können schwerwiegende Leidensursachen für den Betroffenen
subjektiv ein unlösbares Problem darstellen. Menschen aus einer solchen Situation herauszuführen, ist durch adäquate Reaktion oft weitgehend möglich.

Es gibt viele Beispiele dafür, wie scheinbare Kleinigkeiten für
Menschen in einer schwierigen Lage große Bedeutung haben. Wer
dem Schmerz und der Panik eines Patienten auf einer Station im
Krankenhaus mit Unkenntnis, mangelnder Zuwendung und Unfähigkeit zur Kommunikation begegnet, sollte sensibel genug sein,
diese Defizite auszugleichen, und bereit sein, von kompetenten Ärzten und Krankenschwestern dazuzulernen.

Wenn die Situation von uns als unerträglich oder unwürdig empfunden wird, sollten *wir* eine kompetente Hilfe bekommen (s. Kap. 6, „Die Rolle des Arztes").

Es zeigt sich also, daß nicht alles, was als unerträglich oder als unwürdig beschrieben wird, tatsächlich unerträglich oder unwürdig sein muß. Kann die Würde nicht darin liegen, das Unerträgliche sichtbar zu machen, den Kranken mit seinem Leiden nicht allein zu lassen, ihm zu zeigen, daß er für uns noch viel wert ist, und Linderung und Hilfe anzubieten?

Der Mensch ist in seinen Reaktionen nie allein, es kommt sehr darauf an, wie die Umgebung diese Reaktionen beeinflußt. Diejenige Gruppe, deren Einflußnahme auf die Reaktionen im allgemeinen zu wenig beachtet wird, ist die der Angehörigen. Ängste und Kränkungen, die den Angehörigen widerfahren, übertragen sich sehr schnell auf den Patienten – und umgekehrt.

Unerträglichkeit des Leidens ist auch abhängig von dem Ort, an dem der Patient sich befindet. Patienten, die z. B. im Krankenhaus – wo Zeitnot, menschliche und fachliche Kompetenz fehlen – unerträglich leiden, ändern ihre Einstellung, wenn es gelingt, sie nach Hause, in ein Hospiz oder auf eine Palliativstation zu verlegen. Patienten benötigen in diesen Situationen Personen, die Zeit haben und menschliche sowie fachliche Kompetenz besitzen. Unter diesen Voraussetzungen kann oft innerhalb von Stunden eine Änderung der Beschreibung des Leidenszustandes beobachtet werden (Cherny et al. 1994 b).

Dabei spielt es weniger eine Rolle, was in den ersten Stunden gemacht wird. Das Entscheidende scheinen die dem Kranken vermittelten Eindrücke zu sein:

- Wir haben Zeit für Sie.
- Wir wissen, wie Ihre Schmerzen unter Kontrolle gebracht werden können.
- Sie können bei uns in Offenheit zeigen, wie Ihnen zumute ist.
- Sie sind uns viel wert.
- Wir sind für Sie da, wenn die Gedanken, das Leiden und die Einsamkeit Sie zu überwältigen drohen.

Wir haben die Aufgabe, „hoffnungslos" Kranke und Sterbende zu betreuen und zu behandeln und müssen uns fragen, ob das, was der Kranke als „unerträglich" und „unwürdig" beschreibt, allein eine angemessene Beschreibung seiner aktuellen Situation ist oder ob es ihm nicht auch dazu dienen könnte, das Unerträgliche erträglich zu machen. In letzerem Fall kann es nicht unsere Aufgabe sein, fortlaufend zu signalisieren, daß alles unternommen werde, um eine angemessene Therapie gegen die Angst, die Einsamkeit, den Schmerz zu finden.

Viele Kranke, aber auch Gesunde, machen Aussagen wie: „Ich wünsche mir ein friedvolles Sterben." Dies sollte auch unser Ziel sein. Aber die Ereignisse im Leben, wie im Sterben, sind nicht immer friedvoll. Wer in Lebensnot und Lebenskrisen kommt, *ist noch am Leben*. Reaktionen auf die Lebenskrise können Wut, Zorn, Abweisung oder Apathie sein. Diese Gefühle oder Reaktionen sind oft erforderlich, um in dieser Lebenskrise existieren zu können.

Viele, die im Gesundheitswesen arbeiten, denken in solchen Situationen, daß es ihre Aufgabe sei, für alle vorhandenen Probleme eines Patienten eine Lösung bereit zu haben. So sehen wir es häufig als unsere Aufgabe an, die Voraussetzungen für ein schmerzfreies und harmonisches Sterben zu schaffen.

Die Umgebung, wie das Pflegepersonal, die Ärzte oder die Angehörigen, sollte in diesen Situationen Respekt vor den Reaktionen des Patienten haben. Ein Teil seiner Würde kann darin liegen, daß er vor dem Tod nicht „lieb", „freundlich", „friedvoll" oder „harmonisch" ist. Wenn der Patient seine existentielle Not zum Ausdruck bringt, wird es unsere wichtigste Aufgabe sein, diese Not zuzulassen und, soweit wir dazu in der Lage sind, zu teilen.

Wir dürfen nicht übersehen, daß wir den Patienten weder vor der Trennung noch vor den Ängsten und Gefühlen, die das Sterben begleiten, und auch nicht vor dem Tod bewahren können. Unsere gut gemeinten Bestrebungen in Richtung auf ein „friedvolles" Sterben können nicht nur für uns selbst eine große Belastung sein. Sie können das Leiden, die Verzweiflung und die Einsamkeit des Patienten und die Ängste der Angehörigen erheblich verstärken.

Oft ist es dieses Verständnis, das der Patient und die Angehörigen am meisten brauchen, wenn sie vor einer großen Lebenskrise stehen. Wenn uns dieses Verständnis fehlt und wir uns trotzdem gezwungen sehen zu handeln, dann entstehen Konflikte, die durch unsere „Lösungen" hervorgerufen werden und die die Krise beim Patienten und seinen Angehörigen nicht nur erhalten, sondern sogar verstärken können (Cassel 1982).

Der Ethiker Peter Kemp (1992) unterstreicht in seinem Buch über Medizin und Ethik, daß die Grundlage für ein ethisches Bewußtsein nur möglich ist, wenn sich jeder von uns mit dem eigenen Leben und mit seiner Verwundbarkeit auseinandersetzt. Er sagt auch, daß die wichtigste Quelle für dieses Bewußtsein in den Geschichten, in der Literatur und in der Kunst zu finden sei.

Die Probleme der Sterbenden finden wir kaum eindrucksvoller in der Literatur als in der Geschichte *Der Tod des Iwan Iljitsch,* vor über 100 Jahren von Tolstoj geschrieben. Hier lesen wir von einem todkranken Akademiker, der zunehmend isoliert und allein gelassen wird, weil weder seine Familie noch der Arzt sich zu seinem Leiden und zu seiner fortschreitenden Krankheit verhalten können.

Von diesem Augenblick begann jenes drei Tage lang ohne Unterbrechung während Schreien, daß so furchtbar war, daß man es hinter zwei Türen nicht ohne Entsetzen hören konnte. In dem Augenblick, wo er seiner Frau die Antwort gegeben hatte, war ihm klargeworden, daß er verloren sei, daß es keine Rückkehr mehr gebe, daß das Ende da sei, daß der Zweifel nicht gelöst sei und darum in ihm zurückbleibe. – Uh! Uh! Uh! schrie er in den verschiedensten Tonarten. Er hatte angefangen: Laß mich in Ruh und zog nun diesen einen Laut in die Länge.

In diesen drei Tagen, in deren Verlauf die Zeit für ihn aufgehört hatte, warf er sich in jenem schwarzen Sack herum, in den ihn eine unsichtbare, unüberwindliche Kraft hineinstieß. Er schlug um sich, wie ein zum Tode verurteilter in den Händen des Scharfrichters sich wehrt, und doch wußte er, daß er nicht zu retten sei. In jedem Augenblick fühlte er, daß er trotz aller Kraftanstrengungen dem immer näher und näher komme, was ihn mit Entsetzen erfüllte. Er fühlte, daß die Pein sowohl darin lag, daß er in dieses schwarze Loch gestoßen wurde, und noch mehr darin, daß er nicht hineinkam. Denn daran hinderte ihn noch der Gedanke, daß sein Leben gut war. Diese Rechtfertigung seines Lebens hielt ihn noch fest und ließ ihn nicht weiter und quälte ihn mehr denn alles andere.

Plötzlich stieß ihn irdendeine geheimnisvolle Kraft in die Brust, in die Seite, benahm ihm noch mehr den Atem. Er drang in das Loch hinein, und dort am Ende des Loches leuchtete etwas auf. Ihm ging es so, wie es einem in der Eisenbahn geht: Man glaubt vorwärts zu fahren und fährt rückwärts, und dann plötzlich weiß man die Richtung.

Ja es war alles nichts, sagte er zu sich – doch das hat nichts zu bedeuten. Aus dem nichts kann etwas werden. Wie soll aber dieses Etwas sein? fragte er sich und wurde plötzlich still.

Das war am Ende des dritten Tages, eine Stunde vor seinem Tode. Um diese Zeit hatte sich der Gymnasiast leise zum Vater hereingestohlen und war an sein Bett getreten. Der Sterbende schrie verzweifelt und schlug mit den Händen um sich. Seine Hand fiel auf das Haupt des Gymnasiasten. Der Knabe faßte sie, drückte sie an seine Lippen und weinte.

In diesem selben Augenblick war Iwan Iljitsch ins Loch hineingefallen und sah das Licht, und ihm war offenbar, daß sein Leben nicht so war, wie es hätte sein sollen, aber daß er es noch gutmachen könne. Er fragte sich: Was ist denn gut? und war still und horchte. Da fühlte er daß jemand seine Hand küßte. Er öffnete die Augen und sah seinen Sohn. Er tat ihm leid. Seine Frau kam zu ihm. Er sah sie an, sie blickte ihn mit verzweifelter Miene an. Ihr Mund stand noch offen, Tränen rannen ihr auf die Nase und die Backen. Sie tat ihm leid. Ja, ich quäle sie, dachte er. Ich tue ihnen leid, aber ihnen wird besser sein, wenn ich gestorben bin.

Er wollte ihnen das sagen, aber es ging über seine Kräfte. – Warum auch sprechen, tun muß man es, dachte er. Er sah die Frau an mit einem Blick auf seinen Sohn und sagte: Führe ihn hinaus ... er tut mir leid ... auch du. Er wollte noch was sagen: – Verzeih mir! und versprach sich, und hatte nicht mehr die Kraft, sich zu verbessern, und er winkte nur mit der Hand ab, denn er wußte, daß der, auf den es ankam, ihn verstehen werde.

Und plötzlich war ihm klar, daß das, was ihn quälte und nicht aus ihm heraus wollte, auf einmal herausging von zwei Seiten, von zehn Seiten, von allen Seiten. Sie taten ihm leid, er mußte etwas tun, daß sie nicht mehr zu leiden brauchten; er mußte sie retten und sich selber von den Leiden retten. – Wie gut und wie einfach, dachte er. – Und der Schmerz? fragte er sich. Wo soll der hin? Ja, wo ist denn der Schmerz? Und er horchte auf. – Ja da ist er. Nun, meinetwegen.

Und der Tod? Wo ist der Tod? Und er suchte seine frühere Todesangst und fand sie nicht. – Wo ist sie? Wo ist der Tod? Die Angst war nicht mehr da, weil auch der Tod nicht mehr da war. Anstelle des Todes war ein Licht da.

Das ist es also! sagte er laut. – Welche Freude!

Für ihn vollzog sich das alles in einem Augenblick. Und die Bedeutung dieses Augenblicks wechselte nicht mehr. Für die, welche an seinem Bett standen, dauerte der Todeskampf zwei Stunden. In seiner Brust brodelte es, sein ausgezehrter Körper bebte. Dann wurde das Brodeln und Röcheln immer seltener.

Es ist zu Ende, sagte jemand über ihm.

Er hörte diese Worte und wiederholte sie in seiner Seele.

Der Tod ist zu Ende sagte er sich, er ist nicht mehr.

Er schöpfte Luft, blieb mitten im Atemzug stecken, streckte sich aus und starb.

(LEO TOLSTOJ, *Der Tod des Iwan Iljitsch*)

3.8   Zusammenfassung: Respekt vor dem Leben und vor dem Sterben – aber nicht töten

Die Diskussion um die aktive Sterbehilfe ist vor allem eine Diskussion derjenigen, die Angst vor dem Sterben haben und vor unerträglichem Leiden. Sie fürchten, in Schmerzen, Einsamkeit, in Isolation, bei Verlust ihrer Würde und ihres Selbstbestimmungsrechtes zu sterben.

Die Reaktion auf diese Ängste darf nicht darin bestehen, daß diese Menschen der aktiven Sterbehilfe zugeführt werden.

Wir müssen uns darum bemühen, daß das Sterben wieder seinen Platz in unserem Leben gewinnt. Dabei ist Lebensverlängerung um jeden Preis, auch gegen den Willen und die Interessen sterbender Patienten, ebenso kritisch zu beurteilen, wie die Situation, den Sterbenden die menschliche und fachliche Behandlung und Aufmerksamkeit vorzuenthalten, die ein friedlicheres Sterben ermöglichen können (Harris 1985; Roy 1990)

Es muß begriffen werden, daß die letzte Wegstrecke vor dem Tod es wert ist, gelebt zu werden, und daß dieser Weg gemeinsam vom Patienten und seinen Angehörigen und Freunden zu begehen ist und von der Gesellschaft gestützt und geschützt werden muß.

Es muß auch die Gefahr erkannt werden, die nicht auszuschließen ist, wenn Ärzte aktive Sterbehilfe durchführen dürfen: die Gefahr, daß Menschen getötet werden, die eigentlich Hilfe brauchen, um das Leben bis zum Tode zu ertragen.

Eine Gesellschaft, in der der Arzt, aus welchen Motiven auch immer, nicht mehr das Leiden bekämpft, sondern den Leidenden tötet, ist auf dem besten Weg zu einer Menschenfeindlichkeit, die im „Kranken" und im „Leiden" nur noch das Unnütze sieht, das durch die Euthanasie beseitigt werden soll.

Der Wert, den ein Mensch seinem Leben beimißt, hängt entscheidend von dem Wert ab, den andere seinem Leben beimessen. Seine Würde hängt wesentlich vom Ansehen ab, das er in den Augen der Umwelt hat. Wenn wir ihm zu verstehen geben, daß wir sein Leben so wenig achten, daß wir bereit sind, ihn zu töten, nehmen wir bereits im voraus seiner Existenz Würde und Wert. Nicht mehr die Erlösung des anderen, sondern die Erlösung vom anderen würde angestrebt.

Das entschiedene „Nein" zur Legalisierung aktiver Sterbehilfe setzt aber voraus, daß diejenigen Patienten, die unerträglich leiden und nicht mehr mit ihrem Leben zurechtkommen, jederzeit und überall – wo immer sie sich befinden sollten: im Krankenhaus, zu

Hause, im Pflegeheim usw, – eine kompetente und ausreichende menschliche, fachliche und soziale Hilfe bekommen. Das ist heute längst nicht überall der Fall (Foley 1991).

Die Verantwortung dafür tragen wir alle. Wir leben in einer Gesellschaft, in der Tod und Sterben tabuisiert werden, in einer Gesellschaft, in der das Kranke und Schwache keinen Stellenwert hat, in einer Gesellschaft, die Hoffnung in der Hoffnungslosigkeit, Menschenwürde in der Würdelosigkeit, Liebe im Leiden nicht zu geben bereit ist (Cassel 1982).

Wir müssen auf alle diejenigen Einfluß nehmen, die in unserem Gesundheitswesen Entscheidungen treffen, damit sie gemeinsam mit uns die Voraussetzungen für ein entschiedenes und allgemein akzeptiertes Nein zur aktiven Sterbehilfe herbeiführen.

Wir sollten dabei ihnen und uns die folgenden Fragen stellen:
– Wie möchten Sie sterben, wenn die Zeit dazu reif ist?
– Möchten Sie in der letzten Phase Ihres Lebens von inkompetentem Personal behandelt werden, das für Sie keine Zeit und kein Interesse mehr aufbringt?
– Möchten Sie sicher gehen, daß Sie eine suffiziente Behandlung Ihrer Schmerzen erfahren und daß man Ihnen mit Menschlichkeit, Zuwendung und Offenheit begegnet?
– Möchten Sie, weil wir alle nicht rechtzeitig zu den notwendigen fachlichen und menschlichen Voraussetzungen für ein friedvolles Sterben beigetragen haben, daß wir Sie töten?

4   Palliativmedizin und aktive Lebenshilfe – die Alternative zur Euthanasiedebatte

Die vorangegangenen Abschnitte haben die bestehende Problematik, bei Schwerstkranken und extrem leidenden Menschen dargestellt. Es ergibt sich die Frage, ob es eine echte Alternative zur aktiven Sterbehilfe und dem assistierten Selbstmord gibt, und wenn ja, wie kann sie aussehen?

Dieses Problem zu erkennen und zu lösen ist die Grundlage der Hospizbewegung und der modernen Palliativmedizin.

Patienten, die unerträglich leiden, die Angst vor dem Sterben haben, benötigen eine umfassende Versorgung und Betreuung, die geprägt ist von Kompetenz und Empathie. Wenn die Ärzte und die

Gesellschaft aus ethischer und fachlicher Überzeugung die aktive Sterbehilfe bei Patienten, die sich in solchen Situationen befinden, grundsätzlich ablehnen, dann müssen wir auch eine Alternative zum Leiden und zur Einsamkeit dieser Patienten schaffen.

Dabei wissen wir,
- daß es Medikamente gibt, die Schmerzen und andere Symptome lindern können,
- daß es Verständnis gibt, das helfen kann,
- daß der Patient weder getötet werden noch sich das Leben nehmen muß, um in Würde sterben zu können,
- daß es Zuwendung, Kompetenz und Pflege gibt, also Hilfen, um die Kluft zwischen Unwürde und Würde, zwischen Unerträglichem und Erträglichem, zwischen Hoffnungslosigkeit und Hoffnung, zwischen Todeswunsch und Lebenswunsch zu überbrücken.

Die aktive Behandlung und Betreuung von schwerkranken, leidenden Patienten ist die Alternative zur aktiven Sterbehilfe. Diese Alternative kann den Todeswunsch zum Lebenswunsch wandeln.

Aktive Lebenshilfe ist die Aufgabe und der fachliche und menschliche Inhalt der Palliativmedizin. Das Hauptargument der Palliativmediziner gegen eine Legalisierung der aktiven Sterbehilfe beruht auf der Befürchtung, daß diese Legalisierung der aktiven Sterbehilfe von der heute nicht immer ernst genommenen Aufgabe der Ärzte und der Gesellschaft ablenkt, schwerkranken Menschen ein würdevolles Leben bis zu ihrem Tode zu ermöglichen.

Die Gesellschaft ist aufgefordert, sich wieder den Leidenden mitmenschlich zuzuwenden, damit der Kreislauf von Einsamkeit, Isolation, Depression und Verzweiflung durchbrochen wird. Wir Ärzte müssen umfassende Kenntnisse in der Symptomkontrolle inkl. der Schmerztherapie besitzen, um Patienten jederzeit und damit auch im Sterbeprozeß die bestmögliche Versorgung zukommen zu lassen.

Es kann nicht angehen, daß Unwissenheit und mangelnde Kenntnisse in der Schmerztherapie und Symptomkontrolle Ärzte veranlassen könnten, aktive Sterbehilfe zu leisten.

Zahlreiche Studien zeigen, daß ca. 70% der Krebspatienten keine ausreichende Schmerztherapie erhalten (Foley 1991). Dagegen wissen wir, daß durch gute Palliativmedizin und Schmerztherapie bei fast allen Tumorpatienten in der Sterbephase eine gute Symptomkontrolle und Schmerzreduktion erreicht werden kann (Foley 1985).

Die Erfahrungen kompetenter Hospize und Palliativstationen zeigen auch, daß die hier behandelten Patienten fast nie um aktive Sterbehilfe oder um Beihilfe zum Selbstmord bitten. Es gibt Patienten, die am Anfang der Behandlung sich wiederholt für eine Durchführung der Euthanasie aussprechen. Sind wir in der Lage, die Probleme der Patienten zu erkennen und zur Lösung beizutragen, wollen auch diese Patienten leben und haben kaum Verlangen nach aktiver Sterbehilfe.

Diese Erfahrungen zeigen auch, daß diese Patienten im allgemeinen eine ebenso gute Betreuung und Versorgung zu Hause bekommen können, falls sie dabei von kompetentem Personal begleitet und behandelt werden (Beck-Friis 1993). Hier nimmt der Hausarzt eine Schlüsselrolle ein.

Gute Palliativmedizin darf aber nicht nur einigen wenigen beneidenswerten Patienten vorbehalten bleiben. In Zukunft müssen alle Ärzte, alle Schwestern und alle anderen, die im Gesundheitswesen tätig sind, eine Aus- und Weiterbildung erhalten, die auf Grund der Vermittlung fachlicher Kenntnisse und ethischer Einstellungen in die Lage versetzt, schwerstkranken Patienten in ihrem für sie wahrscheinlich wichtigsten Lebensabschnitt die notwendige Hilfe geben zu können (James u. MacLeod 1993; Klaschik u. Husebø 1997).

Diese Aufgabe ist schwieriger zu lösen, als die meisten es sich vorstellen. Heute werden an den deutschsprachigen Universitäten nur wenige oder gar keine Vorlesungen bezüglich Symptomkontrolle, Empathie, Kommunikation oder medizinischer Ethik gehalten.

Diese deutschen Verhältnisse stehen im Gegensatz zu der Entwicklung in Ländern wie Großbritannien, den USA, Kanada und Skandinavien, wo die Ausbildung auf diesem Gebiet bereits einen beachtlichen Umfang angenommen hat (Scott u. MacDonald 1994; Husebø 1997).

Die Ausbildung in palliativmedizinischer Kompetenz als Alternative zur aktiven Sterbehilfe ist eine Aufgabe, die vor allem den Universitäten und Hochschulen zufällt. Hierfür die erforderlichen Voraussetzungen zu schaffen, liegt in der Verantwortung der für das Gesundheitswesen zuständigen Politiker und bei jedem Arzt und jeder Krankenschwester (Bruera 1994; Klaschik u. Husebø 1997).

Literatur

Ahronheim JC, Gasner MR (1990) The sloganism of starvation. Lancet 335: 278–279

Andrae M (1994) Facing death. Physicians difficulties and coping strategies in cancer care. Medical Dissertations No 395, Umeå University

Andrews M, Beel ER, Smith SA (1993) Dehydration in terminally ill patients – is it a appropiate palliative care? Postgrad Med J 93: 201–208

Appleton Consensus (1992) International guidelines for decisions to forgo medical treatment. Proceedings of guidelines for non-treatment decicions. In: Tranøy KE (ed) Medisinsk etikk i vår tid. Sigma forlag, 5060 Søreidegrend/Norwegen

Beck-Friis B (1993) Hospital based homecare of terminal ill cancer patients. The Motala model. Comprehensive Summaries of Uppsala Dissertations from the Faculty of Medicine 309. Uppsala University

Beleites M (1997) Entwurf der Richtlinie der Bundesärztekammer zur ärztlichen Sterbebegleitung und den Grenzen zumutbarer Behandlung. Dtsch Ärztebl 94/20: 1064–1065

Boisvert M (1990) About an „unconfirmed" stand. J Palliat Care: 2: 5–7

Bolund C (1985) Suicide and cancer: II. Medical and care factors in suicide by cancer patients in Sweden 1973–1976. J Psychosoc Oncol 3: 17–30

Brock D (1993) Life and death. Philosophical essays in medical ethics. Cambridge Univ Press, Cambridge

Bruera E (1994) Ethical Issues in palliative care research. J Palliat Care 10/3: 7–9

Buchanan AE, Brock DW (1989) Deciding for others. Cambridge Univ Press, Cambridge

Buckman R (1996) Talking to patients about cancer. No excuse now for not doing it. BMJ 313: 699–671

Callahan D (1991) Medical futility, medical necessity: the problem without a name. Hastings Center Report 21: 30–35

Cassel EJ (1982) The nature of suffering and the goals of medicine. N Engl J Med 305: 639–45

Cherny NI, Coyle N, Foley KM (1994 a) Suffering in the advanced cancer patient: a definition and taxonomy. J Palliat Care; 10: 57–70

Cherny NI, Coyle N, Foley KM (1994 b) The treatment of suffering when patients request elective death. J Palliat Care 10: 71–79

Cherny NI, Portenoy EK (1994) Sedation and the management of refractory symptoms: Guidelines for evaluation and treatment. J Palliat Care 10: 31–38

Chochinov HM, Wilson KG (1995) The euthanasia debate: attitudes, practices and psychiatric considerations. Can J Psychiatry 40: 593–602

Cohen S (ed) (1989) Casebook on the termination of life sustaining treatment and the care of the dying. Indiana Univ Press, Indiana

Condrau G (1991) Der Mensch und sein Tod. Kreuz-Verlag, Zürich

Downie RS, Calman KC (1994) Healthy respect: ethics in health care. Oxford Univ Press, Oxford

Dunstan GR, Shinebourne EA (eds) (1989) Doctor's decisions: ethical conflicts in medical practice. Oxford Univ Press, Oxford

Eser A, Lutterotti M, Sproken P (1992) Lexikon Medizin-Ethik-Recht. Herder, Freiburg i. Br.

Fainsinger R, Bruera E (1994) Management of dehydration in terminally ill patients. J Palliat Care 10: 55–59

Fallowfield L (1997) Truth sometimes hurts, but deceit hurts more. In: Surbone A, Zwitter M (eds) Communication with the cancer patient. Information and truth. Ann N Y Acad Sci 809: 525–537

Foley KM (1985) The treatment of cancer pain. N Engl J Med 313: 84–95

Foley KM (1991) The relationship of pain and symptom management to patient request for physician-assisted suicide. J Pain Symptom Manage 6: 289–297

Gaylin W et al. (1988) Doctors must not kill. JAMA 259: 2139–2140

Harris J (1985) The value of life. Routledge & Kegan, London

Husebø S (1989) Is Euthanasia a caring thing to do? J Palliat Care 4: 111–114

Husebø S (1991) Er aktiv dødshjelp et alternativ? Samtiden 91/6: 24–32

Husebø S (1992) Medisin – kunst eller vitenskap. Ad Notam Gyldendal, Oslo

Husebø S (1993) Autonomi og paternalisme – hva betyr det ved alvorlig sykdom? Omsorg 3: 61–66

Husebø S (1997) Communication, autonomy and hope. How can we treat serious ill patients with respect? In: Surbone A, Zwitter M (eds) Communication with the cancer patient. Information and truth. Ann N Y Acad Scie 809: 440–460

Husebø S (1997) Undervisning i palliativ medisin. Omsorg 3 (in press)

Husebø S, Tausjø J (1986) Dying patients in hospital. Tidsskr Nor Lægef 110: 2233–2235

James CR, MacLeod RD (1993) The problematic nature of education in palliative care. J Palliat Med 9: 5–10

Jecker NS, Pearlman RA (1992) Medical futility: who decides. Arch Intern Med 152: 1140–1144

Jens W, Küng H (1995) Menschenwürdig sterben. Piper, München

Kant I (Ausg 1989) Grundlegung zur Metaphysik der Sitten. In: Weischedel W (Hrsg) Kant: Kritik der praktischen Vernunft. Suhrkamp, Frankfurt am Main

Kemp P (1992) Medisin, teknikk og etikk. Munksgaard, Copenhagen

Kierkegaard S (1859, Ausg 1994) Fra en forfatters virksomhet (Aus dem Wirken eines Verfassers). Eine einfache Mitteilung. Sören Kierkegaard Gesammelte Werke. Munksgaard, Copenhagen

Klaschik E, Husebø S (1997) Palliativmedizin. Anaesthesist 46: 177–185

Lögstrup KE (1989) Den etiske fordring, 12. Aufl. Gyldendal, Copenhagen (1. Aufl. 1956)

McCann RM, Hal WJ, Groth Juncker A (1994) Comfort care for the terminally ill patients, the appropriate use use nutrition and hydration. JAMA 272: 1263–1266

Morgan JD (ed) (1996) Ethical Issues in the care of the dying and bereaved aged. Baywood, New York

Moulin DE, Latimer, EJ, MacDonald N et al. (1994) Statement on euthanasia and physician-assisted suicide. J Palliat Med 10: 80–81

Mount BM, Hamilton P (1994) When palliative care fails to control suffering. J Palliat Care 10: 24–26

Musgrave CF, Opstad B, Opstad J (1995) The sensation of thirst in patients receiving iv. hydration. J Palliat Care 11: 17–21

Pellegrino ED, Thomasma DC (1994) The virtues in medical practice. Oxford Univ Press, Oxford

Quill TE, Cassell TK, Meier DE (1992) Care of the hopelessly ill. Proposed criteria for physician-assisted-suicide. N Engl J Med 327: 1380–1384

Rachels J (1975) Active and passive euthanasia. N Engl J Med 292: 78–80

Randall F, Downie RS (1996) Palliative care ethics. A good companion. Oxford Medical Publications, Oxford

Roy D (1990) Euthanasia – taking a stand. J Palliat Med 1: 3–5

Roy DJ (1991) Relief of suffering: the doctor's mandate. J Palliat Care 7: 3–4

Scott JF, MacDonald N (1994) Education in palliative medicine. In: Doyle D, Hanks J, Macdonald N (eds) Oxford textbook of palliative medicine, pp 761–781

Singer PA, Siegler M (1990) Euthanasia – a critique. N Eng J Med 322: 1881–1883

Smith GP (1995) Restructuring the principle of medical futility. J Palliat Med 11/3: 9–16

Sullivan RJ (1993) Accepting death without artificial nutrition or dehydration. J Gen Intern Med 8: 220–224

Ten Have HAMJ, Welie JVM (1996) Euthanasia in the Netherlands. Crit Care Clin 12: 97–108

Tolstoj L (1884, Ausg 1994) Der Tod des Iwan Iljitsch. Insel Taschenbuch

Toulmin S (1982) How medicine saved the life of ethics. Perspect Biol Med 32: 72–79

Tranøy KE (1992 a) Medisinsk etikk i vår tid. Sigma forlag, 5060 Søreidegrend/Norwegen

Tranøy KE (1992) Nobel conference on ethics in medicine. International review on health legislation. World Health Organization, Geneva

Twycross RG (1993) Symptom control: The problem areas. J Palliat Med 7: 1–8

Van der Wal G, Van der Maas PJ, Bosma JM (1996) Evaluation of the notification procedure for physician assisted suicid, and other medical practices ivolving the end of life in the Netherlands. N Engl J Med 335: 1706–1711

Wilkinson J (1990) The ethics of euthanasia. Palliat Med 4: 81–86

World Medical Association (1987) Declaration on euthanasia. Ferney-Voltaire, Paris

3 Kommunikation

S. Husebø

1 Kommunikation – Hintergründe

Der Umgang und die Kommunikation mit schwerkranken Patienten stellen für den Arzt eine erhebliche fachliche, ethische und menschliche Herausforderung dar. Nicht selten führt dieser Umgang zu Problemen und Belastungen, weil Kommunikation schwierig ist und ihre Bedeutung zunimmt, wenn sich ein Mensch innerhalb kurzer Zeit auf eine neue Lebenssituation einstellen muß.

Die meisten Patienten konsultieren im Laufe einer ernsten Erkrankung mehrere Ärzte, die unterschiedliche Fähigkeiten zur Kommunikation besitzen und unterschiedliche Kenntnisse über die Person des Patienten haben.

Kommunikation lernen wir im Leben; in der Kindheit, im Umgang mit Menschen, durch Erfahrungen und Begegnungen mit guten und schlechten Vorbildern. Nicht zuletzt wird Kommunikationsfähigkeit entwickelt durch unsere Fähigkeit zu eigener Reflexion, dadurch, daß wir in der Lage sind, über eigene Unzulänglichkeiten und sichtbare und unsichtbare Probleme nachzudenken.

Kunst ist Kommunikation, und Kommunikation ist Kunst (Husebø 1992). Kann diese Kunst gelehrt und gelernt werden? Ist es möglich, durch das Lesen eines Lehrbuches seine eigene Fähigkeit zur Kommunikation zu verbessern?

Das Hauptanliegen dieses Kapitels ist es, durch Beispiele und Kommentare zu einem größeren Verständnis der Ziele und der Möglichkeiten der Kommunikation zwischen Arzt und Patient beizutragen. Die Rechte der Patienten und die Pflichten der Ärzte werden diskutiert. Die Kommunikation bei schwerer, lebensbedrohlicher Krankheit, die Hoffnung und Hoffnungslosigkeit beim Patienten und seinem Arzt sollen beleuchtet und beschrieben werden.

Viele fragen sich, wie es dazu gekommen ist, daß die Mediziner über viele Jahrhunderte es für richtig hielten, ihre Information und Einsicht für sich zu behalten und nicht mit ihren Patienten zu teilen. 1672 schrieb der französische Arzt Samuel de Sorbiere (1984) einen Aufsatz, in dem er das Problem, den Patienten die Wahrheit vorzuenthalten, erkannte, sah aber keine Möglichkeit, die vorhandene Praxis zu ändern.

Auch 300 Jahre später halten viele Mediziner an dieser Strategie fest. Wir erkennen, daß etwas getan werden muß, um den Patienten als gleichwertigen Gesprächspartner anzuerkennen. Es fehlt uns aber nicht an Entschuldigungen, um ihn vor der Wahrheit zu schützen. 1961 (Oken) zeigte eine Untersuchung unter Chirurgen in den USA, daß mehr als 90% der Ärzte den Patienten nicht über seine Krebsdiagnose aufklären.

Onkologen führen in ihrem Berufsleben etwa 100 000–200 000 Gespräche mit Krebspatienten und deren Angehörigen (Fallowfield 1995). In den meisten anderen klinischen Spezialgebieten finden wir ähnliche Situationen. Gespräche mit Patienten nehmen mehr Zeit in Anspruch als jede andere ärztliche Tätigkeit. Sie werden von vielen Ärzten als der schwierigste und am meisten belastende Teil ihrer Berufsaufgaben angegeben. Fallowfields Studie (1996) über Kommunikationsprobleme hat diese „Problemgebiete" der Ärzte in 5 Punkten zusammengefaßt:

1. Schlechte Nachrichten vermitteln
2. Informiertes Einverständnis erzielen
3. Mit Angehörigen sprechen
4. Diskussion von Therapiealternativen
5. Psychosoziale Probleme ansprechen

Bis heute hat kaum ein Arzt eine Ausbildung in Kommunikation erhalten. Es ist nur am äußersten Rand ein Teil des Studiums. Im späteren Berufsleben bekommen Ärzte nur in Ausnahmefällen eine Weiterbildung.

Wir haben lange gedacht, daß Kommunikation nicht gelernt werden kann. Erfahrungen mit Studentenunterricht und Weiterbildungsprogrammen, v. a. im englischsprachigen Raum und in Skandinavien, zeigen uns heute, daß diese Annahme nicht zutrifft (Maguire 1990; Bird et al. 1993; Fallowfield 1996). Es gibt wohl kaum ein Gebiet der Medizin von größerer Bedeutung für den Patienten und seinen Angehörigen. Es bleibt für uns in den kommenden Jahren viel nachzuholen.

2 Sollen wir den Patienten vor der Wahrheit schützen?

Ärzte beschäftigen sich intensiv mit der Frage, ob und wann ein Patient über sein Leiden aufgeklärt werden soll oder ob die Aufklärung eine nicht akzeptable Belastung sein kann. „Der Patient muß aufgeklärt werden", sagen die einen. „Der Patient muß vor dem Schock brutaler Aufklärung geschützt werden", sagen die anderen. Sie haben beide recht.

Ein häufig gehörtes Argument ist, daß „Krebs" in den Augen der Bevölkerung eine fürchterliche Diagnose ist. Das Wort allein ist so verknüpft mit Vorurteilen, Angst, Befürchtungen und Panikreaktionen, daß der Arzt es als eine Aufgabe ansehen muß, den Patienten vor der Wahrheit zu schützen.

Ärzte, die behutsam mit Aufklärung und Offenheit vorgehen wollen und selbst die Entscheidungen treffen, wieviel sie ihren Patienten sagen und wieviel sie zurückhalten, stützen sich v. a. auf zwei Argumente:
- Es war immer die Aufgabe der Ärzte, den Patienten vor Schaden zu schützen.
- Es würde vielen Patienten mehr Schaden als Nutzen bringen, wenn sie sich zu der „Wahrheit" verhalten müssen.

Ärzte, die dagegen behaupten, die Patienten müssen *immer* alles erfahren, was für sie, ihre Zukunft und ihre Entscheidungen wichtig sein kann, führen als Argumente auf:
- Das Recht auf Information und Selbstbestimmung ist ein grundlegendes Menschenrecht, das in unserer Verfassung und in den Menschenrechten der UNO verankert ist.
- Der Arzt hat nur in sehr begrenzten Situationen das Recht, Entscheidungen für den Patienten zu treffen.
- Eine fachliche Grundlage für die Behauptung, durch Zurückhalten von Information werde der Patient vor Schaden geschützt, gibt es nicht.

Wir wollen die heutige Praxis in verschiedenen Ländern kurz darstellen, um uns dann den Fragen zu widmen, unter welchen Umständen es begründbar sein könnte, daß der Arzt Entscheidungen über den Kopf des Patienten trifft, und wann und wo es gut oder schlecht ist, die Wahrheit zu erfahren.

2.1 Wie wird heute über bösartige Erkrankung informiert?

Eine britische Studie zeigt, daß 44% der Krankenhausärzte und 25% der Niedergelassenen normalerweise mit den Krebspatienten über ihre Diagnose sprechen (Wilkes 1984). In Deutschland gibt es nur wenige vergleichbare Studien. Es liegt kein Grund zur Annahme einer größeren Offenheit vor. Eine Untersuchung über Information vor chirurgischen Eingriffen (Verres 1997) ergab, daß nur 18% der Patienten die wichtigsten Teile der gegebenen Information verstanden hatten. 49% konnten sich daran erinnern, daß ein Informationsgespräch stattgefunden hatte, und Fragmente des Gespräches wiedergeben. Die letzten 33% gaben entweder an, ein solches Gespräch habe nicht stattgefunden, oder sie hatten den Inhalt völlig mißverstanden.

Eine Befragung europäischer Gastroenterologen zeigt, daß die Kollegen in West- und Nordeuropa grundsätzlich eine Offenheit gegenüber ihren Krebspatienten bzgl. ihrer Diagnose befürworten. Die Mehrheit der Kollegen in Süd- und Osteuropa meinen dagegen, es gehöre zu ihren ärztlichen Pflichten, ihr Wissen über Diagnose und Prognose für sich zu behalten und den Patienten vor der Wahrheit zu schützen, manchmal sogar wenn der Patient selbst ausdrücklich die Wahrheit wissen will (Østergaard et al. 1993). Sie würden eher die Angehörigen als die Patienten informieren. 60% der gesamteuropäischen Ärzte würden nur die Diagnose „Krebs" sagen, wenn der Patient ausdrücklich danach fragt.

Noch deutlicher wird der beschriebene Konflikt, wenn wir den Blick in den fernen Osten richten oder zu den Ländern der dritten Welt. In China und Japan gehört es zur seltenen Ausnahme, daß ein Krebspatient die Diagnose erfährt (Li u. Chou 1997). In vielen Ländern Afrikas, wie Nigeria (Solanke 1997), Ägypten (El-Ghazali 1997) oder Südafrika (Colvin u. Lehoka 1997), hängt die gegebene Information über eine bösartige Erkrankung vom sozialen Status und von der Ausbildung des Patienten ab. Nur eine kleine, gutgestellte, gut ausgebildete Minorität besitzt überhaupt eine Möglichkeit, etwas über ihre Diagnose zu erfahren.

Demgegenüber zeigte eine Wiederholung der von Oken 1961 durchgeführten Studie (Novack et al.) 1979, daß mehr als 90% der Ärzte in den USA ihre Patienten über eine Krebsdiagnose aufklären.

Wir stehen vor einem Konflikt zwischen den 2 zentralen Begriffen in Medizin und Ethik: Paternalismus und Autonomie.

> Paternalismus ist eine zwingende Einmischung in die Handlungs-
> freiheit eines anderen aus Gründen, die sich ausschließlich auf das
> Gute für einen anderen, auf das Wohl und das Glücklichsein und auf
> die Bedürfnisse, Interessen oder Werte des anderen berufen
> (DWORKIN 1972).

Bei der Autonomie trifft der Patient selbst Entscheidungen. Wie vorsichtig und begrenzt der Arzt mit Paternalismus vorgehen muß, ist im
Kapitel über Ethik besprochen.

Aufklärung ist nicht nur eine Frage von Medizin und Ethik. Es ist
auch eine Frage von Kultur, Tradition und Altersgeneration der Ärzte
und Patienten. Wir beobachten in unserer Gesellschaft eine unauf-
haltsame Entwicklung zu mehr Offenheit und Aufklärung. Gleichwertigkeit, Gleichberechtigung und Autonomie stellen bei uns
grundlegende Wertbegriffe dar. Diese Werte werden heute ganz anders verstanden als in früheren Generationen. Auch in der heutigen
Zeit sind zwischen Großeltern, ihren Kinder und Enkelkinder erhebliche Unterschiede in der Auffassung und im Verständnis dieser Begriffe vorhanden.

Sowohl die Menschenrechte der Vereinten Nationen (1948), als auch
Beschlüsse des Europarates unterstreichen das Selbstbestimmungs-
recht eines jeden. Der Europarat geht in einem Dokument über die
Rechte des Sterbenden hinaus (Condrau 1991). In dem Dokument wird
rechtsverbindlich für alle 12 Staaten des Europarates das *Recht* des
Patienten auf Autonomie und Information festgehalten (s. auch S. 23).
Inzwischen ist das Recht des Patienten auf ausführliche und offene
Information – inklusive dem Recht, die Diagnose zu erfahren und die
Pflicht des Arztes, diese mitzuteilen – in vielen Ländern (USA, Kanada,
Skandinavien) gesetzlich verankert (Buckman 1996).

Bei kompetenten, entscheidungsfähigen Patienten gibt es für den
Arzt keine fachliche oder moralische Grundlage, paternalistisch zu
handeln. Wenn er sich vor Entscheidungen über Aufklärung oder
Nichtaufklärung auf seine eigene Intuition beruft, wird er vielen
Patienten Unrecht und Schaden zufügen. Ärzte, die das Selbstbestimmungsrecht des Patienten nicht als Hauptgrundlage ihrer medizinischen Tätigkeit bewerten, verstoßen sowohl gegen die heute anerkannten Grundregeln der medizinischen Ethik, als auch gegen die
zentralen Rechtsgrundlagen der Gesellschaft (Eser et al. 1992; Loewy
1995; Kahlke u. Reither-Theil 1995; Buckman 1996).

- Somit besteht nicht die Frage, ob der Arzt oder der Patient entscheiden soll, was für den Patienten gut und richtig ist.
- Solange der Patient entscheidungsfähig ist, kann *nur* der Patient selbst diese Entscheidungen treffen.

Dabei müssen wir Rücksicht auf die Kultur, die Erfahrungen und den Hintergrund des Patienten nehmen. Diese kulturellen, individuellen und gesellschaftlichen Hintergründe sind die Voraussetzungen für das Selbstbestimmungsrecht.

Patienten haben auch das Recht, *nicht* gegen ihren Willen aufgeklärt zu werden (Buckman 1993; 1996; Husebø 1997). In seinem Buch über Krebsrisiko und Psyche schreibt Verres (1994):

> Es kann auch inhuman sein, einem Menschen das Wissen von seinen Tod gleichsam aufzuzwingen und ihn dadurch in ein Stadium von Hoffnungslosigkeit zu versetzen.

Aber wie wissen wir, welchen Willen der Patient hat, ohne ihn gefragt zu haben?

Wenn der Patient bei einem Gespräch über die Krankheit sagt: „Ich will aber nicht mehr über diese Diagnose wissen. Ich habe verstanden, daß es ernst aussieht. Helfen Sie mir bitte, damit ich kämpfen kann und mit Würde diese Zeit überstehe", wissen wir, daß er heute nicht mehr verkraften kann.

Viele Patienten zeigen mit dieser Aussage Vorurteile und Befürchtungen. Es wäre ein Fehler, zu glauben, weitere Gespräche über die Erkrankung sollen jetzt gemieden werden. Der Arzt muß durch Offenheit und Vertrauen in der kommenden Zeit vorsichtig versuchen, notwendige Information zu geben und Gesprächsbereitschaft zu zeigen, damit Angst und unrealistische Befürchtungen reduziert werden können, und der Patient wichtige Entscheidungen über seine Zukunft treffen kann.

Das Recht des Patienten, selbst Entscheidungen zu treffen, bedeutet nicht das Recht auf unangemessene Behandlung oder Diagnostik (s. auch Kap. 2 und Kap. 5, Abschnitt 2). Auch Patienten haben Pflichten. Sie müssen sich an die sittlichen und moralischen Grundlagen der Gesellschaft anpassen. Kranke sollen, wie Ärzte, nicht lügen oder rücksichtslos sein.

Wir dürfen Patienten nicht allein lassen bei wichtigen Entscheidungen. Es ist unsere Aufgabe, die Situationen mit ihnen zu diskutieren und verantwortungsbewußt mitzutragen (Degner u. Sloan 1992). Patienten ohne Unterstützung und Hilfestellung ihrer Autonomie auszuliefern, hieße ärztliche oder pflegerische Pflichten sehr leicht zu nehmen. Der Arzt besitzt einen Überblick über Information und Wissen, worauf der Patient angewiesen ist, um eine in dieser Situation „richtige" Entscheidung treffen zu können (Holland 1989).

- „Für solche Gespräche habe ich einfach keine Zeit. Wer von mir erwartet, Zeit für lange Informationsgespräche mit Patienten zu haben, versteht nicht, wie groß meine Arbeitsbelastung ist."
- „Ich war froh, als ich das Krankenzimmer betrat und der Patient nicht da war. Dadurch wurde ich vor einem schwierigen Gespräch bewahrt."

Aussagen wie diese sind nicht ungewöhnlich (Senn 1985). Es mag zutreffen, daß Ärzte zunehmend Aufgaben auf sich genommen haben und vom Arbeitgeber auferlegt bekommen und weniger Zeit für den einzelnen Patienten haben. Aber Informations- und Aufklärungsgespräche sind eine ärztliche *Pflicht*. Überall in der Ausübung unseres Berufes stellen wir hohe Forderungen an Qualität und Kompetenz, Forderungen, die von den Patienten und den Arbeitgebern sehr unterstützt werden.

Es kann nicht angehen, daß wir bezüglich Diagnostik und Behandlung, ein Höchstmaß an Qualität anstreben, während wir dem Selbstbestimmungsrecht, der Ethik und Kommunikation Qualitätsforderungen zugrunde legen, die in Osteuropa, in Afrika oder im vorigen Jahrhundert zu finden sind!

Bei schwerkranken Patienten ist wohl keine Aufgabe wichtiger, als die Schmerzen und das Leiden zu lindern. Für viele Patienten ist dieses Ziel kaum erreichbar ohne Offenheit und gute Kommunikation. Oder, wie Viktor Frankl (1975) es ausdrückt:

> Es gilt, das Leiden anzunehmen, das Schicksal zu bejahen, sich zu stellen. Auf diesem Weg kommen wir an die Wahrheit heran, kommen wir ihr nahe, auf diesem Weg allein, nicht auf den Wegen der Flucht und Furcht vor dem Leiden.

2.2 Wieviel Information und Offenheit wollen die Patienten?

Der Anteil der Patienten, die eine vollständige Offenheit von ihrem Arzt bezüglich Diagnose, Therapie und Prognose wollen, unterliegt lokalen und zeitlichen Variationen. Studien, die in Nordeuropa und Nordamerika in den letzen 20 Jahren durchgeführt wurden, zeigen einen Durchschnitt von 85–95% (Northouse u. Northouse1987; Meredith et al. 1996.)

Meredith et al. fanden in ihrer Befragung von 250 Patienten eines onkologischen Zentrums in Schottland, daß 79% der Patienten so viel wie möglich über Krankheit, Diagnose, Therapie und Prognose erfahren wollten. 96% der Befragten wollten ausdrücklich wissen, ob sie Krebs hatten oder nicht. Fast alle wollten auch die Möglichkeit einer Heilung, die Prognose und die Nebenwirkungen der Therapie erfahren.

In einer anderen Untersuchung von 1996 (Benson u. Britten) sagten fast sämtliche Patienten (94%), daß die Angehörigen nur nach einer dazu gegebenen Erlaubnis des Patienten über die Krebserkrankung informiert werden sollten. *Alle* Patienten sagten, daß ihre Angehörigen unter keinen Umständen das Recht hätten, vom Arzt zu verlangen, er solle Informationen vor dem Patienten verheimlichen.

50 Patienten wurden nach der Aufklärung über Lungenkrebs über ihre Reaktionen auf die Aufklärung befragt (Sell et al. 1993). 2 Patienten sagten, daß keiner sie aufgeklärt habe. 2 wären lieber ohne diese Information geblieben. Die restlichen 46 (92%) erlebten die ehrliche, offene Information als richtig. Keiner sagte aus, er hätte zu viel Information bekommen, aber 26% möchten mehr über die Prognose wissen.

In Deutschland wurden 537 Personen (Tumorpatienten, Laien, Pflegepersonal und Ärzte) zu ihrer Einstellung bzgl. Aufklärung und Wahrhaftigkeit befragt (Husebø 1997). Die vorläufigen Ergebnisse (Tabelle 1) zeigen eine eindeutige Bestätigung der in den letzten Jahren in Großbritannien, in den USA und in Skandinavien durchgeführten Studien.

Diese Studie (sie wird 1998 publiziert) bestätigt eindeutig, daß die Patienten dem Arzt ein klares Mandat zur Offenheit und Kooperation geben. Die Befragten sagen fast ohne Ausnahme, daß sie alles über Diagnose, Krankheit, Therapie und Prognose erfahren wollen. Therapieentscheidungen wollen sie entweder selbst oder gemeinsam mit dem Arzt treffen. 98% von ihnen wollen keinen „sinnlosen" Therapien ausgesetzt werden. Die häufig mit den Angehörigen anberaumten Aufklärungsgespräche sollten nur in Anwesenheit des Betroffenen durchgeführt werden, es sei denn, dieser hat vorher die Erlaubnis zu separaten Gesprächen erteilt.

Tabelle 1. Ergebnisse zur Umfrage „Falls ein Krebsleiden bei Ihnen diagnostiziert wird, wie möchten Sie vom Arzt aufgeklärt werden?" (Angaben in Klammern: Prozentzahlen)

Antwortmöglichkeit	Tumor-patienten (n = 144)	Laien (n = 112)	Pflege-personal (n = 164)	Ärzte (n = 117)	Befragte insgesamt (n = 537)
Ich erwarte *völlige* Offenheit des Arztes hinsichtlich Krankheit, Diagnose, Therapie und Prognose	132 (92)	109 (97)	162 (98)	116 (99)	519 (96)
Ich erwarte von meinem Arzt, daß er					
– mir gegenüber die Initiative ergreift, wenn er die Information bekommen hat	105 (73)	89 (80)	149 (91)	91 (78)	434 (80)
– sich Zeit läßt und mir die Information über mehrere Wochen (verteilt) vermittelt	67 (47)	33 (30)	67 (41)	41 (35)	208 (39)
– mir die Information nur gibt, wenn ich darum bitte	7 (4,9)	3 (2,7)	2 (1,2)	3 (2,6)	15 (2,8)
– selbst entscheidet, ob ich eine offene Information verkraften kann	4 (2,8)	1 (0,9)	–	2 (1,2)	7 (1,3)
– mich schützt, indem er mir seine Information verschweigt	1 (0,7)	–	–	–	–
– nicht ohne meine Anwesenheit/mein Einverständnis mit meinen Angehörigen spricht	135 (94)	106 (97)	162 (99)	108 (92)	511 (95)
Ich will selbst entscheiden, welche Therapie ich bekommen soll	86 (60)	93 (83)	149 (91)	101 (86)	429 (80)
Ich will die Therapieentscheidungen gemeinsam mit meinem Arzt treffen	54 (38)	18 (17)	12 (7)	15 (3)	99 (18)
Ich will, daß mein Arzt für mich diese Entscheidungen trifft	4 (2,7)	1 (1)	–	1 (0,6)	6 (1,1)
Ich will, daß mein Arzt niemals eine Therapie durchführt, die sinnlos ist	142 (99)	109 (97)	161 (98)	113 (97)	525 (98)

2.3   Ist es besser für den Patienten, wenn wir ihn vor unangenehmen Wahrheiten schützen?

Die Qualität der Kommunikation zwischen Arzt und Patient hat, wie in vielen Untersuchungen nachgewiesen einen größeren Einfluß auf die Lebensqualität, die Gesundheit und das Wohlergehen der Patienten als alle andere Faktoren (Simpson et al. 1991; Kaplan et al. 1989; Headache Study Group 1986). Sie zeigt auch, wie Kommunikationsprobleme den Patienten und die Behandlung schwer belasten können (Stewart et al. 1979; Stedeford 1994). Diese und eine Reihe anderer Studien zeigen auch, daß der Arzt falsche Vorstellungen hat bezüglich der von den Patienten gewünschten Art, dem Ausmaß und Inhalt von Information (Simpson 1980; Frances et al. 1969; MacKillop et al. 1988). Die Ergebnisse der Behandlung waren bedeutend besser, wenn der Arzt die vorliegenden Probleme gemeinsam mit dem Patienten identifizieren konnte und dann mit ihnen über seine Vorstellungen, Gedanken, Befürchtungen und Gefühle sprach (MacLeod 1991).

Die Fähigkeit oder Unfähigkeit eines Arztes, mit seinen Patienten über Krankheit, Behandlung und Leben zu kommunizieren, macht nicht selten den Unterschied zwischen einem Leben in Verzweiflung und Angst und einem Leben mit Hoffnung und Zukunft aus. Viele Ärzte denken, wir haben kein Recht, den Patienten die Hoffnung, den letzten „Strohhalm" zu nehmen.

– Wie kann aber der Patient eine Einstellung zu seiner Krankheit, zu den therapeutischen Möglichkeiten und zu seiner Lebenssituation entwickeln, wenn er nicht die Möglichkeit bekommen hat, zu erfassen, in welcher Lebenssituation er sich befindet?
– Würden Sie einen Arzt aufsuchen, von dem Sie wüßten, daß er nicht in der Lage ist, offen mit Ihnen über alles, was für Sie wichtig ist, zu reden?
– Hätten Sie Vertrauen zu Ihrem Arzt, wenn Sie wüßten, daß er lügt?

In den letzten Jahren haben eine Reihe von Untersuchungen gezeigt, daß fast alle Patienten mit fortgeschrittener Krankheit und infauster Prognose selbst wissen, wie es um sie steht. Es gibt mehrere Gründe, warum dies der Fall ist (Simpson et al. 1991; Buckman 1996; Fallowfield 1996):

1. Patienten sind hellhörig.
   Sie beobachten die Krankheitsentwicklung und den Erfolg oder Mißerfolg der Therapie. Sie achten auf ihre Umgebung, z. B. wie dem Arzt und den Angehörigen zumute ist. Eine bei ihnen zu be-

obachtende unerwartete oder andauernde Traurigkeit, eine unerwartete Zuwendung oder Abwendung sagt viel. Die dabei verwendete Körpersprache, der Ausdruck des Gesichtes bedeutet mehr, als die meisten sich vorstellen können.

2. Patienten haben Befürchtungen.
Viele Menschen haben lange vor der sicheren Diagnose Befürchtungen, daß es um sie ungünstiger steht, als der Arzt es angedeutet hat. Dies hat nicht nur mit der Eigenschaft vieler Menschen zu tun, bei Problemen das Schlimmste zu befürchten, sondern auch mit der Lebenserfahrung.

3. Der Patient erhielt Informationen.
Viele Ärzte bemühen sich um Offenheit und haben dem Patienten die Diagnose, die Krankheitsentwicklung und deren Konsequenzen mitgeteilt. Vielleicht haben die Patienten auch Bruchstücke von Gesprächen zwischen Ärzten, Krankenschwestern oder anderen Personen mitbekommen, aus denen sie die entsprechenden Folgerungen ziehen. Nicht selten konnten Patienten einen Einblick in die Krankenakte oder einzelne Befunde nehmen.

Menschen haben Vorstellungen. Viele Menschen werden durch Alter oder Krankheit geschwächt und durch Schicksalsschläge getroffen. Viele sehen den Tod nicht länger als einen Feind an. Dies trifft besonders im Alter oder bei fortgeschrittener schwerer Krankheit zu.

Unabhängig von der Einschätzung des Patienten bezüglich seiner Erkrankung ergibt sich für den Arzt das Problem der Aufklärung. Diese Frage ist v. a. eine Frage der menschlichen Würde. „Die Würde des Menschen besteht in der Wahl", schreibt Max Frisch.

Nur wer die vor ihm liegende Landschaft kennt oder eine Landkarte besitzt, weiß, welche Ziele erreichbar sind und welche Wege er einschlagen muß, um am Ziel anzukommen. Das Problem für einen Patienten mit unerwarteter lebensbedrohlicher Krankheit besteht darin, daß die Landschaft weitgehend unbekannt ist und nur der Arzt den Überblick und die Landkarte besitzt.

Die Patienten wissen mehr über die Krankheit und Prognose als wir vermuten.

– Sollen wir sie allein lassen?
– Müssen wir nicht eine Brücke zwischen dem, was der Patient vermutet und befürchtet, und unserem eigenen Wissen schlagen, damit eine offene Kommunikation und Bearbeitung des Problems stattfinden kann?

Der Wunsch, den Patienten vor der Wahrheit schützen zu wollen, kann manchmal aus „guten" Motiven hervorgehen. Trotzdem wird der Arzt, der nicht in der Lage ist, dem Patienten zu sagen, daß er Krebs hat, auf Dauer Schaden und Hoffnungslosigkeit verursachen (Butow et al. 1995). Die Wahrheit kann eine schmerzvolle Belastung bedeuten; Betrug ist aber eine weit größere Belastung (Fallowfield 1997). Es widerspricht ärztlicher Ethik, wenn ein Arzt nicht zu dieser Offenheit beiträgt (Buckman 1996; Loewy 1995). Für den Patienten machen Offenheit und Verständnis einerseits und Heimlichkeit und Unverständnis andererseits den Unterschied zwischen Würde und Unwürde aus.

> Die Krise des Menschen ist immer durch fehlendes Verständnis verursacht. Was wir verstanden haben, können wir ertragen und ausführen (RAYMOND WILLIAMS).

3   Warum sind Aufklärungsgespräche so schwierig?

Immer wieder berichten Patienten und Angehörige, welche Belastung es für sie war, als der Arzt sich mit ihnen über die Krankheit und deren Folgen unterhielt. Für andere kann es eine unerträgliche Belastung sein, daß der Arzt überhaupt keine Aufklärungsgespräche geführt hat. Es fehlt nicht an Literatur über die erlebte Belastung der Ärzte bei Aufklärungsgesprächen (Andrae 1994; Bennet 1987; Gorlin et al. 1983; Vachon 1987). Wir müssen darum Verständnis haben, wenn viele Kollegen diese Gespräche und Schwierigkeiten scheuen.

Warum sind diese Gespräche so schwierig?
1. Wir schützen uns vor etwas, was für uns unerträglich ist.
2. Es fehlt uns an Fachkenntnissen über die Reaktionen von Patienten.
3. Es fällt uns schwer, eine Niederlage zuzugeben.
4. Es fehlt uns an Ausbildung, Praxis und guten Vorbildern.
5. Wir haben Erfahrung mit Aufklärungsgesprächen, die schwere Folgen hatten.
6. Es ist nicht jedermanns Sache, sich mit gefühlsmäßigen Reaktionen auseinanderzusetzen.
7. Wir möchten nicht sterben.

3.1   Wir schützen uns vor etwas, was für uns unerträglich ist

In der Geschichte finden wir wiederholt, wie folgenschwer es für einen Boten war, schlechte Nachrichten zum Hofe zu bringen. Der König duldete kein Versagen in seinem Reich. Anstatt nach der Ursache des Schadens zu fragen, wurde derjenige, der die Botschaft übergab, nicht selten umgebracht.

Aufklärung hat häufig zur Folge, daß der gesprächsführende Arzt vom Patienten oder seinen Angehörigen mit Aggressionen konfrontiert wird. Folgendes Beispiel soll das verdeutlichen:

Fallbeispiel

Es war meine Aufgabe als Oberarzt der Intensivabteilung, die Eltern eines 2jährigen Kindes darüber aufzuklären, daß ihr Kind hirntot sei. Obwohl die Eltern über den Verlauf und die ernste Lage des Kindes informiert waren, konnten sie diese Realität nicht akzeptieren. Nach einigen Minuten des Schweigens sagte die Mutter: „Sie wissen, daß wir nie aufgeben werden. Falls Sie die Therapie beenden und die Beatmung einstellen, werden wir den kompetentesten Rechtsanwalt in Norwegen nehmen und Sie bis zu Ihrem Lebensende verfolgen."

Spätestens zu diesem Zeitpunkt wurde mir klar, daß ich einen schweren Beruf gewählt hatte. Es war hilfreich für mich, daß ich mich in die Lage der Eltern versetzen konnte.

Dabei „hörte" ich, was sie nicht ansprachen: „Sie versuchen uns zu erklären, daß unsere Tochter nicht mehr am Leben ist. Wir sind nicht imstande, das zu verstehen. Wir lieben unsere Tochter über alles auf der Welt. Unser Hauptanliegen in diesem Augenblick ist es, zu schreien. Bitte bleiben Sie bei uns, daß wir Sie anbrüllen können."

Durch diese meine Vorstellung wurde es mir leichter zu bleiben. Nach etwa 10 Minuten, die mir unendlich lang vorkamen, sagte ich dann: „Sie können bei ihrem Kind sitzen, so lange Sie es wollen. Bitte überlegen Sie dabei, was für Ihr Kind gut ist." Am nächsten Tag wollten sie nicht mit mir reden, auch am übernächsten nicht. Dann kamen sie zu mir und sagten: „Jetzt können Sie die Beatmung beenden. Vielen Dank, daß wir Zeit bekommen haben."

Dieses Erlebnis ist für Eltern eine unendliche Belastung. Die Situation bleibt mir v. a. in Erinnerung, weil sie mir vor Augen geführt hat, daß Wut, Verzweiflung und Aggressivität natürliche Reaktionen sind. Diese Reaktionen sind für den Betroffenen therapeutisch, d. h. sie haben die wichtige Funktion, das Unerträgliche und Unverständliche erträglicher und verständlicher erscheinen zu lassen. Unsere Aufgabe ist es, diese Aggressivität und Verzweiflung zuzulassen und zu ertragen. Wenn wir uns dagegen wehren, werden Patienten und Angehörige noch mehr leiden.

3.2   Es fehlt uns an Fachkenntnissen über die Reaktionen von Patienten

Vor fast 40 Jahren hat Elisabeth Kübler-Ross als erste (1970) anhand ihrer klinischen Erfahrungen mit Sterbenden Phasen beschrieben, die von Sterbenden und Angehörigen im Laufe der letzten Lebenszeit durchlaufen werden.

Die von Kübler-Ross beschriebenen Phasen sind:
1. **Verneinung und Isolation.** Das Nicht-wahr-haben-wollen der Gegebenheit des kommenden Todes.
2. **Zorn, Wut und Auflehnung gegen das Schicksal.** Die Patienten zeigen dabei nicht selten ein aggressives Verhalten gegenüber dem Arzt, dem Helfer und den Angehörigen.
3. **Verhandeln mit dem Schicksal.** Versuche des Patienten, mit Hilfe von immer neuen Spezialisten oder paramedizinischen Helfern dem drohenden Schicksal zu entrinnen oder dieses hinauszuzögern.
4. **Depression.** Traurigkeit, Isolation und Vereinsamung – dabei ein großes Bedürfnis nach Kontakt und Nähe eines verständnisvollen Menschen.
5. **Anpassung und Annahme des nahenden Todes.** Bejahung der deutlicher werdenden Realität

Kübler-Ross beschreibt, wie Patienten schrittweise diese Stadien durchlaufen. Heute ist man der Ansicht, daß diese Stadien einen wichtigen Beitrag zum besseren Verständnis schwerkranker Patienten leisten, legt sie aber nicht in einer Reihenfolge fest. So können mehrere Phasen gleichzeitig auftreten oder bereits durchlaufene Phasen erneut für den Patienten relevant werden. Die Intensität der Reaktionen in den einzelnen Phasen hängt sehr von der Persönlichkeit und der Lebenserfahrung ab. Für den einen steht Wut und Aggression im Vordergrund, für den anderen Verzweiflung und Isolation. Der kritische Leser sieht, wie vergleichbar Trauerreaktionen mit den beschriebenen Phasen sind. Dieser Vergleich ist fachlich begründbar, da viele Verhaltensmuster als Trauerreaktionen verstanden werden können.

Die 5 Stadien von Kübler-Ross sind hilfreich, aber nicht ausreichend, um die Lage der Sterbenden zu verstehen. Menschen haben sehr individuelle Reaktionsmuster, wenn sie sich in einer lebensbedrohlichen Krise befinden. Angst und Panik sind so normale Reaktionen, daß wir uns fragen müssen, ob ein Patient die Botschaft verstanden hat, wenn er keine Angstreaktionen zeigt.

Paul Sporken (1982) hat zu dem Phasenmodell Stellung bezogen. Er ist der Meinung, daß dieses Modell nicht erst zum Tragen kommt, wenn der Patient bereits seine Diagnose kennt. Schon lange bevor jemand mit ihm über die „Wahrheit" spricht, bemerkt er am veränderten Verhalten des Körpers und der Umgebung den Ernst der Lage. Sporken beschreibt 4 Etappen *vor* der Phaseneinteilung nach Kübler-Ross:

1. **Unwissenheit** des Kranken, während andere, der Arzt, Helfer oder Angehörige etwas mehr wissen.
2. **Unsicherheit:** Phase des einerseits/andererseits – zunehmende Unruhe.
3. **Unbewußtes Leugnen:** unbewußter Widerstand gegen die immer deutlicher werdenden Zeichen, daß die Krankheit keinen guten Verlauf nehmen wird.
4. **Entdeckung und Besprechung** der schon vermuteten Wahrheit über die unheilbare Krankheit.

Bei Kindern können wir den Wechsel der Phasen und die Vielfalt der Reaktionen besonders gut beobachten. Kinder können in der einen Sekunde traurig und verstimmt sein, in der nächsten offen und spielend, kurz darauf hören wir lautes Lachen und sind später wieder mit Weinen konfrontiert.

Dieser Wechsel zwischen Hoffnung und Hoffnungslosigkeit, Mut und Verzweiflung, Schuld und Offenheit scheint geradezu synonym mit der Wirklichkeit des Kranken. Der Patient hat die Zuversicht, daß es noch gut gehen kann, und weiß gleichzeitig, daß dies nicht der Realität entspricht. Er empfindet es als ungerecht, auf diese Weise bestraft zu werden, und hat gleichzeitig Schuldgefühle. Menschen zu hinterlassen, die seiner Hilfe bedürftig sind, wird jeder als eine Belastung empfinden.

Humor ist sowohl bei Kinder und Erwachsenen eine Hilfe bei der Bewältigung einer schweren Krankheit. Der Begriff „Galgenhumor" entspricht der Wirklichkeit. Das Lachen bedeutet jetzt mehr als im „normalen" Leben; es kann eine unerträgliche Situation oder einen schlechten Tag erträglicher gestalten. Es wäre ein Fehler, diese auch in noch so aussichtslosen Situationen fröhlichen Seiten bei den Patienten und bei uns selbst zu übersehen (Jaffee 1996). Gerade in aussichtslosen Situationen ist es möglich und therapeutisch, mit Feingefühl Fröhlichkeit zu aktivieren und gemeinsam zu lachen.

So lange noch offene, nach außen getragene Reaktionen des Kranken zu beobachten sind, ist dies eher als ein positives Zeichen in bezug auf die innere Verarbeitung aufzufassen. Dies trifft auch zu für die häufig mißverstandene Aggressivität zu. Aggressives Verhalten ist als eine normale Reaktion anzusehen, die leichter zu ertragen ist, wenn sie zugelassen wird. Problematischer ist es, wenn der Patient sich über längere Zeit in sich zurückzieht und sich isoliert, wenn Gefühle und Reaktionen, Angst oder Verzweiflung nicht mehr zu beobachten sind.

Alle diese Reaktionen können bei dem Kranken *und* bei den Angehörigen beobachtet werden. Verhaltensweisen der Angehörigen, des Arztes oder des Krankenpflegepersonals können die Reaktionen der Kranken verstärken oder abschwächen. Es ergibt sich folgendes Fazit:

Es wäre ein Mißverständnis, anzunehmen, daß die Phasen den Patienten so beschreiben, wie es ihm in Wirklichkeit geht. Die Landkarte ist eine Stütze, um einen Überblick über die Landschaft zu bekommen, sie ist nicht die Landschaft selbst.

3.3   Es fällt uns schwer, eine Niederlage zuzugeben

Wir haben in unserem Medizinstudium gelernt, daß wir als gute Ärzte die Lösungen für medizinische Probleme bereitstellen müssen. Daß es manchmal eine schwere oder unmögliche Aufgabe ist, immer Lösungen zu finden, wurde uns im Studium kaum gesagt.

Es kommt leider selten vor, daß der Arzt mit Patienten offen über seine diagnostischen und therapeutischen Begrenzungen spricht (Maguire 1988).

Dabei ist es nicht schwer zu verstehen, warum dies dem Arzt so schwer fällt. Niederlagen und die Angst, das Gesicht zu verlieren, sind für uns alle ein großes Problem. Von besonderer Bedeutung ist die Betrachtung, warum der Arzt es als eine Niederlage auffaßt, wenn eine Therapie nicht den erwarteten Erfolg hat, wenn unerwartete Komplikationen auftreten oder wenn der Patient, den er betreut hat, stirbt.

Der Arzt will sich gewissenhaft um seinen Patienten kümmern. Er möchte, daß der Patient zufrieden ist, weil Ärzte auch Menschen sind, die gerne erfahren, daß sie gebraucht werden und daß sie etwas Gutes getan haben. Es ist nicht nur eine Frage der richtigen fachlichen Einstellung des Arztes. Der Arzt steckt seine persönliche Überzeugung und seine Kraft in die von ihm vorgeschlagene Therapie. Und dieser persönliche Einsatz des Arztes ist eine wichtige Voraussetzung, er stellt einen unentbehrlichen Teil eines möglichen Therapieerfolges dar. Deswegen erleben die Ärzte es nicht selten als eine sehr persönliche Niederlage, wenn die Behandlung eines Patienten nicht ausgeht, wie erwartet und gehofft (s. auch Kap. 6).

Das Problem verschärft sich dadurch, daß die Patienten ihren Arzt mehr als zuvor brauchen, wenn die Therapieerfolge ausbleiben und die Krankheit unaufhaltsam fortschreitet.

„Die Operation ist nicht so ausgegangen, wie wir gehofft haben. Damit kann ich leben", sagte der wegen eines Pankreastumor frisch operierte, schwerkranke Patient. „Ich verstehe aber nicht, warum er nicht mehr zu mir hineinkommt. Ich bin überhaupt nicht böse auf ihn, ganz im Gegenteil, es tut mir so unheimlich leid für ihn. Er hat sich solche Hoffnungen gemacht, daß es mit der Operation gutgehen wird. Mein Problem ist jetzt, daß er nicht mehr zu mir kommt. Ich schätze ihn ungeheuer, sowohl als Arzt wie als Mensch. Jetzt brauche ich ihn mehr denn je."

3.4 Es fehlt uns an Ausbildung, Erfahrung und guten Vorbildern

Diese hier aufgezeigten Hintergründe sind kaum ein Thema in der theoretischen Ausbildung von Medizinstudenten. Sie spielen auch in der praktischen Ausbildung kaum eine Rolle. Klinische Psychologie nimmt heute einen Anteil von 4,5% in der vorpräklinischen Ausbildung der Medizinstudenten ein (Verres 1997). Im klinischen Curriculum fehlt das Fach vollständig, mit Ausnahme von Unterricht in Psychiatrie oder psychosomatischer Medizin. Kommunikationsgrundlagen und -fähigkeiten werden fast nie im Unterricht der anderen klinischen Fächern erwähnt (Calman 1996).

Das Hauptproblem liegt im fehlenden und falschen Konzept. In den letzten 50 Jahren hat die Medizin ihr naturwissenschaftliches Wissen vervielfältigen können, ohne daß die humanistischen Perspektiven der Medizin ihren notwendigen Platz in Forschung und Lehre haben behalten können. Das Ergebnis ist besonders problematisch für diejenigen Patienten, die dann mit den naturwissenschaftlichen Erkenntnissen der Mediziner nicht geheilt werden können.

Die Studenten sind beim Eintritt in das Studium offen, neugierig und menschlich. In den ersten Studienjahren erfahren sie dann in der Tat, daß der Mensch ein totes Objekt sein kann (an der Leiche) und daß Kenntnisse der Organe und der lebenden Zelle im Zentrum des Studiums stehen.

Der Umgang mit den Patienten ist aber v. a. ein menschliches Problem. Im Medizinstudium lernen wir das Benehmen und das Verhalten gegenüber den Patienten an Lernmodellen:

- Wie geht der Vorgesetzte, wie geht der Professor mit den Patienten um?
- Wie werden die Patienten aufgeklärt?
- Werden Gefühle, Ängste, Fragen und Schweigen zugelassen, wenn sie für den Patienten natürliche und notwendige Reaktionen sind?
- Ist es die Regel oder die Ausnahme, daß der Arzt sich bei der Visite zu dem Patienten hinsetzt?
- Ist es die Regel oder die Ausnahme, daß der Arzt Pausen macht, die lang genug sind, um dem Patienten die Möglichkeit zu geben, Wichtiges zu hinterfragen?

Den Vorbildern, daß heißt den den Studenten vorgesetzten Ärzten, fehlt es wieder an Vorbildern. Über viele Jahre hinweg hat sich eine Hierarchie entwickelt, in der der Arzt einen großen Abstand zu seinen Patienten hält.

3.5   Wir haben Erfahrung mit Aufklärungsgesprächen, die schwere Folgen hatten

Fallbeispiel

Ein 46 Jahre alter Patient mit Lungenkrebs lag im Sterben. Seit dem Zeitpunkt seiner Diagnose war er aggressiv und leugnete die Situation. In Gesprächen mit mir und seinen früheren Ärzten hatte er keine Bereitschaft gezeigt, über seine Diagnose, Situation oder Zukunft sprechen zu wollen. Er kämpfte unerbittlich um sein Leben und erwartete jeden Tag, daß ein Wunder geschehen solle. Wiederholt verlangte er von uns, jede Therapie zu versuchen, auch unter der Möglichkeit eines geringen Erfolges. Als wir ihm erklärten, daß wir keine kurativen Möglichkeiten mehr sähen und daß weitere Chemotherapie, Bestrahlung oder Chirurgie sein Leiden nur vergrößern werde, wendete er sich den paramedizinischen

Heilverfahren zu. Er suchte einen Heiltherapeuten nach dem anderen auf.

Seine Frau und seine Kinder im Alter von 18 und 20 Jahren kümmerten sich vorbildlich um ihn. Sie sahen, wie die Krankheit fortschritt. Sie sahen, daß der Tod näher kam. Als der Patient nicht mehr die Kraft hatte, sein Bett zu verlassen, baten sie mich, ihnen zu helfen, damit sie von ihrem Ehemann und Vater Abschied nehmen könnten.

Wiederholt versuchte ich, vorsichtig mit dem Patienten über seine Aussichten zu sprechen. Dieser versicherte mir, daß es keinen Grund zur Besorgnis gäbe.

„Es geht mir momentan nicht ganz gut. Ich habe aber Zuversicht, daß die Ersatzmedikamente, die mein Heilpraktiker verschreibt, den ‚Schatten‘ auf der Lunge, meine ‚Lungenentzündung‘ unter Kontrolle bekommen werden.“

Die Verzweiflung seiner Angehörigen gab mir die Kraft, einen letzten Versuch zu machen. In einem Gespräch, in dem Ehefrau und Kinder anwesend waren, zeigte ich ihm die letzten Röntgenaufnahmen der Lunge und sprach die massive Metastasierung an.

Das Ergebnis war fatal. Er wendete sich gegen die Wand und befahl allen, den Raum zu verlassen. 10 Tage später starb er. In den verbliebenen Tagen lehnte er es ab, mit mir zu sprechen. Der Versuch, zu einer Offenheit beizutragen, führte eher zu einer Verschlechterung in der Beziehung zu seiner Frau und seinen Kindern.

Ich habe mir lange Zeit schwere Vorwürfe wegen dieses Gesprächs gemacht (Husebø 1997). Viele Kollegen haben leider ähnliche Erfahrungen. Sie sagen nicht selten:

„Wissen Sie, bei mir (oder bei einem Kollegen) hat ein Patienten Suizid begangen, nachdem er erfuhr, daß er Krebs hatte. Sie können wohl nicht von mir erwarten, daß ich in Zukunft einem Patienten erzähle, daß er Krebs hat, ohne daß er ausdrücklich danach fragt!“

Diese Kommentare sind verständlich. Wir haben aber gelernt, daß unsere Diagnostik und Behandlung sich nicht nur auf Vermutungen und Gefühle berufen sollten. Wenn ein Informationsgespräch nicht gelungen ist, wäre es einen Fehler, darum alle Informationsgespräche abzulehnen. Wir sollten uns fragen:

- Was ist schiefgelaufen?
- Was kann auf welche Weise besser gemacht werden?
- Hätten wir aufgrund der Vorgeschichte des Patienten anders vorgehen sollen?
- Bin ich zu schnell vorgegangen?

Wie an anderer Stelle dargestellt (Bolund 1985; Breitbart u. Passik 1994), ist die Suizidrate in der Bevölkerung erschreckend hoch. Die Gefahr, daß ein Krebspatient sich *wegen eines Aufklärungsgespräches* und der dabei vermittelten Diagnose umbringt, wird dagegen als äußerst gering eingestuft.

Dies gibt uns niemals ein Recht, brutale Aufklärungsgespräche zu führen. Unsere Fehler geben uns einmalige Gelegenheiten zu lernen, was und wie etwas besser gemacht werden kann. Welche Gedanken ich heute zu dem erwähnten, fehlgeratenen Gespräch habe, werde ich auf S. 23 darstellen.

3.6   Es ist nicht jedermanns Sache, sich mit gefühlsmäßigen Reaktionen auseinanderzusetzen.

Wir haben im Leben und im Beruf Erfahrungen gemacht. Zu diesen Erfahrungen gehört auch der Umgang mit den eigenen Gefühlen:
– Wie reagiere ich, wenn es mir schlecht geht?
– Wie waren die Reaktionen in meiner Familie?
– Wie reagiere ich, wenn es meinem Patienten schlecht geht?
– Wie reagiere ich, wenn ich bei einem aufklärenden Gespräch mit meinem Patienten seiner Reaktion entnehme, daß er den Boden unter den Füßen verliert?
– Wäre es für mich dann wichtig, nicht „mitgerissen" zu werden, weil ich Angst vor meinen eigenen Reaktionen habe?

Der Chirurg des auf S. 105 erwähnten Patienten mit Pankreastumor hat es so ausgedrückt:

> Meine Patienten bedeuten viel für mich. An einigen Tagen muß ich bei 5 oder mehr Patienten Visite machen, die unheilbar sind und bald sterben werden. Ich könnte diese Aufgabe nicht überleben, wenn ich nicht vorher einen bleiernen Schutzmantel anzöge. Ich sage zu mir selbst, bevor ich das Krankenzimmer betrete: „Bleibe gefaßt, zeige nicht, wie schwer es für dich selbst ist."

Dieser Chirurg steht keinesfalls allein. Viele haben in solchen Situationen Angst oder wissen nicht, wie sie damit zurechtkommen können. Eine Strategie liegt dann darin, in dieser Situationen die Selbstkontrolle zu behalten oder zu verhindern, überhaupt in solchen

Situationen zu geraten. Es wird andererseits heute vom Arzt v. a. Menschlichkeit erwartet. Diese Fähigkeit, sich in die Lage des Patienten zu versetzen, Mitgefühl und Gefühl zu zeigen, nennen wir Empathie. Wie wir unserer Empathie wiederentdecken können, wird in Kap. 6, „Die Rolle des Arztes", beschrieben.

3.7   Wir möchten nicht sterben

Ärzte fürchten sich vor dem Sterben und dem Tod wie jeder andere Mensch (Feigenberg 1977).

Der Arzt wird der Herausforderung, sterbende Patienten zu betreuen, nur in dem Maß gewachsen sein, wie er die eigene Sterblichkeit vor Augen hat. Das Verhältnis nämlich zur eigenen Endlichkeit, zum eigenen Sterben, zum eigenen Tod bestimmt auch das Verhalten des Arztes gegenüber dem Sterben des von ihm betreuten Patienten. Selbst nach dem Versterben des Patienten muß der Arzt sich mit dessen Tod auseinandersetzen. Er muß mit den Angehörigen sprechen, die sich selbst oder andere für den Tod verantwortlich machen könnten und die von Trauer und Schuldgefühlen belastet werden. Und er muß mit eigenen Vorwürfen und Gefühlen zurechtkommen.

Nur wer zur eigenen Not und zur eigenen Angst steht, kann die Angst und die Not des anderen verstehen (Andrae 1994).

4   Das schwierige Gespräch

– Wodurch kann ein Gespräch unangenehm werden?
– Und was läßt einen Patienten unangenehm erscheinen?

Das schwierige Gespräch ist unangenehm, weil wir wissen, daß belastende Gefühle entstehen werden, die wir aushalten müssen. Jeder von uns wird seine persönliche Strategie entwickeln, um mit diesen Situationen zurechtzukommen. Die im Privatleben erworbenen Strategien werden von uns auch im Berufsleben angewandt.

Patienten werden für uns unangenehm, wenn ihre Vorstellungen nicht mit unseren übereinstimmen, wenn unsere Therapie keinen Erfolg bringt und wenn Patienten oder Angehörige uns mit Reaktionen wie Enttäuschung, Aggression, Wut oder Trauer belasten.

4.1   Praktische Grundlagen

Jeder Arzt muß sich wiederholt den Problemen der schwierigen Gespräche stellen. Wichtige Fragen sollten dabei berücksichtigt werden:
- Wie können wir die schwierige Botschaft übermitteln?
- Welche Vorbereitung, welcher Rahmen, welche Bereitschaft und welche Nachsorge ist erforderlich?
- Der Patient sollte nicht nur erfahren, wie seine Zukunft aussehen wird (Diagnostik, Diagnose, Therapie, Risiko und Prognose). Er sollte v. a. erfahren, wie er sich zu seiner Situation verhalten kann.

4.2   Vorbereitung

Es ist nicht immer möglich, sich vorzubereiten. Ein Gespräch oder eine Situation entstehen oft spontan, wobei die Teilnehmer des Gesprächs unerwartete, neue Fragen stellen können. Wenn irgend möglich, gibt eine kurze Vorbereitung uns die Möglichkeit, uns Gedanken zu machen wie, wo und warum das Gespräch stattfinden soll. 5–10 Minuten für die Vorbereitung können sehr wertvoll sein. Dabei kann, falls möglich, gemeinsam mit einem Kollegen oder einer Krankenschwester der Inhalt und der Rahmen des Gesprächs und die Bereitschaft zum Gespräch besprochen werden.

4.3   Inhalt

4.3.1   Die Botschaft

- Welche Informationen habe ich als Arzt, die der Patient braucht, um für seine Erkrankung und sein Leben die richtigen Entscheidungen zu treffen?
- Wie kann ich ihn unterstützen, damit er seine eigenen Möglichkeiten in der kommenden Zeit erkennt?

Diese Informationen können Erkenntnisse über die Diagnose, die Behandlung oder die Prognose sein. Dabei ist es wichtig zu wissen, welche Kenntnisse der Patient bereits hat und wie eine Brücke gebaut werden kann zu dem notwendigen Verständnis für die Erkrankung und den daraus resultierenden Entscheidungen.

Wir Ärzte lernen, uns in unserer Fachsprache und unseren Fachausdrücken auszudrücken und uns dahinter zu verstecken (Maguire 1989). Im Gespräch mit dem Patienten muß das zu vermittelnde Wissen in einer für den Patienten verständlichen Sprache ausgedrückt werden. Diagnose und Therapie ist *verständlich* zu vermitteln, v. a. für den betroffenen Patienten. Eine Diagnose kann mehr schaden als nutzen, wenn der Arzt nicht hinterfragt, was der Patient sich bei dieser Diagnose vorstellt. Wenn der Arzt zu dem Patienten sagt: „Sie haben Krebs" kann der Patient *ohne* weitere Erklärungen durch den Arzt keine folgerichtigen Konsequenzen für die Therapie und sein Leben ziehen. Er würde wahrscheinlich die Diagnose „Krebs" mit „unheilbar" oder „Tod" verbinden. Eine solche Aufklärung wäre eine Katastrophe.

Zur Botschaft gehört, daß der Arzt dem Patienten ermöglicht, die Konsequenzen seiner Krankheit und der vorliegenden Therapiemöglichkeiten zu erfassen. (s. auch Kap. 2, „Ethik").

4.3.2 Die Reife

– Wie reif ist der Patient, die Wahrheit zu erfassen?
– Wie reif bin ich als Arzt, diese Botschaft zu vermitteln?

Die Antworten dieser Fragen entscheiden oft über den bevorstehenden Kommunikationsprozeß.

Die Reife des Patienten ist abhängig von seiner Biographie, von den von ihm gemachten Lebenserfahrungen, beispielsweise wie er mit Krankheiten und Krisen vorher zurechtgekommen ist. Der Arzt muß diese Biographie kennen, ein Bereich, der in der heutigen Praxis stark vernachlässigt wird. Die besten Kenntnisse darüber, und damit gute Voraussetzungen für die Information, hat oft der Hausarzt des Patienten.

Eine zentrale Bedeutung für das Ausmaß der Aufklärung hat auch die Reaktion des Patienten auf die aktuelle Erkrankung.

– Hat er die frühere Information verstanden?
– In welcher Gefühlslage befindet er sich?
– Überwiegen Trauer und Wut oder hat er sich zunehmend mit seinem Lebensschicksal versöhnt?
– Wie weit soll das heutige Gespräch gehen ?
– Sollte mehr Gewicht auf Zeit und Behutsamkeit gelegt werden?
– Schützt er sich oder Angehörige vor der Wahrheit?

Die Aufgabe, „richtig" zu informieren, ist häufig unerreichbar. Information ist mehr oder weniger „richtig" oder mehr oder weniger „falsch". Information wird häufig mit technischen Fachausdrücken überlastet und bleibt optimistisch, selbst wenn sich die Prognose für den Patienten verschlechtert. Durch kühle Distanz des Arztes zu den aktuellen Problemen können die Patienten mit ihren Ängsten und der zunehmenden Gewißheit des nahenden Todes allein gelassen werden. In Kap. 6, „Die Rolle des Arztes", wird genauer erläutert, wie diesen Ärzten geholfen werden kann.

4.3.3   Der Prozeß

– Wieviel Zeit brauchen unsere Patienten, um die von uns gegebene Information zu verstehen?

Wir brauchen alle Zeit, um uns an eine neue Lebenssituation zu gewöhnen. Sich Zeit zu lassen und Wiederholungsmöglichkeiten einzuplanen ist deswegen unerläßlich. Was heute nicht von dem Patienten verstanden werden kann, weil die innere Bereitschaft dazu fehlt, kann morgen oder übermorgen möglich sein. Es wird immer eine Diskrepanz vorliegen zwischen dem, was gesagt wird, und dem, was der Patient versteht. Durch den Informationsprozeß kann dieser Abstand verringert werden.

Der Arzt sollte nie wichtige Informationen vermitteln, ohne am Ende des Gespräches ein neues Gespräch für die nächsten Tage zu vereinbaren und den Patienten dabei aufzufordern, sich Gedanken darüber zu machen, welche Fragen er dann erläutert haben möchte und wer anwesend sein soll.

4.3.4   Verbale/nonverbale Kommunikation

– Was ersieht der Patient aus unserem Verhalten?
– Welche Bedeutung hat unser Körperausdruck?
– Welche Aussage liegt in dem, was nicht gesagt wird?

Jeder hat erfahren, welche Auswirkungen es auf uns hat, wenn wir einer Verschlossenheit oder einer Unhöflichkeit begegnen. Unfreundlichkeit kann eine gute Stimmung stören oder einen eigentlich guten Tag in

einen schlechten verwandeln. Umgekehrt kann eine unerwartete
Freundlichkeit oder der Ausdruck von Vertrauen bei uns neue Hoffnung und Kraft freisetzten.

Während wir uns mit anderen unterhalten, werden unsere Worte
durch das, was nicht gesagt wird, ergänzt. Die Körpersprache gibt zusätzliche Informationen, die für unserer Verständnis wichtig sein können. Von den Patienten wissen wir, daß sie sehr genau beobachten, wie
der Arzt ihnen begegnet; wie er grüßt, ob er Freundlichkeit und Offenheit ausstrahlt, ob das, was er sagt, positiv verstärkt oder ob es im Gegensatz zu seinem Benehmen steht. Viele Patienten haben schnell ein
Gespür dafür, wenn der Arzt etwas verbirgt oder wenn es ihm schwerfällt, etwas auszusprechen. Sie machen Beobachtungen, ob der Optimismus oder der Pessimismus, der zum Ausdruck kommt, vom sonstigen Verhalten abgeschwächt oder verstärkt wird.

Untersuchungen zeigen auch, daß der Patient sich viel besser an
die gegebene Informationen erinnern kann, wenn der Arzt ihm zusätzlich zu den verbalen Erklärungen auch z. B. Skizzen, Bilder oder
Zeichnungen zeigt (Maguire 1988; Buckman 1993, 1994)

Obwohl Musik nicht direkt mit der Vermittlung schlechter Nachrichten verglichen werden kann, gibt es viele interessante gemeinsame Perspektiven. Viele Musiker haben zum Ausdruck gebracht, daß
der Unterschied zwischen guter und schlechter Musik in den Pausen
liege, in den Intervallen und in der Betonung. Musik ist mehr als
alles andere Kommunikation. Sie gibt uns die Möglichkeit, zu denken
und zum Ausdruck zu bringen, was nicht gesagt werden kann. Oder
wie Novalis es zum Ausdruck brachte: „Jede Krankheit ist ein musi-
kalisches Problem – die Heilung eine musikalische Auflösung. Je kür-
zer und dennoch vollständiger die Auflösung – desto größer das musikalische Talent des Arztes."

Nicht nur Ärzte kommunizieren nonverbal. Die Mimik, die Gesten,
die Atmung, der Blick des Patienten sagen oft deutlicher als seine
Worte, wie ihm zumute ist.

4.4 Der Rahmen

– Wo fühlen Sie sich wohl?

Jeder von uns kennt den Rahmen, der jeweils zu uns paßt und der unser Selbstwertgefühl fördert. Unser ausgewählter Rahmen vermittelt

Geborgenheit und Vertrautheit. Dorthin ziehen wir uns zurück, um uns zu erholen und um neue Kräfte zu sammeln. Eine der Voraussetzungen dafür ist, daß es uns in dieser Atmosphäre gestattet ist, unsere Schwäche zu zeigen. Keiner kann über längere Zeit ohne diesen vertrauten Rahmen körperliches und seelisches Gleichgewicht aufrechterhalten.

Die Patienten befinden sich meist nicht in einem Rahmen, der ihnen Geborgenheit vermittelt. Sie sind durch die Ungewißheit und die Erkrankung verunsichert. Zusätzlich kann die Atmosphäre im Krankenzimmer eher erschreckend sein. Sie fördert, wenn nicht besondere Rücksicht gezeigt wird, eher Angst und Unsicherheit.

Diese Rücksicht sollte in unserem täglichen Verhalten einen festen Platz einnehmen. Sie ist besonders wichtig, wenn es dem Patienten schlecht geht, wenn z. B. zusätzlich zu der Krankheit psychische und seelische Belastungen entstehen.

Viele der Patienten berichten mit Entsetzen, wo und wie sie die Diagnose oder eine für sie belastende Nachricht erhalten haben. Per Brief oder Telefon sollten solche Nachrichten *nie* vermittelt werden, es sei denn, in ganz ungewöhnlichen Ausnahmefällen.

Viele haben gute Erfahrungen mit einem dafür geeigneten Botschafter. Je nach Möglichkeiten kann ein Verwandter, ein Nachbar, ein Freund, der Hausarzt, ein Seelsorger oder ein Polizist die „schlechte Nachricht" vermitteln. Besonders wichtig kann der Einsatz eines solchen „Botschafters" bei einem unerwarteten, plötzlichen Todesfall sein.

4.4.1   Der Raum

Wo ist es für Sie gemütlich:
- zu Hause?
- in der Natur?
- in Ihrem Büro?
- Wo möchten Sie etwas wichtiges über Ihre Zukunft erfahren?

Es muß nicht unbedingt ein Nachteil sein, daß das Gespräch dort stattfindet, wo der Patient sich gerade befindet. Die Voraussetzung ist aber, Vorsorge zu treffen, damit die Gesprächspartner während des Gespräches ungestört bleiben. Und es ist erforderlich, daß alle sich bequem in gleicher Augenhöhe gegenübersitzen.

Falls der Patient bettlägerig ist, ist es noch wichtiger, daß die anderen Beteiligten, insbesondere der Arzt, sich hinsetzen. Es ist nicht möglich, ein offenes Gespräch zu führen, wenn derjenige, der von vornherein schwach ist, im Bett liegt, und derjenige, der von vornherein stark ist, an der Bettkante steht.

Die Krankenhäuser sind leider oft gebaut worden, ohne an Gesprächszimmer zu denken. In Zukunft müssen wir erwarten können, daß jede Station mit einem solchen Zimmer ausgestattet ist. Viele haben aus der Not eine Tugend gemacht und ein kleines ungenutztes Areal gefunden und hergerichtet. Viel ist keinesfalls notwendig. Ein Sofa, ein paar Sessel, eine Lampe, Blumen und Bilder, und schon ist viel gewonnen.

4.4.2   Die Zeit

„Wenn wir bloß mehr Zeit hätten!" Wie oft wird dies gedacht oder geäußert. Und es scheint tatsächlich schlechter zu werden mit der uns zur Verfügung stehenden Zeit. Es gibt eine Reihe von Untersuchungen, die zeigen, daß die Ärzte weniger Zeit mit den Patienten verbringen als bisher. Der Effektivitätsdruck in den Krankenhäusern und in den Praxen ist groß. Es wird erwartet, daß wir Patienten wie am Fließband behandeln, um Kosten zu senken. Die Klagen von Patienten und Angehörigen, die sich auf mangelhafte Information und Zeit der Ärzte beziehen, haben deutlich zugenommen; eine Entwicklung, die sich in der Zukunft noch verstärken wird.

Auf der einen Seite scheint weniger Zeit vorhanden zu sein. Auf der anderen Seite besteht die Forderung, daß wir uns Zeit nehmen müssen, weil die Patienten ein Recht auf „informiertes Einverständnis" haben und Hilfe bei der Bearbeitung von Problemen brauchen.
– Ist wirklich weniger Zeit vorhanden?
– Verbringen wir nicht viel Zeit mit sinnlosen Beschäftigungen?
– Gibt es nicht *immer* die Möglichkeit die Prioritäten anders zu setzen?

Wir können viel erreichen, wenn wir dem Patienten von Anfang an ein Signal geben, wieviel Zeit wir zur Verfügung haben. Man sollte sich auch auf die Tatsache besinnen, daß ein Gespräch zu führen mehr eine Sache der Tiefe als der Länge ist. Mit 10 Minuten kann viel Gutes getan werden, falls diese 10 Minuten zugunsten des Patienten genutzt werden. 30 Minuten reichen unter den gleichen Voraussetzungen weit. In besonderen Situationen kann eine volle Stunde erforderlich sein. Länger ist selten notwendig; da lohnt es sich eher, eine Wiederholung oder Nachfolge zu planen.

Der Münchner Richter Ernst Wolf (1987) beschreibt seine über viele Jahre gewonnene Erfahrung mit dieser Frage wie folgt:

> Ist es, weil die Patienten öfters nicht in der Lage waren, die Sprache des Arztes zu verstehen? Ist es, weil diese Gespräche statistisch gesehen eine Dauer von 3,5 Minuten haben? Haben die Ärzte wirklich zu wenig Zeit, um ihre Patienten angemessen zu informieren? [...] Ist es, weil die Ärzte unerschütterlich davon überzeugt sind, daß jedes denkbare ärztliche Vorgehen von der Definition her im Interesse der Patienten liegt? Sind es die Ängste der Patienten, die es für sie so schwierig machen, die Information zu verstehen?

4.4.3   Die Personen

- Wer soll dabei sein?
- Wer hat Bedeutung für den Kranken und wen möchte er dabei haben?
- Wer hat Bedeutung für den Arzt und sollte dabei sein?
- Dürfen wir die Angehörigen informieren, wenn der Patient nicht anwesend ist?

Der Patient ist unser Hauptauftraggeber. Er allein soll entscheiden, ob Angehörige bei Informationsgesprächen dabei sein sollen oder nicht (Fitch 1994). Untersuchungen zeigen, daß die Patienten keineswegs Entscheidungen der Angehörigen über die Art und Menge der Information akzeptieren können (Benson u. Britten 1996).

Wir sollten frühzeitig *gemeinsame* Gespräche mit den Angehörigen vorschlagen. Diese gemeinsame Gespräche bewähren sich fast immer. Sie können Kommunikationsproblemen innerhalb der Familie vorbeugen und die Isolation und die Vereinsamung des Patienten reduzieren. Für minderjährige Kinder ist es selbstverständlich, daß die Eltern anwesend sind.

Wenn die Angehörigen ohne den Patienten informiert werden, entstehen besondere Belastungen. Die Praxis von „getrennter" Information unter dem Motto „Der Patient kann nicht vertragen, die Wahrheit zu hören, die Angehörigen können es vertragen, und sie müssen es wissen, weil sie die Konsequenzen zu tragen haben ..." kann tiefe Risse im Verhältnis zwischen dem Kranken und seinen Angehörigen bewirken. Sie verhindert die Möglichkeiten von vorbereitender Trauer. Dadurch können der Kranke und die Angehörigen der Möglichkeit beraubt werden, die Herausforderungen in der letzten Zeit gemeinsam anzugehen. Der so wertvolle offene Abschied kann verloren gehen.

Oft werden Angehörige den Patienten vor schlechten Nachrichten in Schutz nehmen wollen, wobei das eigentliche Problem ihre eigene Reaktionen sind (Fallowfield 1997). Eine getrennte Information von Patient und Angehörigen sollte *niemals* stattfinden, es sei denn in besonderen Situationen wie z. B. Bewußtlosigkeit oder Gesprächsunfähigkeit.

Es kommt vor, daß die Patienten uns bitten, allein mit ihren Angehörigen zu sprechen und sie über die Erkrankung und die Zukunft aufzuklären. Dabei sollten wir die Gelegenheit nützen, die Patienten zu fragen, welche Gründe sie haben, selbst nicht dabei zu sein. Wir sollten auch mit ihnen über die Bedeutung gemeinsamer Gespräche reden und unsere Hilfe anbieten, damit ein gemeinsames Gespräch über diese für sie schwierigen Fragen doch gelingen kann.

Im Krankenhaus hat es sich oft bewährt, Informationsgespräche zu zweit durchzuführen. Die zweite Person kann eine Arzt oder eine Krankenschwester oder ein Pfleger sein. Teils kann diese Person für Arzt und Patient im Gespräch oder danach eine Stütze sein. Er/sie kann auch eine wichtige Rolle übernehmen in den nächsten Stunden und Tagen, falls der Arzt nicht anwesend ist. Es fördert auch die Transparenz im Team und die Möglichkeit, mit dem Patienten offen zu kommunizieren.

4.5   Die Bereitschaft

4.5.1   Das Zuhören

Jedes Gespräch soll ein Austausch von Information sein.

Dieser Informationsaustausch ist häufig schwierig, weil nicht alle gute Zuhörer sind. Nur durch aktives Zuhören können wir uns ein Bild von der Gedankenwelt des Patienten machen. Durch das Verstehen dieser Gedankenwelt können wir einschätzen, wie Informationen vom Patienten verarbeitet werden.

Aktives Zuhören heißt, sich Zeit zu nehmen und sich dem Gesprächspartner zu widmen. Während eines Gespräches ist es wichtig zu hinterfragen:

– Worüber sprechen der Patient (und der Arzt) nicht?
Bei der Antwort dieser Frage sollten wir uns Gedanken machen über
die Situation, in der sich der Patient und die Angehörigen befinden,
über die bisherigen Informationen und über die Reife der Betroffenen, die Situation zu verstehen.

4.5.2   Die Fragen

„Mehr fragen und zuhören als erzählen" ist die Voraussetzung für einen guten Informationsaustausch. Wenn wir ein Gespräch über eine
ernste Erkrankung so führen können, daß der Patient selbst die für
ihn wichtigen Fragen stellt, ist vieles gewonnen.

Um das zu erreichen, brauchen wir Zeit und Geduld. Unter Zeit-
druck ist ein Patient kaum in der Lage, die für ihn wichtigen Fragen
zu stellen oder die Aussagen des Arztes zu verstehen.

Eine zentrale und gute Anfangsfrage ist fast immer: „Wiederholen
Sie etwas von dem, was der Arzt zu Ihnen über die Krankheit gesagt
hat." Diese Frage ist dann auch nützlich, wenn wir selbst der Infor-
mant waren.

Damit gewinnen wir einen Eindruck, nicht so sehr darüber, was die
Ärzte gesagt haben, sondern darüber, was der Patient in der Lage war zu
verstehen. Wir bekommen Information über die Reife des Patienten.

**Schwerkranke Patienten – was darf der Arzt sagen und was
sollte er nicht sagen?**

Was darf der Arzt sagen?	Was sollte der Arzt nicht sagen
– Welche Information haben Sie von den Ärzten über Ihre Erkrankung bekommen?	– Es besteht keine Hoffnung mehr. (Auch wenn die Heilung keine realistische Möglichkeit mehr ist.)
– Was glauben sie selbst, was die Ursache für ihre Beschwerden ist?	– Jetzt kann ich nichts mehr für Sie tun.
– Haben Sie gedacht, es könnte Krebs sein?	– Es besteht kein Grund, sich Sorgen zu machen. (Wenn Grund besteht.)
– Wer ist das Kind auf dem Bild?	
– Machen Sie sich Sorgen über die Zukunft?	

Was darf der Arzt sagen?	Was sollte der Arzt nicht sagen
– Machen Ihre Angehörigen sich Sorgen? – Sagen Sie etwas mehr darüber ... – Das habe ich nicht ganz verstanden, können Sie das genauer erklären? – Möchten Sie, daß wir uns etwas genauer über diese Fragen unterhalten? – Ist es für Sie passend, wenn ich zu diesem Thema einige Fragen stelle? – Wie denken Sie selbst darüber? – Ich kann diese Frage heute nicht sicher beantworten, aber ich verspreche Ihnen, bis zum nächsten Mal habe ich mich ausführlich informiert. – Sehen Sie es immer so optimistisch oder gibt es auch Zeiten wo Sie andere Gedanken haben? – Haben Sie noch Fragen an mich? – Gibt es Fragen, über die Sie gerne in Anwesenheit Ihrer Angehörigen sprechen möchten? – Wie kann ich Sie am besten unterstützen? – Wie kann ich Ihre Familie am besten unterstützen? – Es gibt unendlich viel, was wir für Sie und Ihre Familie noch tun können.	– Sie werden wieder gesund. (Wenn diese Aussicht nicht mehr besteht.) – Sie werden morgen sterben. (Auch wenn die Wahrscheinlichkeit da ist.) – Ich verspreche, daß Sie schmerzfrei sein werden. – Sie müssen leider mit Ihren Schmerzen leben. – Ich habe diese und nächste Woche leider keine Zeit. – Wir haben noch die Möglichkeit einer Chemotherapie. (Wenn diese Möglichkeit sinnlos ist.) – Wir haben noch die Möglichkeit einer Operation. (Wenn diese Möglichkeit sinnlos ist.) – Warum hören Sie nicht auf mit Ihren blöden Vorwürfen? – Reißen Sie sich zusammen! – Was ich Ihnen erzählt habe, sollten Sie für sich behalten. Bitte sprechen Sie nicht mit dem Patienten darüber

4.5.3   Die eigene Offenheit

- Welche Bereitschaft hat der Arzt, ein Gespräch zu führen?
- Welche Fragen stellt er, wenn er zu einem Patienten geht, um ein Aufklärungsgespräch zu führen?
- Ist er bereit, die schwierigen Problem bezüglich Diagnose, Therapie, Prognose und Zukunft des Patienten anzusprechen?
- Falls er diese Offenheit hat, ist er bereit, die Fragen und Antworten, die Angst und die Verzweiflung des Patienten zuzulassen?

In Gesprächen mit Ärzten fällt es immer wieder auf, wie unterschiedlich die Kollegen sich zu der Frage der Aufklärung verhalten. Der eine will maximale Offenheit, während der andere meint, daß man einige Patienten vor der Wahrheit schützen muß. Eine fehlende Offenheit des Arztes in der letzten Lebensphase eines Patienten kann die Regelung wichtiger Dinge für Patient wie Angehörige verhindern.

Diese Patienten sind dem Arzt fast vollständig ausgeliefert. Wenn der Arzt bestimmte Themen und Probleme ausklammert, werden Patienten selbst selten wagen, diese anzusprechen. Wenn der Arzt, aus verschieden Motiven, den Patienten durch Zurückhaltung von Informationen in Schutz nehmen will, unterbindet er gleichzeitig die Möglichkeit des Patienten, Befürchtungen und Ängste auszusprechen.

Schlimmstenfalls wird durch die fehlende Offenheit des Arztes die letzte Lebensphase des Patienten und die Zukunft der Angehörigen zu einer unkontrollierbaren und andauernden Katastrophe.

Das Problem ist häufig die innere Bereitschaft des Arztes.

- Hat der Arzt akzeptiert, daß er selbst sterben wird?
- Ist er bereit, darüber zu reden?
- Wird er, wenn die Zeit dafür reif ist, mit Offenheit seine Umgebung aufsuchen?

Die Beantwortung dieser Fragen entscheidet häufig darüber, mit welcher Offenheit der Arzt seinen Patienten begegnet. Eine gewöhnliche Aussage vieler Kollegen ist:

„Ich spreche mit meinen Patienten über alles, aber nur wenn sie selbst fragen."

Diese Aussage ist ein Beispiel für fehlende Bereitschaft zur Kommunikation. Gute Kommunikation setzt eine *aktive* Bereitschaft des Arztes voraus. Er muß selbst die Initiative ergreifen um wichtige

Problemgebiete anzusprechen. Die allermeisten Patienten sprechen nur das an, was der Arzt erlaubt.

Vor schwierigen Gesprächen sollten wir uns immer vor der Visite fragen:
- Was wäre jetzt für meinen Patienten wichtig zu verstehen?
- Wie helfe ich ihm dabei?

4.5.4 Die Wiederholung

Jeder, der einmal auf der Schule war, weiß, wie wichtig Wiederholungen für Lernprozesse sind. Untersuchungen über Arzt-Patient-Gespräche zeigen uns, daß der Patient nur einen Bruchteil der gegebenen Information behalten und verstehen kann, falls Wiederholungen nicht regelmäßig stattfinden.

Wir haben alle einen sehr persönlichen „Händedruck" und Kommunikationsstil. Mit einigen Menschen kommunizieren wir gut, mit anderen weniger gut. Einige Patienten mögen vielleicht „schwierig" oder „konfliktsuchend" sein. Im Grunde genommen sind Patienten, wie Ärzte, Menschen. Der Unterschied ist, daß *wir* von den Patienten bezahlt werden, damit sie Hilfe bekommen. Wenn die Hilfe versagt, haben wir unsere Aufgabe nicht erfüllt.

Untersuchungen der letzen Jahre zeigen, daß es doch möglich ist, zu lernen, wie Kommunikation besser gelingen kann (Fallowfield 1995; McHugh et al. 1995). Zusätzlich liefert die Wiederholung die Möglichkeit einer „Reparatur", wenn einiges im ersten Gespräch schwierig verlaufen ist. Beim Erstgespräch ist zu erwarten, daß Mißverständnisse, Kurzschlüsse und Abwehrreaktionen auftreten. Entscheidend ist vielmehr, ob es gelingt, einen Kommunikationsprozeß mit dem Patienten und den Angehörigen zu etablieren.

Der Wert des Wiederholungsgespräches liegt zum einen in der Rekapitulation der bereits gegebenen Informationen. Noch wichtiger ist es aber, um die Gedanken, Fragen und Gefühle zu erfahren. Die meisten Patienten und Angehörigen entwickeln in diesem Prozeß eine große Offenheit und sprechen dann selbst die für sie wichtigen Themen und Fragen an. Der Arzt wird auch erleben, wie von ihm gestellten Fragen (vgl. oben 4.5.2), die im ersten Gespräch kaum von dem Patienten beantwortet wurden, in späteren Gesprächen vertieft werden können.

Im modernen Gesundheitswesen ist es manchmal nicht einfach, der zentralen Bedeutung der Wiederholung gerecht zu werden. Im

Krankenhaus findet ein ständiger Wechsel der zuständigen Ärzte statt. Der Patient kann leider heute nicht damit rechnen, daß *ein* Arzt während des Aufenthaltes oder der Aufenthalte für ihn zuständig ist. Gemessen an der Bedeutung der Kontinuität für schwerkranke Patienten muß Vorsorge getroffen werden, damit *ein* zuständiger Arzt sich um sie kümmert und dafür sorgt, daß der Kommunikationsprozeß nicht unterbrochen wird.

Der Hausarzt besitzt die besten Voraussetzungen für den Kommunikationsprozeß mit seinen Patienten. Er kennt meistens den Patienten und sein Umfeld. Er hat die Möglichkeit, mit dem Patienten zwischen den Krankenhausaufenthalten zu kommunizieren. Er kann auch den Patienten unterstützen in der wichtigen Zeit, wenn er zu Hause ist und viel Zeit zum Nachdenken hat. Die Voraussetzung dafür ist aber, daß die für den Patienten verantwortlichen Krankenhausärzte einen guten und laufenden Kommunikationsprozeß mit dem Hausarzt in Gang halten. Jeder Krankenhausarzt ist gut beraten, sich beim Hausarzt über die Lebensumstände des Patienten und seiner Familie zu informieren.

4.6   Was wurde nicht angesprochen?

Grundsätzlich sollten wir uns immer Gedanken machen, wie unsere Gespräche verlaufen sind und was in der folgenden Zeit von Bedeutung sein kann.

Aus dem Krankenzimmer kommend, oder nach dem Abschluß eines wichtigen Gespräches, ist es meist sinnvoll, sich einige Fragen zu stellen, damit der weitere Informationsprozeß gut gelingen kann. Eine zentrale Frage dabei ist: „Was haben wir heute nicht angesprochen?" Das ist besonders wichtig für diejenigen Dinge, von denen wir annehmen, daß sie für das Leben und die Zukunft des Patienten und der Angehörigen von Bedeutung sein werden.

Die unausgesprochen Fragen und Themen geben zum einen Aufschluß darüber, was in den nächsten Gesprächen berücksichtigt werden sollte. Sie werden uns andererseits etwas über Abwehrmechanismen des Patienten (oder der Angehörigen oder von uns selbst) vermitteln. Es sollte nicht unser Ziel sein, die Abwehr des Patienten zu brechen. Wenn Mauern zur Selbstverteidigung errichtet werden, sind sie meistens z. Z. notwendig, damit der Patient mit den vermittelten schlechten Nachrichten in seiner gegenwärtigen Lage zurechtkommt.

Diese „Mauern" sind aber flexibel. Der Arzt braucht Geduld, und er sollte sich fragen:
– Wo sind die Mauern?
– Warum sind sie z. Z. für den Patienten notwendig?
– Welchen Schaden haben sie auf Dauer für den Patienten und die Angehörigen?

Wenn der Arzt Geduld aufbringt, ist vieles gewonnen.

> Wenn einem Sterbenden erlaubt wird, stufenweise, in kleinen Schritten, mit seinem eigenen Tempo voranzuschreiten, und vorausgesetzt, er darf die dabei entstehenden Gefühle mit anderen teilen, und diese anderen überlasten ihn nicht mit ihren Ängsten, wird er sich weiterbewegen, bis er seine Situation erfassen kann, ohne von Panik oder Hoffnungslosigkeit überwältigt zu werden (PARKES 1978).

5   Es ist schwer zu sterben

Wie wir besprochen haben, ist das Leugnen eine Reaktion, die bei Patienten und bei Trauer sehr häufig zu erwarten ist. Das Leugnen ist eine Abwehr, eine unbewußte Reaktion, die den Menschen vor einer existenzbedrohlichen Belastung schützt. Wenn sie nach Information über eine schweren Erkrankung oder einen Todesfall auftritt, ist sie ein Zeichen, daß die Wahrheit für den Patienten zu schmerzvoll ist.
– Gibt es Situationen wo es im Interesse des Patienten liegen kann, daß diese Abwehr gebrochen wird?

Anhand des Beispiels auf S. 107 wurde dargestellt, wie ein Aufklärungsgespräch zu einer Verstärkung der Probleme des Patienten führte.
Für mich war dieses Erlebnis ein erschütterndes persönliches Beispiel, wie folgenschwer es sein kann, wenn der Arzt eine „Wahrheit loswerden will", die der Patient leugnet (Husebø 1997). Ich dachte, daß ich als Arzt besser weiß als der Patient, was für ihn gut ist. Mit diesem meinem „Mehr-Verständis" versuchte ich, ihm zur Einsicht zu verhelfen (s. auch Kierkegaards Kommentar zum „Mehr-Verständis", S. 34). Ich habe nicht nur die Autonomie und Integrität des Patienten gekränkt. Meine Kommunikation mit Angehörigen und dem Patienten war ein Versagen.

Der Patient versuchte, mir zu sagen, daß er nicht in der Lage ist, mit seinem bevorstehenden Tod zurechtzukommen. Im Leugnen seiner Krankheit fand er seine individuelle Strategie, Gesicht und Würde zu wahren.

Auf das Leugnen eines Patienten einzuwirken, kann unter bestimmten Voraussetzungen richtig sein (Faulkner et al. 1994). Kritisch gegenüber stehe ich aber meinem eigenen Verhalten, seine an mich gerichtete Botschaft übersehen zu haben:

- Ich bin nicht in der Lage zu akzeptieren, daß ich sterben muß.
- Ihr braucht mich nicht wiederholt mit meinem Tod zu konfrontieren, ich habe es bereits verstanden.
- Es ist schwer zu sterben.
- Wofür ich Hilfe brauche, ist meine zunehmende Einsamkeit.
- Frag mich, wer ich bin, und du wirst meine Reaktionen und mein Verhalten besser verstehen können.

Wie kommt es, daß wir so wenig Interesse und Verständnis für die Biographie eines Patienten haben?

Er war leitender Direktor einer größeren Firma mit mehreren hundert Angestellten. Über die letzten 3–4 Jahre hatte er mit großer Kraft eine Firmenerweiterung erfolgreich vorgenommen und dadurch einen Konkurs vermieden. Sein Berufsmotto: „Ich kämpfe und werde niemals aufgeben" galt auch für sein Privatleben. Sein ältester Sohn starb vor 4 Jahren nach einem Motorradunfall. Seine Strategie, mit dem Verlust des Sohnes zurechtzukommen, war, noch ernster und intensiver zu arbeiten als zuvor. Über den Verlust des Sohnes war er kaum in der Lage zu sprechen. In seiner Familie sprach man wenig über Gefühle. Niederlagen wurden durch Stärke überlebt.

- Was habe ich aus dieser Situation gelernt?

5.1   Es ist schwer, über den eigenen Schatten zu springen

Leugnen ist der Schutz des einzelnen. Er muß gewahrt bleiben, außer in Situationen einer ernsten Belastung für den Patienten oder die Angehörigen.

Ohne unser Drängen hätte dieser Patient in seinen verbleibenden Tagen vielleicht eine Möglichkeit gehabt, mit Offenheit Abschied zu nehmen. Umgekehrt können wir sagen: Er hat auf seine Weise Abschied genommen. Unsere Trauer war zuviel für seinen Mut und seine Kraft. Vielleicht wäre es anders gekommen, wenn wir seine Lösung akzeptiert hätten, wenn wir ihn wie zuvor liebevoll und anspruchslos betreut hätten. Die meisten Menschen werden sterben, wie sie gelebt haben. Nicht jeder kann über den eigenen Schatten springen. Wir fügen Patienten Schaden zu, wenn wir sie zwingen wollen, etwas zu verstehen, wozu ihnen die Kraft fehlt.

5.2 Die Lebensgeschichte und die Wertsysteme des Patienten sind grundlegende Voraussetzungen für die Kommunikation

Heute sehe ich mein Vorgehen als einen paternalistischen Übergriff auf die Autonomie dieses Mannes. Mir war nicht ausreichend bewußt, daß häufig Verwundbarkeit und persönliche Niederlagen Leugnen und Regression zur Folge haben. Überstandene Lebenskrisen können zu einer größeren Reife führen mit Offenheit und Verständnis, wenn der Betroffene dazu bereit ist. Kenntnis über und Einsicht in die betreffende Lebensgeschichte und Wertsysteme des Patienten sind Voraussetzungen, in vergleichbaren Situationen eine positive Änderung zu bewirken.

Wir dürfen nicht glauben, einem Menschen in schwerer Lebenskrisen helfen zu können, ohne zu wissen, wer er ist. Nur mit diesem Verständnis können schwierige Fragen und Belastungen angesprochen werden, um Betroffenen die Möglichkeit zu geben, Alternativen für eine aussichtslose Lage zu sehen.

5.3 Für schwierige Gedankenprozesse brauchen Patient und Arzt Zeit

Die Begrenzung der Zeit bei lebensbedrohlicher Erkrankung und bei sterbenden Patienten ist eine Belastung. Auch wenn wir nur noch wenig Zeit haben, müssen wir behutsam vorgehen. Fragen können vorsichtig gestellt werden. Sobald die Abwehr des Patienten deutlicher wird, sollte der Arzt sich Zeit lassen und einen Schritt zurücktreten.

In unserem Beispiel könnte ein anderes Gespräch stattgefunden haben:

Arzt: Wie geht es Ihnen heute?
Patient: Nicht so gut. Aber es wird sich bald wieder bessern.

A.:   Möchten Sie, daß wir gemeinsam über die Situation sprechen?

P.:   Heute fehlt mir die Kraft, Doktor, morgen wäre besser.

Der Arzt sollte dann bis morgen warten. Am nächsten Tag kann es aber weitergehen:

A.:   Guten Morgen, Herr Peters. Wie sieht es heute aus? Haben Sie eine ruhige Nacht verbracht?

P.:   Ganz gut Doktor. Ganz gut. Es ist bloß diese Atemnot ... Aber es wird bald wieder besser.

A.:   Sind Sie sich sicher, daß es bald wieder besser geht?

P.:   Ja, sicher. Es wird bald wieder besser, ich bekomme ja jetzt Penicillin. Das wird schon wirken.

A.:   ... [Pause] ... Herr Peters, ich verstehe, daß Sie die Vorstellung haben, es wird besser durch das Penicillin. Aber gibt es Zeiten, in denen Sie nicht so sicher sind? In denen Sie denken: So einfach ist es nicht?

Wenn der Patient dann sagt: „Nein, ich bin absolut sicher, es wird gut gehen", sollten wir uns nochmals Zeit geben. Manchmal ist das Problem, daß es keine Zeit mehr gibt. Der Kranke wird zu schwach, um solche Gespräche zu führen. Er stirbt, bevor eine Versöhnung möglich ist. Dann bleibt die Aufgabe, sich um die Hinterbliebenen zu kümmern.

Sagt der Patient aber: „ ... Ja ... Es gibt eine Dunkelheit. Ich kann sie aber nicht ertragen", kann ein weiteres Gespräch vorsichtig an diese Dunkelheit anknüpfen, damit der Patient es wagt, in kleinen Schritten weiterzugehen.

5.4   Ein Gespräch, in dem die Teilnehmer Befürchtungen und Gefühle äußern dürfen

Erfahrungen aus der Familien- und Systemtherapie haben neue Türen zur Kommunikation mit der Familie geöffnet. Wenn ein oder mehrere Familienmitglieder Verdrängungs- und Leugnungsreaktionen zeigen, können in einem gemeinsamen Gespräch mit der betroffenen Familie Problemgebiete auf eine Weise angesprochen werden, die zu einer größeren Offenheit beitragen kann. Diese *gemeinsamen* Gespräche kann der Arzt anbieten, sobald ein oder mehrere Familienmitglieder darum bitten. Sie müssen aber auf freiwilliger Basis der einzelnen Teilnehmer beruhen.

Arzt:	Guten Morgen, Herr Peters. Wie sieht es heute aus? Haben Sie eine ruhige Nacht verbracht?
Patient:	Ganz gut, Herr Doktor. Ganz gut. Es ist bloß diese Atemnot ... Aber es wird bald wieder besser.
A.:	Sind Sie sicher, daß es bald wieder besser geht?
P.:	Ja, sicher. Es wird bald wieder besser, ich bekomme ja jetzt Penicillin. Das wird schon wirken.
A.:	Und Sie, Frau Peters, wie geht es bei Ihnen?
Frau P.:	Mir geht es ... schlecht.
A.:	... Machen Sie sich Sorgen um Ihren Mann?
Frau P.:	Sorgen? Ihn so zu sehen? Es wird ja jeden Tag schlechter. Ich kann es nicht ertragen ...
A.:	... Was können Sie nicht ertragen?
Frau P.:	Daß wir nicht darüber reden können ...

Wenn Herr Peters nicht mit uns über *seine* Situation reden möchte, besteht die Möglichkeit, daß seine Frau oder die Kinder in seiner Anwesenheit *ihre* eigenen Probleme ansprechen. Dadurch bekommt der Patient eine Möglichkeit, sich zu den Reaktionen und Sorgen seiner Familie zu verhalten. Aus Erfahrung weiß ich, daß solche Gespräche äußerst wertvoll für alle Beteiligten sein können. Der Arzt oder Therapeut muß vorsichtig und aufmerksam vorgehen, damit die Belastung für den Patienten nicht zu groß wird. Dieser Rahmen ist auch wertvoll, wenn Familienmitglieder Leugnen und Verdrängung zeigen und der einsichtsvolle, sterbende Patient Abschied nehmen möchte.

5.5   Ein früheres, brutales Aufklärungsgespräch oder eine fehlende Aufklärung können die Ursache für Leugnen und Verdrängung sein

Das Ideal der Aufklärung ist ein Prozeß über mehrere Gespräche, in denen Arzt und Patient sich besser kennenlernen und der Patient stufenweise seine Situation, Diagnose, Therapiemöglichkeiten und Zukunft erfassen kann. Dies ist ein Ideal.

In der Wirklichkeit wird ein solcher Prozeß häufig nicht stattfinden, weil Ärzte sich dafür zu wenig Zeit nehmen, weil die Ausbildung und erforderliche Kompetenz fehlt und weil der schwerkranke Patient meist mit zahlreichen Ärzten konfrontiert wird. Nicht selten liegt die Verdrängung der Krankheitsentwicklung auf Seiten des Arztes, und der Patient wird dadurch der Möglichkeit beraubt, seine Situation zu erfassen.

Wenn der Arzt in der Aufklärung die entgegengesetzte Strategie wählt und „alles auf einmal" sagt, um die „Wahrheit" loszuwerden, um seiner Aufklärungspflicht nachgekommen zu sein, kann die Botschaft niederschmetternd für den Patienten sein. Eine solche brutale Aufklärung ist häufig die Ursache für Leugnen und Verdrängung (Maguire 1988; Faulkner et al. 1994).

5.6   Ich werde bald gesund und gehe dann nach Hause

Auch Patienten haben Träume und Metaphern. Sie sind im Stande, auch in aussichtsloser Lage, zu hoffen, daß es noch gut gehen kann. Viele sterbende Patienten haben bis zuletzt an dieser oder einer ähnlichen Aussage festgehalten: „Ich werde bald gesund und gehe dann nach Hause."

Wir können dabei denken: Sie sind verwirrt. Sie haben Bodenkontakt verloren. Sie haben aus den vielen Informationsgesprächen nichts verstanden. Sie schützen sich, weil sie die Wahrheit nicht verkraften können.

Das Gegenteil kann zutreffend sein. Ihre Worte können eine Schilderung von dem sein, was sie sich erhoffen. Sie können auch eine Metapher über das Zuhause und Gesundheit darstellen, von dem letzten Zuhause und der letzten Gesundheit, die entsteht, wenn das Leben und der Tod zu Ende sind. Statt in dieser Situation den „Irrtum" aufklären zu wollen, sollten wir Einsicht und Respekt für die gewählte Lösung zeigen.

6   „Wie lange habe ich noch, Herr Doktor?"

Viele Ärzte stehen ratlos da, wenn sie schwierige Fragen bekommen. Die obige Frage kann in den früheren Stadien einer Krebserkrankung unmöglich zu beantworten sein. Viele Kollegen geben an, daß sie auf diese Frage *grundsätzlich nicht* antworten. Eine solche Einstellung kann eine große Belastung für den Patienten bedeuten, wenn sie, vor dem eigenen Lebensende stehend, Auskunft brauchen, um mit der Situation zurecht zu kommen und wichtige Geschäfte in der letzten Zeit noch zu regeln. Statt sture und vorgefertigte Antworten und Haltungen zu vertreten, sollten wir jederzeit Bereitschaft zeigen, individuell auch auf schwierige Patientenfragen einzugehen.

Patienten werden nur solche Fragen stellen, wenn sie großes Vertrauen zu dem Gefragten haben.

- Was ist unsere Aufgabe, wenn jemanden uns dieses große Vertrauen schenkt?
- Sollen wir sie allein lassen, indem wir sagen: „Ich kann diese Frage nicht beantworten"?

Leo Tolstoj hat uns durch seine Geschichte *Der Tod des Iwan Iljitsch* (Ausgabe 1975) die wohl eindrucksvollste Schilderung der Weltliteratur über das Leben eines Sterbenden hinterlassen (s. auch Kap. 2, S. 23).

Fallbeispiel

Ob es Morgen oder Abend, Freitag oder Samstag war, war ja ganz gleich; es war immer ein und dasselbe: der nagende, auch nicht einen Augenblick aussetzende Schmerz, das hoffnungslose Bewußtsein, daß das Leben zu Ende gehe, aber noch nicht zu Ende sei, daß der furchtbare, gehaßte Tod, das einzig Wirkliche, immer näher komme, und dazu immer dieselbe Lüge. Was bedeuten da Tage, Wochen, Stunden ...

Eine Stunde, zwei Stunden vergingen. Die Glocke im Vorzimmer. „Ist es vielleicht der Doktor?" Ja, es ist der Doktor, frisch, munter, fett, heiter, mit einer Miene, die zu sagen scheint: „Sie haben sich wieder geängstigt, aber wir werden es schon machen." Der Doktor weiß, daß diese Miene hier nicht mehr wirkt, aber er hat sie nun einmal angenommen und kann sie nicht mehr lassen, ebensowenig wie ein Mensch den Frack, den er in der Frühe anzieht, um Visiten zu machen.

Der Doktor reibt sich munter und vergnügt die Hände.

„Ich bin ganz kalt. Eine eisige Kälte draußen. Lassen Sie mich erst ein wenig warm werden", sagt er mit einem Ausdruck, als brauche Iwan Iljitsch nur ein wenig zu warten, bis er warm geworden sei, und dann mußte alles in Ordnung kommen.

„Nun, wie geht´s?"

Iwan Iljitsch fühlt, daß der Doktor gern gesagt hätte: „Nun, wie geht das Geschäft?" Doch auch er begreift, daß man so schließlich nicht reden darf, und fragt darum: „Wie haben Sie die Nacht verbracht?"

Iwan Iljitsch sieht den Doktor an, als wollte er fragen: „Wirst du dich niemals schämen, so zu lügen?"

Aber der Doktor will die Frage nicht verstehen. Und Iwan Iljitsch sagt: „Schlecht, der Schmerz geht nicht weg, läßt nicht nach, auch nicht für einen Augenblick!"

„Ihr Kranken seid nun einmal so. Jetzt bin ich ganz warm geworden, selbst die empfindliche Praskowja Fjodorowna hätte nichts mehr gegen meine Temperatur einzuwenden. – Na also, guten Morgen!" Der Doktor drückt ihm die Hand.

Der Spaß wird nun beiseite gelassen, und der Doktor beginnt ihn mit ernstem Gesicht zu untersuchen, den Puls, die Temperatur, er beklopft und behorcht ihn.

Iwan Iljitsch weiß genau, daß alles Unsinn und leerer Betrug ist ...

Sie begann von der Arznei zu sprechen. Er wandte den Blick nach ihr hin. Sie sprach den Satz nicht zu Ende, den sie begonnen hatte, so böse war der Blick, mit dem er sie ansah. „Um Christi willen, laß mich doch ruhig sterben!", sagte er. Sie wollte hinausgehen, aber da kam die Tochter und wollte guten Morgen sagen. Er sah die Tochter mit demselben Blick an und antwortete auf die Frage nach seinem Befinden trocken, daß er sie alle bald von sich befreien werde ...

Zur gewohnten Stunde kam der Doktor. Iwan Iljitsch antwortete ihm: Ja-Nein, ohne seinen erbosten Blick von ihm zu wenden, und zuletzt sagte er zu ihm: „Sie wissen doch selber, daß Sie mir nicht helfen können. Lassen Sie mich also in Ruhe!"

„Wir können die Leiden wenigstens erleichtern", sagte der Doktor.

„Auch das können Sie nicht. Lassen Sie mich in Ruhe. Der Doktor ging ins Speisezimmer und teilte Praskowja Fjodorowna mit, daß es dem Kranken sehr schlecht gehe und es nur ein Mittel gebe für ihn – Opium, um die Schmerzen zu lindern, die jetzt furchtbar sein müßten. Der Doktor sprach von körperlichen Schmerzen und hatte recht. Aber noch furchtbarer als die körperlichen Schmerzen waren die seelischen, und in ihnen lag für Iwan Iljitsch die große Qual.

Fallbeispiel

Die seelischen Leiden bestanden darin, daß ihm in dieser Nacht [...] plötzlich der Gedanke gekommen war: „Und wenn wirklich mein ganzes Leben, mein bewußtes Leben nicht das richtige gewesen ist?"

Er sah in ihnen sich selber, alles das, wofür er gelebt hatte, und er sah klar, daß das gar nichts, daß das alles ein furchtbarer, ein ungeheurer Betrug war, der Leben und Tod verdeckte. Dieses Bewußtsein vergrößerte, verzehnfachte seine körperlichen Leiden. Er stöhnte auf, warf sich hin und her, riß die Kleider von sich, als wollten sie ihn ersticken. Dafür haßte er sie jetzt alle.

Iwan Iljitsch hatte das Gefühl, von allen im Stich gelassen worden zu sein: Der Doktor, die Ehefrau, die Tochter, der Sohn; keiner zeigte Bereitschaft, mit ihm über den Abschied zu sprechen. Einzige Ausnahme blieb der Diener Gerasim. Aus dieser Geschichte können wir unendlich viel lernen.

Was sagt der Arzt auf die Frage: „Wie lange habe ich noch, Doktor?"

Was darf der Arzt sagen?

- Wie denken Sie selbst?
- Sagen Sie bitte mehr darüber.
- Brauchen Sie Hilfe, um von Ihren Angehörigen Abschied zu nehmen?
- Wir haben ja offen miteinander darüber gesprochen. Sie wissen, daß es ernst ist. Sie wissen auch, daß es fast unmöglich ist, einen genauen Zeitpunkt vorauszusagen. Die Krankheit kann nicht mehr geheilt werden, darüber haben wir uns unterhalten. Weil Sie mich jetzt so offen fragen, möchte ich Ihnen auch offen antworten: Die verbleibende Zeit ist begrenzt. Vielleicht ist es mehr eine Frage von Tagen oder Wochen als von Monaten ...
- Wie Sie selbst wiederholt gesagt haben, jetzt ist es nur eine Frage um kurze Zeit.
- Welche Unterstützung brauchen Sie jetzt von mir?

Was sollte der Arzt nicht sagen

- Diese Frage kann ich niemals beantworten.
- Solch dumme Gedanken sollten wir so schnell wie möglich vergessen.
- Der Patient wird bald sterben, Sie sollten mit ihm/ihr aber nicht darüber sprechen.
- Wir können jetzt nichts mehr tun.
- Ich finde es unverantwortlich, wenn Ärzte versuchen, auf diese unmögliche Frage zu antworten.
- Sie sollten auf jeden Fall einen Tropf bekommen, jetzt wo Sie nicht mehr die Kraft haben zu trinken.

> – Wenn es sich schnell ver-
> schlechtern sollte, verspre-
> che ich, so schnell wie mög-
> lich, mit Ihnen darüber zu
> reden.
> – Ich sehe, Sie machen sich Sor-
> gen, aber finden es schwer
> darüber zu sprechen… Lassen
> Sie sich Zeit. Es wird häufig
> besser, wenn man anspricht,
> was Sorgen bereitet, und ich
> höre gerne zu.

Wahrscheinlich wichtiger als die konkrete Anwort auf die Frage: „Wie lange noch, Doktor?" ist unser Verhalten gegenüber diese Fragen. Patienten, die Fragen zu dem bevorstehenden Tod stellen, geben ein Signal: „Bitte setze dich zu mir. Rede mit mir. Laß mich nicht allein. Wenn ich mit dir über meine Gedanken reden darf, wird es mir besser gehen. Vielleicht brauche ich auch ein Signal von dir, daß mir tatsächlich nur mehr kurze Zeit bleibt. Ich habe noch unerledigte Geschäfte. Ich möchte mich noch von jemandem verabschieden."

Es ist ein besonderes Verdienst der Hospizbewegung, den Sterbenden in diesen Situationen nicht allein lassen zu wollen. Der Mut zur Offenheit in diesen Gesprächen ist gefragt. (Mehr darüber in Kap. 6, „Die Rolle des Arztes".)

7   „Ihr Kind ist tot."

Fallbeispiel

Ein 4jähriges Mädchen wird vor dem Kindergarten angefahren. Es ist auf der Stelle tot. Die Eltern werden telefonisch benachrichtigt, daß ein Unfall passiert sei und daß ihr Kind in das nächstliegende Krankenhaus gebracht wurde.

Stellen Sie sich vor, daß sie in der Aufnahme des Krankenhauses als Arzt oder Krankenpfleger arbeiten. 10 Minuten nachdem das Kind tot

eingeliefert wurde, kommen die Eltern. Das Gesicht des Kindes ist schwer beschädigt. Sie sind für die weitere Information zuständig.
- Wie würden Sie vorgehen?
- Was werden Sie sagen?
- Wie ist Ihnen dabei zu Mute?

Es wird kaum jemanden geben, der sich bei einer solchen Herausforderung wohl fühlt. Der unerwartete Verlust eines Kindes ist für alle Beteiligten, besonders für die Eltern, unbeschreiblich traumatisch. Zeit zur Vorbereitung des Gespräches ist in diesem Beispiel kaum gegeben. Heftige gefühlsmäßige Reaktionen müssen erwartet werden und sind verständlich.

Zwei mögliche Gespräche sollen dargestellt werden. Wir versuchen uns in die Lage des Arztes und der Eltern zu versetzen. Vielleicht können Überlegungen und Anregungen gewonnen werden, wie wir in einer solchen Situation vorgehen können.

Fallbeispiel

Version I.a
Die Eltern kommen direkt an in der Ambulanz und sagen: „Wo ist unsere Tochter? Was ist passiert?"

Die angesprochene Krankenschwester antwortet: „Warten Sie eine Sekunde hier. Ich hole sofort Arzt."

Drei Minuten später kommt sie zurück mit dem Arzt. Alle vier befinden sich in der Eingangshalle der Ambulanz. Eine ungestörte Sitzmöglichkeit gibt es hier nicht.

Die Mutter des Kindes wiederholt ihre Frage: „Wo ist unsere Tochter? Was ist passiert?"

Doktor Hansen antwortet: „Wo können wir uns hinsetzen, Schwester, gibt es eine Möglichkeit?" Bevor die Schwester antworten kann, ergreift die Mutter das Wort und sagt mit Heftigkeit: „Ich will mich nicht hinsetzen, ich will jetzt wissen was los ist! Sagen Sie es uns!"

„Es fällt mir unendlich schwer, hier darüber zu reden", antwortet der Arzt. „Ihre Tochter wurde vor dem Kindergarten von einem Auto angefahren. Es war kaum möglich, etwas zu machen ..."

Die Mutter verliert jetzt die Kontrolle: „Was meinen Sie mit ‚kaum möglich, etwas zu machen', ist sie etwa tot?!"

„Es muß unendlich traurig für Sie sein. Ich weiß nicht, wie ich es ausdrücken soll ..."

„Sagen Sie es, Mann! Ich will es wissen! Ich will sofort zu ihr!"

Wir können uns vorstellen, daß weitere Gespräche weder für den Arzt noch für die Eltern in angenehmer Erinnerung bleiben würden.

Fallbeispiel

Version I.b
Die Eltern kommen direkt in die Ambulanz und sagen: „Wo ist unsere Tochter? Was ist passiert?"

Die Krankenschwester antwortet: „Dann sind Sie Herr und Frau Diez. Ich bin Schwester Monika. Bitte kommen Sie mit, ich zeige ihnen wo Sie sich hinsetzen können. Ich hole sofort den Arzt."

Sie bringt die Eltern in einen Untersuchungsraum, wo vier Sessel bereitstehen. Drei Minuten später kommt sie mit dem Arzt zurück.

„Herr und Frau Diez," sagt er, „ich bin Doktor Hansen, der diensthabende Oberarzt hier in der Ambulanz. Was haben Sie erfahren?"

„Ich wurde vom Kindergarten angerufen. Sie sagten, es sei ein Unfall vor dem Kindergarten passiert, und daß unsere Tochter mit dem Krankenwagen hierher gebracht wurde. Mein Mann hat mich sofort abgeholt."

„Ihre Tochter wurde von einem Lastwagen angefahren. Wie wir erfahren haben, war sie auf der Stelle tot."

Auch in diesem Fall ist anzunehmen, daß das weitere Gespräch nicht einfach verlaufen ist. Durch geringe, aber wichtige Unterschiede wird jedoch einiges erreicht, was für die Information und den weiteren Verlauf von Wert sein kann.

7.1   Höfliches und respektvolles Benehmen

Sowohl die Schwester als auch der Arzt stellen sich mit ihrem Namen und ihrer Funktion vor. Sie sprechen auch die Eltern mit ihrem Namen an. Wir können auch hoffen, daß sie bei dem Gespräch mit den Eltern in bezug auf nonverbale Kommunikation diesen Respekt vermitteln (Blickkontakt, Zuhören, Schweigen und Gefühle zulassen etc.). Das Ergebnis: Das Gespräch wird persönlicher. Der Respekt wird schnell gegenseitig.

7.2   Ein ungestörter Raum

Das Vorgehen der Krankenschwester ermöglicht den Eltern, bereits in einem ungestörten Raum zu sein, bevor der Arzt dazukommt und *die*

Information beginnt. Für den Arzt wäre es schwieriger, das Gespräch hinauszuschieben. Fast alle denkbaren Gefühlsreaktionen sind zu erwarten und sollten dann auch bei einem solchen Gespräch zugelassen werden. Wir brauchen aber nicht viel Phantasie, um uns vorzustellen, welche Belastung es in solchen Fällen sein muß, wenn das Gespräch auf einem Gang stattfindet, auf dem fremde Menschen vorbeiziehen und auf dem Telefone und Geräusche aller Art für Unterbrechung und Störung sorgen.

7.3   Information teilen

Die Anfangsfrage des Arztes: „Was haben Sie erfahren?" erlaubt den Eltern, sich zu äußern. Diese Möglichkeit kann eine größere Bedeutung haben, als wir denken. Sie gibt auch dem Arzt eine kurze Möglichkeit, sich auf seine nächste und entscheidende Aussage zu konzentrieren.

7.4   Die Botschaft im richtigen Moment verständlich erklären

Wer in solchen Situationen Erfahrung hat, weiß, daß es sinnlos und provozierend wirken kann, wenn die Information über den Zustand des Kindes verschleiert wird. In diesem Fall muß die Einleitung sehr kurz sein, weil die Anspannung für die Eltern unerträglich werden kann. Die Wortwahl ist von Bedeutung. Selbst erfahrene Ärzte haben hier Probleme. Wir sagen: „Sie ist eingeschlafen." „Sie ist nicht mehr am Leben." „Sie hat uns verlassen." Damit gelingt es uns, eine direkte Aussage über den Tod zu umgehen. Aber gerade diese Aussage ist gefragt. Durch die Aussage: „Sie ist tot" wird das Unerträgliche ausgesprochen. Es wird den Eltern gestattet, sich zu der vernichtenden Botschaft zu verhalten.

7.5   Gefühle und Ohnmacht zulassen

Nach der Aussage: „Sie ist tot" kann jede denkbare Reaktion möglich sein. Keiner kann voraussagen wie wir oder andere in einer solchen Situation reagieren werden. Jede Reaktion – Wut, Verzweiflung, Stille,

Verdrängung, Verschlossenheit usw. – ist als „normal" zu betrachten. Eine der wichtigsten und schwierigsten Aufgaben in einer solchen Situation ist es, solche Reaktionen mit Geduld und Feingefühl zuzulassen. Die fast schwierigste Aufgabe ist, im richtigen Moment zu schweigen und dabei die eigene Ohnmacht und die der Eltern zu akzeptieren.

8   „Ja, Sie haben Krebs."

Die Situation mit dem toten Kind ist für die meisten Ärzte und Schwestern der Alptraum unter möglichen Aufklärungsgesprächen. Es gibt aber viele andere Situationen, in denen es schwer fällt, dem Patienten mit seinen Ängsten und Nöten gerecht zu werden.

Fallbeispiel

Unser Patient ist 46 Jahre alt. Er hat sich 3 Wochen unwohl gefühlt, mit ständigem Druckgefühl im Oberbauch, bei gleichzeitig zunehmendem Appetitverlust. Die ersten Untersuchungen beim Hausarzt haben keine Erklärung für seine Beschwerden gebracht. Er wird stationär auf einer chirurgischen Abteilung aufgenommen. Bei einem Computertomogramm vom Oberbauch findet man einen größeren Tumor im Pankreasbereich, der bereits im benachbarten Gewebe infiltriert ist. Eine Biopsie bestätigt den Verdacht auf soliden Pankreastumor. Am Nachmittag ist das Gespräch mit dem Patienten vorgesehen.

Version II.a

Der chirurgische Stationsarzt, Oberarzt Ganz, sucht den Patienten in seinem Dreibettzimmer auf. Alle 3 Patienten haben gerade Kaffe getrunken und liegen in ihren Betten.

„Ja, Herr Müller", sagt Dr. Ganz an der Bettkante stehend, „Sie sind sicher gespannt, wie die Untersuchungen gelaufen sind."

Herr Müller schweigt.

„Ich weiß nicht, wie ich das sagen soll, Herr Müller", fährt Dr. Ganz dann zögernd fort, „aber wir haben einen Schatten hinter dem Magen entdeckt."

Herr Müller schweigt noch immer.

„Jetzt fragen Sie sich bestimmt, Herr Müller, was das bedeuten kann, 'einen Schatten hinter dem Magen'. Hinter dem Magen liegt die Bauchspeicheldrüse. Wir vermuten, daß Sie einen Tumor in diesem Bereich haben. Und es sieht leider nicht gut für Sie aus ..."

Als Herr Müller weiter schweigt sagt Dr. Ganz dann: „Haben Sie keine Fragen, Herr Müller?"

Nach einer kurzen Pause sagt Dr. Ganz dann abschließend: „Ja, ich kann Sie verstehen, es ist für Sie bestimmt wie ein Schock. Ich hätte selbstverständlich gern eine bessere Botschaft mitgebracht. Vielleicht können Sie sich in den nächsten Tagen mit Ihrer Frau aussprechen. Morgen bin ich nicht da, aber übermorgen können wir noch einmal darüber sprechen, falls Sie wollen."

Dr. Ganz verläßt das Zimmer

- Wie wird jetzt Herrn Müller zumute sein?
- Und Dr. Ganz?
- Ist es ein gutes Gespräch gewesen?
- Ist Herr Müller jetzt gut informiert und auf seine Zukunft vorbereitet?

Fallbeispiel

Version II.b

„Sagen Sie, Schwester Bettina, wie sollten wir das machen?", sagt Dr. Ganz zu seiner Stationsschwester, „Es sieht bei Müller nicht gut aus. Er hat einen soliden Pankreastumor. Er liegt ja im Dreibettzimmer. Wie können wir ungestört mit ihm sprechen?"

„Seine Frau kommt immer um diese Zeit", sagt Schwester Bettina. Zimmer 14 ist gerade frei. Ich könnte den beiden sagen, daß Sie gerne mit ihnen sprechen wollen, und sie dann auf 14 mitnehmen. Darf ich dabei sein?"

„Selbstverständlich. Aber was meinen Sie: Wie wird Herr Müller die Botschaft aufnehmen, was wissen wir über ihn?"

„Er ist sehr verschlossen. Er äußert sich kaum über die Krankheit und spricht auch wenig mit den anderen Patienten. Aber er blüht auf, wenn seine Frau kommt und v. a. wenn die beiden Jungen da sind. Wie ich seinem Verhalten entnehme, muß er selbst schon einen Verdacht haben, daß etwas nicht stimmt, daß es ernst sein kann. Er hat auch erzählt, daß seine Mutter vor einem Jahr nach einem schweren Verlauf an Krebs gestorben ist."

„Ja, er macht einen ängstlichen Eindruck. Holen Sie mich, wenn die beiden auf Zimmer 14 sind?"

Dr. Ganz betritt dann das Zimmer 14, gemeinsam mit Schwester Bettina. „Guten Tag Frau Müller, ich bin Dr. Ganz, der chirurgische Oberarzt. Guten Tag Herr Müller", sagt Dr. Ganz. Sie setzen sich alle. „Wie haben Sie die Strapazen der Untersuchungen verkraftet? Wie geht es Ihnen jetzt?"

„Oh, es war nicht so schlimm wie ich es mir vorgestellt habe."

„Wir freuen uns, daß Sie, Frau Müller, an dem Gespräch teilnehmen. – Herr Müller, wir wollen uns gerne mit Ihnen über die vorläufigen Ergebnisse der Untersuchungen unterhalten. Aber zuerst möchte ich Sie fragen, welche Gedanken Sie sich selbst gemacht haben", setzt Dr. Ganz fort.

„Ich? – Ja ich, habe mich – nicht wohl gefühlt. Der Hausarzt sagte, daß alles in Ordnung sei, daß er zur Sicherheit eine Krankenhauseinweisung für erforderlich hält."

„Und, was haben Sie gedacht, könnte die Ursache sein?"

„Sie sind der Arzt, Dr. Ganz. – Ein Problem für mich ist bestimmt, daß meine Mutter vor einem Jahr an Krebs gestorben ist", antwortet Herr Müller. „Ich glaube aber nicht, daß es Krebs sein kann."

„Wir haben in den letzten Tagen einige Untersuchungen gemacht, Herr Müller. Vor allem nach der heutigen Untersuchung kann es nicht ausgeschlossen werden, daß es doch etwas Bösartiges sein könnte. Wir haben einen Schatten im Gebiet der Bauchspeicheldrüse entdeckt."

„Was bedeutet das, 'einen Schatten'?, fragt Frau Müller nach einer Pause.

„Das heißt, wir können nicht ausschließen, daß es sich hier um einen Tumor handelt."

„Das darf nicht sein", antwortet Frau Müller, „Sie müssen sich irren."

„Falls es ein Tumor sein sollte", sagt Dr. Ganz, „kann dieser gutartig oder bösartig sein. In beiden Fällen können wir viel machen. Ich würde vorschlagen, daß wir zur weiteren Klärung in den nächsten Tagen eine kleine Operation vornehmen. Hierbei können wir eine sichere Diagnose stellen und besser entscheiden, was gemacht werden kann."

„Eine Operation? Ist das notwendig?", fragt Herr Müller.

„Notwendig ist es nicht. Ich glaube aber, daß Sie beide großen Wert darauf legen, zu erfahren, was los ist und was gemacht werden kann. Ich werde auch nochmal die Computerbilder und die anderen Ergebnisse mit meinen Kollegen besprechen und morgen zu Ihnen kommen. Dann besprechen wir nochmals die Situation und was gemacht werden kann. Sind Sie damit einverstanden?"

„... Wir haben zwei kleine Jungen, Dr. Ganz," sagt Frau Müller leise. „Was soll ich sagen, wenn ich heute nach Hause komme?"

„Ja, ich verstehe, wie wichtig die Jungen für Sie sind. Wie alt sind sie?"

„5 und 8."

„Erzählen Sie etwas über die beiden. Wie sind sie?"

„Lukas ist 5," sagt Frau Müller, anfangs zögernd, aber nach und nach aufgeschlossener. „Und Jacob ist 8. Jacob ist der ruhigere, etwas schüchtern – ja, fast wie der Vater. Für Lukas gibt es selten Probleme. Aber Temperament hat er, und brüllen kann er auch."

Dr. Ganz nimmt sich Zeit für die Antwort. „Ich würde mir an Ihrer Stelle Zeit lassen. Auf der einen Seite sollten wir mit Kindern immer offen sprechen, damit kommen sie am besten zurecht. Auf der anderen Seite wissen wir noch nicht ganz sicher, wie es mit Ihrem Mann weitergeht. Wenn Sie wollen, können Sie gerne die Kinder in den nächsten Tagen mitbringen, damit ich sie kennen lernen kann. Überlegen Sie sich es. Ich komme morgen zwischen 3 und 4 wieder, Herr Müller, ich glaube auch, daß es für Sie beide wichtig ist, wenn Sie morgen hier sein können, Frau Müller. Wäre das möglich?"

„Ja, ich komme morgen um 3", antwortet Frau Müller.

„Sehr schön. Und vielleicht fallen Ihnen beiden bis morgen wichtige Fragen ein, die Sie mir stellen wollen. Bis morgen, Herr Müller. Bis Morgen, Frau Müller."

Einige Schwerpunkte des 2. Gespräches sollen im folgenden besprochen werden.

8.1 Welche Geschichte hat der Patient?

Der Arzt erkundigt sich vor dem Gespräch bei der Stationsschwester über Herrn Müller. Die Informationen über das Verhalten des Patienten seit der stationären Aufnahme, über seine Familie und sein bisheriges Leben zeigen, daß dieser Patient wahrscheinlich viel Zeit brauchen wird, bevor er die Konsequenzen seiner Erkrankung verstehen kann.

8.2 Gemeinsames Gespräch mit der wichtigsten Bezugsperson

Aus der Schilderung der Stationsschwester ergibt sich, daß die Ehefrau für den Patienten eine wichtige Vertrauensperson ist. Deswegen sollte großer Wert darauf gelegt werden, daß das Ehepaar gemeinsam an dem Aufklärungsgespräch teilnimmt. So sind beide gleichermaßen informiert und wissen voneinander und haben Voraussetzungen bekommen, um die Probleme und Fragen offen miteinander zu diskutieren. Andernfalls könnte es zu Schwierigkeiten führen, wenn etwa Frau Müller mehr Information bekäme als ihr Mann und diese aus verschiedenen Gründen gegenüber ihrem Mann verschwiege.

Bevor wir ein gemeinsames Gespräch anbieten, muß klar sein, wie das Verhältnis der Partner zueinander ist. Es könnte sein, daß die Beziehung zwischen den Ehepartnern kompliziert ist oder daß Herr Müller größten Wert darauf legt, zuerst informiert zu werden. Wir sollten *nie* die Informationen an Angehörige geben, ohne daß der Patient anwesend ist oder uns dazu aufgefordert hat! Herr Müller ist in diesem Fall unser Patient und Vertragspartner, nicht seine Familie.

Aufgrund den Vorinformationen konnten wir davon ausgehen, daß das Ehepaar ein gutes Verhältnis zueinander hat und daß deswegen das Gespräch gemeinsam geführt werden sollte.

8.3   Die Krankenschwester nimmt an dem Gespräch teil

Obwohl es in viele Krankenhäusern nicht üblich ist, daß eine Krankenschwester am Aufklärungsgespräch teilnimmt, hat sich dies dort bewährt, wo es eingeführt wurde. Es kann sein, daß der Arzt wenig Zeit hat, in den nächsten Tagen nicht zur Verfügung steht oder daß es ihm bei dem Informationsgespräch nicht gelingt, den Gedanken und Gefühlen des Patienten gerecht zu werden. Wenn die Krankenschwester anwesend ist, weiß der Patient, daß sie das Gespräch gehört hat, und es wird sowohl für ihn wie für die Krankenschwester leichter sein, sich in den folgenden Tagen darüber zu unterhalten. Die Schwester besitzt jetzt wichtige Informationen über die Reaktionen des Patienten und den Inhalt des Gespräches, Information, die für sie und die anderen Pflegenden und Behandelnden von größter Bedeutung sein können. Vielleicht kann ihre Teilnahme dem Patienten in den nächsten Tagen erlauben, wichtige Fragen oder Reaktionen zuzulassen. Krankenschwestern verbringen meist viel mehr Zeit mit den Patienten als Ärzte. Es wäre ein Fehler, ihre Kommunikationsmöglichkeiten mit den Patienten nicht zu unterstützen und zu fördern.

8.4   Höflichkeit und Menschlichkeit

Höflichkeit und Menschlichkeit sind elementar wichtige Eigenschaften im Umgang mit Menschen. Der Arzt stellt sich vor, setzt sich hin und nimmt sich 2 Minuten Zeit, um auch den anderen besser kennenzulernen. Dies wird konsequent während des ganzen Gespräches durchgeführt. Patienten und Angehörige sind unendlich dankbar, wenn sie dies im Umgang mit Ihnen erleben. Sie werden selbst mit Offenheit und Vertrauen reagieren wenn sie mit Offenheit und Vertrauen behandelt werden. Wenn der Arzt sich menschlich zeigt, werden sie eher Mut haben, sich menschlich zu zeigen. Menschliche Reaktionen und Gefühle sind die Hauptgrundlage im Umgang mit schwerkranken Patienten.

8.5 Offenheit und nicht alles auf einmal

Eine schwierige Frage in solchen Situationen ist:
- Wieviel soll erzählt werden?
- Alles auf einmal oder nach und nach?

Es gibt keine Standardantwort. Auf der einen Seite geht es nicht ohne Offenheit. Auf der anderen Seite gibt es Situationen und Menschen, bei denen es richtig ist, sich Zeit zu nehmen. Bei Herrn Müller müssen wir annehmen, daß er sich in panischer Angst vorstellt: „Es könnte wie bei meiner Mutter Krebs sein." Gerade seine Aussage: „Ich glaube aber nicht, daß es Krebs sein kann", muß als Beweis bewertet werden: er befürchtet stark, daß es Krebs ist.

Unsere Aufgabe ist es, mit Herrn Müller mit Behutsamkeit und Vorsicht Informationen zu teilen und ihm wiederholt Möglichkeiten zu geben, seine Situation zu erfassen. Nur wenn er seine Situation erfaßt hat, kann er zu den für ihn wichtigen, geradezu lebensentscheidenden Fragen Stellung nehmen. Die Gefahr ist bei ihm groß, daß er, falls „alles auf einmal" erzählt wird, sich zu schützen sucht. Solche Schutzmechanismen können sich auf viele Arten äußern: Wut, Aggression, Gleichgültigkeit, Depression und Angst usw.

Behutsames Vorgehen heißt aber nicht, daß die Wahrheit verschwiegen werden soll.

Herr Müller hat ein Recht darauf zu erfahren, wie es um ihn steht. Die Gefahr ist mehr als groß, daß er ohne diese Offenheit nicht in der Lage sein wird, die für ihn und seine Familie richtigen Entscheidungen zu treffen. Am besten wäre es, wenn Herr Müller selbst in den nächsten Tagen fragt: „Sagen Sie, Dr. Ganz, wie es ist, ich muß es wissen, ich bin schließlich der Patient ..." Falls Herr Müller dies nicht sagt, und die Gefahr dürfte in seinem Fall sehr groß sein, gibt es für Dr. Ganz viele Möglichkeiten, ihm auf dem Weg zu helfen.

Bei der ersten Informationsvariante können wir ziemlich sicher sein, daß der Patient im Schockzustand hinterlassen wird. Das Vertrauen und die weitere Kommunikation werden sehr darunter leiden.

In der zweiten Variante setzt Dr. Ganz bewußt auf „nicht alles auf einmal". Obwohl er selbst davon überzeugt ist, daß nichts gemacht werden kann, um die Krankheitsentwicklung aufzuhalten oder zu verlangsamen, gibt er durch den Hinweis auf die Möglichkeit einer Laparotomie eine kleine Hoffnung, daß es doch nicht sicher ist oder daß etwas gegen die Krankheit gemacht werden kann. Einige Ärzte werden diese „Hinhaltetaktik" für eine unnütze und sinnlose Verzögerung halten. Andere werden sagen, daß eine solche Laparotomie zur Sicherheit der Diagnose dienen kann und gleichzeitig dem Patienten die Möglichkeit gibt, die Situation stufenweise zu erfassen.

8.6   Die Lage der Kinder

Wichtig in unserem Beispiel ist, daß die Mutter der Kinder selbst die Lage ihrer Kinder anspricht und uns dadurch die Möglichkeit gibt, darauf zu reagieren. Häufig ist dies nicht der Fall und es bleibt dann unsere Aufgabe, die Lage der Kinder anzusprechen (Eden et al. 1994).

Einige werden sich fragen, ob dies nicht außerhalb der ärztlichen Aufgaben liegt. Wir müssen uns bei der Beantwortung dieser Frage vor Augen halten, daß es unsere Aufgabe ist, dem schwerkranken Patienten in seiner Krankheit beizustehen und zu sehen, was für ihn am wichtigsten ist. Wir können davon ausgehen, daß fast alle schwerkranken Patienten mit minderjährigen Kindern sich in einer solchen Situation um sie große Sorgen machen, ja es wird oft ihr größtes Problem sein. Die Probleme der Kinder sollten deswegen bewußt einen Teil unserer Betreuung dieser Patienten ausmachen.

Fragen wie „Erzählen Sie von Ihren Kindern" oder „Wie geht es den Kindern; sehen sie, daß Sie krank sind?" können genügen. Der Arzt sollte auf jeden Fall versuchen, eine oder mehrere Begegnungen mit den Kindern zusammen mit ihren Eltern zu arrangieren; erstens, um mit ihnen bekannt zu werden; zweitens, um sich ein Bild zu machen, wie die Kinder mit der Krankheit der Mutter oder des Vaters zurechtkommen.

Kinder können in solchen Situationen als Probleme aufgefaßt werden besonders dann, wenn die Krise in der Familie stattfindet, ohne daß sie eine Möglichkeit bekommen teilzunehmen. Wenn den Kinder mit Vorsicht in ihrer Sprache erzählt wird, was los ist, werden sie besser verstehen können, warum Vater weg ist und warum Mutter so traurig ist. Sie können dann trösten und getröstet werden. Besonders wenn ein Familienmitglied im Sterben liegt, kann es für die Kinder nichts Schlimmeres geben als „geschützt" und ferngehalten zu werden, bis es zu spät ist. Wenn die Kinder als Kinder von Anfang an teilnehmen dürfen, werden sie oft gut vorbereitet sein. In der Regel werden dann die Eltern erleben, daß die Kinder ihnen eine nicht wegzudenkende Unterstützung geben werden.

8.7 Wiederholung

„Ich komme morgen um 16 Uhr wieder." Wir sollten Patienten in diesen Situationen nie verlassen, ohne klar zu machen, wann der nächste gemeinsame Gesprächstermin stattfinden wird.

Aus verschiedenen Gründen werden Aufklärungsgespräche oft nicht so offen und vertraulich verlaufen wie geplant. Die Ursache mag auf der Seite des Patienten, des Arztes oder in der zu vermittelnden Botschaft liegen.

Wenn, wie in den dargestellten Situationen, jemand bald sterben wird oder bereits unerwartet tot ist, werden Gefühle und Abwehrmechanismen aktiviert. Wut und Trauer werden dann nicht auf die Botschaft, sondern auf den Vermittler der Botschaft projiziert. Obwohl dies eine normale Reaktionsweise ist, kann sie sich auf die Dauer zu einer Katastrophe für den Patienten und sein Umfeld entwickeln. Die Lösung liegt in der Wiederholung und Fortsetzung dieser Gespräche.

Es ist weder im ersten Beispiel noch im zweiten zu erwarten, daß die beteiligten Personen alles verstehen können, was passiert ist. Sie brauchen Zeit und erneute Gespräche mit dem Arzt. Diese sind oft wichtiger als das Erstgespräch. Was beim ersten Gespräch „schiefgelaufen" ist, kann in den nächsten Gesprächen gutgemacht werden.

Literatur

Andrae M (1994) Facing death. Physicians difficulties and coping strategies in cancer care. Med. Dissertation No 395, Umeå University

Bennet G (1987) The wound and the doctor. Warburg, London

Benson J, Britten N (1996) Respecting the autonomy of cancer patients when talking to their families. BMJ 313: 729–731

Bird J et al. (1993) Workshops for consultants on the teaching of communication skills. Med Education 27: 181–185

Bolund C (1985) Suicide and cancer: II. Medical and care factors in suicide by cancer patients in Sweden 1973–1976. J Psychosoc Oncol 3: 17–30

Breitbart W, Passik S (1994) Psychiatric aspects of palliative care. In: Doyle D, Hanks J, Macdonald N (eds) Oxford textbook of palliative medicine. Oxford Medical Publ, Oxford, pp 609–626

Buckman R (1993) How to break bad news. Macmillan, London

Buckman R (1994) Communication in palliative care: a practical guide. In: Doyle D, Hanks J, Macdonald N (eds) Oxford textbook of palliative medicine. Oxford Univ. Press, Oxford, pp 47–61

Buckman R (1996) Talking to patients about cancer. No excuse now for not doing it. BMJ 313: 699–671

Butow PN, Dunn SM, Tattersall MHN (1995) Communication with cancer patients: Does it matter? J Palliat Care 11: 34–38

Calman KC (1996) Cancer: science and society and the communication of risk BMJ 313: 799–802

Cassel EJ (1982) The nature of suffering and the goals of medicine. N Engl J Med 306: 639–45

Cassileth BR, Steinfeld AD (1987) Psychological preparation of the patient and family. Cancer 60: 547–552

Colvin H, Lehoka J (1997) Transcultural and language problems in communicating with cancer patients in South Africa. In: Surbone A, Zwitter M (eds) Communication with the cancer patient. Information and truth. Ann N Y Acad Sci 809: 119–133

Condrau G (1991) Der Mensch und sein Tod. Kreuz-Verlag, Zürich, S 413

Degner LF, Sloan JA (1992) Decision making through serious illnes: What role do patients really want to play? J Clin Epidemiol 45: 941–950

De Sorbiere (1672) Advice to a young physician. Zitiert in: Katz J (1984) The silent world of doctor and patient. N Y Free Press 10: 2

Dworkin G (1972) Paternalism. Monist 56: 64–84

Eden OB, Black I, MacKinlay GA, Emery AEH (1994) Communication with parents of children with cancer. Palliat Med 8: 105–115

El-Ghazali S (1997) It is wise to tell the truth, the whole truth, and nothing but the truth to a cancer patient? In: Surbone A, Zwitter M (eds) Communication with the cancer patient. Information and truth. Ann N Y Acad Sci 809: 97–109

Eser A et al. (1992) Lexikon Medizin–Ethik–Recht. Herder, Freiburg

Falowfield LJ (1995) Communication skills of oncologists. Forum Trends Exp Clin Med 5: 99–103

Fallowfield L (1996) Giving sad and bad news. Lancet 341: 476–478

Fallowfield L (1997) Truth sometimes hurts, but deceit hurts more. In: Surbone A, Zwitter M (eds) Communication with the cancer patient. Information and truth. Ann N Y Acad Sci 809: 525–537

Faulkner A, Maguire P, Regnard C (1994) Breaking bad news – a flow diagram. Palliat Med 8: 145–153

Feigenberg L (1977) Terminalvård. En metod for psykologisk vård av döende cancerpatienter. Med. Dissertation. Karolinska Institutet, Stockholm; Lund, Liber

Fitch MI (1994) How much should I say to whom. J Palliat Care 10: 90–100

Frances V, Korsch BM, Morris MJ (1969) Gaps in doctor-patients-communication: patients response to medical advice. N Engl J Med 280: 535–540

Frankl V (1975) Anthropologische Grundlagen der Psychotherapie. Herder, Freiburg

General assembly of the United Nations (1948) Universal declaration of human rights. United Nations, Geneva

Gorlin R et al. (1983) Physicians reactions to patients. N Engl J Med 308: 1059–1063

Headache Study Group (1986) Predictors of outcome in headache patients presenting to family physicians – a one year prospective study. Headache J 26: 285–294

Holland JC (1989) Now we tell, but how well? J Clin Oncol 7: 557–559

Husebø S (1992) Medisin – kunst eller vitenskap? Ad Notam Gyldendal, Oslo

Husebø S (1997) Communication, autonomy and hope. How can we treat serious ill patients with respect? In: Surbone A, Zwitter M (eds) Communication with the cancer patient. Information and truth. Ann N Y Acad Sci 809: 440–460

Jaffee BJ (1996) Using laughter as a cathartic process in grief counselling. In: Morgan JD (ed). Ethical issues in the care of the dying and the bereaved aged. Baywood, New York, pp 283–296

Kahlke W, Reither-Theil S (1995) Ethik in der Medizin. Enke, Stuttgart

Kaplan SH, Greenfield S, Ware JE (1989) Assessing the effects of physician–patient interaction on the outcome of chronic disease. Med Care 27: 110–127

Kübler-Ross E (1970) On death and dying. Tavistock, London

Li S, Chou JL (1997) Communication with the cancer patients in China. In: Surbone A, Zwitter M (eds) Communication with the cancer patient. Information and truth. Ann N Y Acad Sci 809: 243–248

Loewy EH (1995) Ethische Fragen in der Medizin. Springer, Wien, S 37

MacKillop WJ, Stewart WE, Ginsberg AD, Stewart SS (1988) Cancer patients perception of diesease and ist treatment. Br J Cancer 58: 355–358

MacLeod R (1991) Patients with breast cancer: the nature and disclosure of their concerns. Med. Dissertation, University of Manchester

Maguire P (1989) Barriers to a psychological care of the dying. Br Med J 291: 907–909

Maguire P (1988) Communication with cancer patients: I. Handling bad news and difficult questions. BMJ 297: 907–909

Maguire P (1988) Communication with cancer patients: II. Handling uncertainty, collusion, and denial. BMJ 297: 972–974

Maguire P (1990) Can communication skills be taught? Br J Hosp Med 43: 215–216

Meredith C, Symonds P, Webster L et al. (1996) Information needs of cancer patients in the west of Scotland. BMJ 313: 724–726

McHugh P, Lewis S, Ford S, Newlands E et al. (1995) The efficacy of audiotapes in promoting psychological well-being in cancer patients: a randomised, controlled trial. Br J Cancer 71: 388–392

Nelson-Jones R, Cosolo W (1994) How to assess thinking skills in cancer patients. Palliat Med 8: 115–122

Northouse P, Northouse LLO (1987) Communication and cancer: issues confronting patients, health professionals and family members. J Psychosoc Oncol 5: 17–45

Novack DH, Plumer R, Smith RI, Ochitill H et al. (1979) Changes in physicians attitudes toward telling the cancer patient. JAMA 241: 897–900

Oken D (1961) What to tell cancer patients. JAMA: 175: 1120–1128

Østergaard Thomsen, O, Wulff HR, Alessandro M, Singer P (1993) What do gastroenterologists in Europe tell cancer patients? Lancet 341: 473–476

Parkes CM (1978) Psychological aspects. In: Saunders CM (ed) The management of terminal disease. Arnold, London pp 44–64

Randall F, Downie RS (1996) Palliative care ethics. A good companion. Oxford Medical Publ, Oxford

Sell LB, Devlin SJ, Bourke NC, Munro PA et al. (1993) Communicating the diagnosis of lung cancer. Resp Med 87/1: 61–63

Senn HJ (1985) Wahrhaftigkeit am Krankenbett. In: Meerwein F (Hrsg) Einführung in die Psychoonkologie. Huber, Bern, S 59–74

Simpson MA (1980) Clinical psycholinguistics: the language of illness and healing. Irvington, New York

Simpson M, Buckman R, Stewart M et al. (1991) Doctor-patient communication: The Toronto consencus statement. BMJ 303: 1385–1387

Solanke TF (1997) Communication with the cancer patient in Nigeria. Information and truth. In: Surbone A, Zwitter M (eds) Communication with the cancer patient. Information and truth. Ann N Y Acad Sci 809: 109–119

Sporken P (ed) (1982) Was Sterbende brauchen. Herder, Freiburg

Stedeford A (1994) Facing death: Patients, families and professionals. Sobell, Oxford

Stewart MA, McWhinney IR, Buck CW (1979) The doctor–patient relationship and ist effect upon outcome. J Roy Coll Gen Pract 29: 77–82

Tolstoj LN (Ausg 1975) Der Tod des Iwan Iljitsch. Insel, Frankfurt am Main (Insel-Taschenbuch 18)

Verres R (1987) Ethische Probleme bei der Krebsvorsorge und der Krebsfrüherkennung im Lichte von Diskrepanzen zwischen Laientheorien und professionellen Theorien zur Krebsbekämpfung. In: Schmähl D, Erhart H (Hrsg) Ethik in der Behandlung Krebskranker. Zuckschwerdt, München

Verres R (1994) Die Kunst zu leben – Krebsrisiko und Psyche. Piper, München

Verres R (1997) Straight talking about cancer. Duty or danger? In: Surbone A, Zwitter M (eds) Communication with the cancer patient. Information and truth. Ann N Y Acad Sci 809: 367–381

Vachon MLS (1987) Occupational stress in the care of critically ill, the dying and bereaved. Hemisphere Publ, New York

Wilkes E (1984) The „quality of life". In: Doyle D (ed) Palliative care: The management of far advanced illness. Charles Press, Philadelphia, pp 9–19

Wolf E (1987) Die Aufklärungspflicht des onkologisch tätigen Arztes: Rechtliche Beurteilung unter besonderer Berücksichtigung der klinischen Prüfung. Onkologischer Service Lederle, Wolfratshausen (7. Ausg.)

4 Schmerztherapie und Symptomkontrolle in der Palliativmedizin

E. Klaschik

1 Häufigkeit von Schmerzen bei Patienten mit Tumorerkrankungen

Wir verfügen über keine in Deutschland erhobenen Daten bezüglich der Häufigkeit (Inzidenz und Prävalenz) tumorbedingter Schmerzen.

Nach Bonica [8] und Twycross [95] leiden 50–80% der Tumorpatienten im fortgeschrittenen Stadium ihrer Tumorerkrankung an Schmerzen. Erkrankungen oder Metastasierungen, die besonders häufig (75–90%) mit Schmerzen einhergehen, sind das Ösophaguskarzinom, das Sarkom, Knochenmetastasen, Karzinome des Pankreas, der Leber, der Gallenblase, der Brust und der Lunge. 50–60% der Patienten mit Leukämien und Lymphomen klagen über Schmerzen.

Im Jahr 1994 hatte Deutschland ca. 81 Mio. Einwohner. Innerhalb dieses Jahres verstarben ca. 880 000 Menschen. Mit 25% war Krebs die zweithäufigste Todesursache, d. h. ca. 220 000 Menschen starben 1994 an den Folgen ihrer Tumorerkrankung. Das bedeutet, daß bei einer angenommenen durchschnittlichen Häufigkeit von 70% ca. 155 000 Tumorpatienten im letzten Jahr ihrer Erkrankung an Schmerzen litten. Geht man davon aus, daß viele Patienten nicht nur im letzten Jahr ihrer Erkrankung Schmerzen haben, liegt man mit einer angenommenen Anzahl von insgesamt 250 000 Tumorpatienten mit Schmerzen eher an der unteren Grenze der Realität. Diese Zahlen machen deutlich, daß die Tumorschmerztherapie ein Anliegen aller Ärzte sein muß.

2 Ursachen von Schmerzen bei Tumorpatienten

Bereits 1953 hat der amerikanische Schmerztherapeut Bonica [8] folgende Ursachen von Karzinomschmerzen aufgeführt:

- Kompression von Nervenwurzeln, -stämmen oder -plexus,
- Fraktur angrenzender Knochen durch Metastasen,
- Infiltration von Nerven oder Gefäßen, die zur Reizung sensorischer Nervenendigungen führt,
- Verlegung eines Hohlorganes (Darm- oder Urogenitaltrakt),
- Verschluß eines arteriellen oder venösen Gefäßes,
- Infiltration und Schwellung von Geweben, die von Faszien eng umschlungen sind, Periost oder anderen schmerzempfindlichen Strukturen,
- Nekrosen benachbarter Tumormassen mit Infiltration schmerzempfindlicher Strukturen.

Twycross [96], Bonica [8] und andere Schmerztherapeuten haben folgende Unterteilung der Zuordnung von Schmerzen bei Tumorpatienten vorgenommen:

1. **Tumorbedingte Schmerzen:** Darunter sind weitgehend die angegebenen Ursachen einzuordnen (60–90% der Tumorschmerzpatienten).
2. **Therapiebedingte Schmerzen:** Diese Schmerzen (10–25% der Tumorpatienten) sind Folgen der Tumortherapie. So führen
   - Operationen evtl zu Nervenschädigungen, Lymphödem u. a.,
   - Chemotherapien evtl. zu Neuropathien, Mukositis u. a.,
   - Bestrahlungen evtl. zu Nervenschädigungen, Fibrose u. a.
3. **Tumorassoziierte Schmerzen:** Diese Schmerzen (5–20% der Tumorschmerzpatienten) treten häufig in Begleitung einer Tumorerkrankung auf. Dazu gehören
   - postzosterische Neuralgie,
   - Venenthrombosen u. a.
4. **Tumorunabhängige Schmerzen:** Darunter sind alle weiteren Schmerzsyndrome (3–10% der Tumorschmerzpatienen) zu verstehen, die unabhängig vom Tumorgeschehen durch eine Vielzahl von Erkrankungen oder Ereignisse hervorgerufen werden können, d. h. alle Formen von Kopfschmerzen, Schmerzen des Bewegungsapparates, gastrointestinalen Schmerzen und viele andere mehr. Um über eine Arbeitsdiagnose hinaus zu einer definitiven Diagnose zu kommen, ist neben der Anamnese und der körperlichen Untersuchung eine weiterführende Diagnostik (z. B. Röntgen, Sonographie, Computertomographie, Kernspintomographie, Szintigraphie u. a.) vom Krankheitsstadium abhängig zu machen.

3 Pathophysiologie der Schmerzen

Wir unterscheiden zwischen nozizeptiven und neuropathischen Schmerzen (s. Kasten) [7].

Nozizeptorschmerzen entstehen durch direkte Irritation von Schmerzrezeptoren.

Von **somatischen** Nozizeptorschmerzen sprechen wir, wenn die Nozizeptoren der Haut, Skelettmuskulatur, Sehnenfaszien, Gelenke u. a. erregt werden. Oberflächliche Schmerzen sind im Gegensatz zu den tieferliegenden Schmerzen gut lokalisierbar, scharf begrenzt und stechend.

Viszerale Nozizeptorschmerzen entstehen durch Reizung von Schmerzrezeptoren in den inneren Organen des Brust-, Bauch und Beckenraumes. Sie sind in der Regel schlecht lokalisierbar, drückend, ziehend und werden häufig auf Dermatome übertragen.

Neuropathische Schmerzen kommen durch eine Kompression oder Irritation peripherer Nerven (z. B. Neurom), eines Spinalganglions (z. B. Wurzelkompression), des Rückenmarkes oder im Thalamus (z. B. nach apoplektischem Insult) zustande. Bei Beteiligung des vegetativen Nervensystems kann eine mehr peripher oder mehr zentral ausgelöste sympathische Reflexdystrophie auftreten.

Ein Deafferenzierungsschmerz ist ein neuropathischer Schmerz, der nach partieller oder kompletter Durchtrennung des afferenten Nervensystems entstehen kann (z. B. Phantomschmerz, Ausriß zervikaler Wurzeln, Engpaßsyndrome u. a.).

Neuropathische Schmerzen werden überwiegend von 2 unterschiedlichen Beschwerdebildern geprägt. In ihrer neuralgiformen Variante sind die Schmerzen einschießend, schneidend, stechend und attackenweise auftretend. Die zweite Erscheinungsform ist durch einen Dauerschmerz gekennzeichnet, der brennend und bohrend beschrieben wird. Er geht meist mit Dys- und Hyperästhesie einher.

Schematische Darstellung der Pathophysiologie von Schmerzen

nozizeptiv
  somatisch
  viszeral

neuropathisch
  überwiegend zentral
    – Deafferenzierung
    – sympathisch
  überwiegend peripher
    – Mononeuropathie
    – Polyneuropathie
    – sympathisch

4   Ursachen einer unzureichenden Schmerztherapie

Die Tumorschmerztherapie ist weltweit ein ungelöstes Problem. Dies liegt zum einen an der Nichtverfügbarkeit verschiedener Arzneimittel – insbesondere von Morphin – in vielen Ländern der Welt. Aber selbst in den Staaten, in denen alle Substanzen – inkl. der starken Opioide – verschrieben werden können, ist man von einer zufriedenstellenden Lösung weit entfernt. Gleichwohl gibt es erhebliche Unterschiede in der Qualität der Tumorschmerztherapie. Länder wie Großbritannien, Kanada, die Vereinigten Staaten, die skandinavischen Länder, Australien und Neuseeland haben das Problem früher erkannt und haben es konsequenter zu lösen versucht als Deutschland.

Die ungünstige Versorgungssituation in Deutschland läßt sich nur abschätzen, da konkrete Zahlen fehlen. Hochrechnungen können nur auf der Basis einiger Stichprobenuntersuchungen abgeleitet werden. Diese ergaben, daß nur wenige Ärzte über **Betäubungsmittelrezepte** verfügen und diese Ärzte wiederum nur selten ein Betäubungsmittelrezept für denselben Patienten regelmäßig ausfüllen. Am nachdenklichsten muß die Untersuchung von Lindena et al. [64] stimmen, die nachweisen konnte, daß selbst die Ärzte, die Betäubungsmittelrezepte besitzen und betäubungsmittelpflichtige Substanzen verschreiben, dies zu selten, d. h. v. a. nicht regelmäßig tun. Ein weiteres Ergebnis dieser Studie ist die Tatsache, daß die Opioiddosis nicht dem Schmerzniveau des Patienten angepaßt wird [64].

Eine weitere häufige Ursache einer unzureichenden Schmerztherapie ist die **fehlende Schmerzdiagnose**. Die Diagnose „Tumorschmerz" gibt lediglich den Hinweis, daß der diagnostizierende Arzt die Tumorerkrankung als Ursache der Schmerzen ansieht. Daraus läßt sich nur die Überlegung ableiten, ob kausal- oder palliativtherapeutische Maßnahmen zur Tumorentfernung oder -verkleinerung (noch) sinnvoll sind oder eine symptomatische Schmerztherapie eingeleitet werden muß. Die Diagnose „Tumorschmerz" gibt *keinen* Hinweis auf die pharmakologische Beeinflussung des Schmerzes. Dies kann nur anhand der Schmerzursache im einzelnen und der Pathophysiologie des Schmerzes abgeleitet werden.

Oft erfolgt auch eine **Unterschätzung der Schmerzintensität**. Damit verbundenen ist die Verschreibung nichtbetäubungsmittelpflichtiger Opioide. Die Dosierung wird zu niedrig und die Dosisintervalle werden zu lang (z. B. Metamizol 3mal täglich, d. h. alle 8 h) oder zu kurz (z. B. Morphin-Retardtablette alle 4 h) gewählt.

Toleranz und Abhängigkeit gehören zu den Morphinmythen, die offensichtlich nur langsam bei Laien wie Professionellen abgebaut werden können.

Mit Sicherheit sind auch die mit der Morphinverschreibung verbundenen **betäubungsmittelrechtlichen Formalien** für die Unterversorgung von Patienten mit Tumorschmerzen verantwortlich zu machen.

Der **fehlende Einsatz von Begleitmedikamenten** ist eine weitere häufige Ursache einer inadäquaten Schmerztherapie. Nur selten kann mit einer einzigen Substanz das Ziel der Schmerzfreiheit oder zumindest der deutlichen Schmerzreduktion erreicht werden.

Einer der schwerwiegendsten Gründe für eine fehlerhafte Schmerztherapie ist in der **Verschreibung von Analgetika nach Bedarf** zu sehen.

5   Einschätzung der Schmerzintensität

Schmerz ist ein duales Phänomen. Zum einen ist es die Wahrnehmung des Schmerzes, zum anderen die psychische Reaktion des Patienten auf diese Wahrnehmung.

Aus Untersuchungen zum postoperativen Schmerz [58] wissen wir, daß Patienten trotz gleicher, körperlich begründbarer Schmerzursache (z. B. eine Laparotomie) postoperativ extrem unterschiedlich hohe Analgetikamengen benötigen, um eine zufriedenstellende Schmerzreduktion zu erhalten.

Da es keine objektiven Meßkriterien für die Schmerzintensität gibt, erfolgt die Einschätzung durch:

- die Beschreibung des Schmerzes durch den Patienten,
- die Erfassung des Effektes einer vorangegangenen oder eingeleiteten Schmerztherapie,
- die klinische Beurteilung durch den Schmerztherapeuten,
- die Erfassung der Schmerzen auf einer visuellen oder numerischen Analogskala oder einer verbalen Ratingskala.

Zur Erfassung der subjektiven Schmerzintensität hat sich die visuelle Analogskala (VAS) bewährt (Abb. 1). Der Patient markiert auf einer Skala die von ihm empfundene Schmerzintensität. Auf der Rückseite der Analogskala ist diese Strecke numerisch von 0 (= kein Schmerz) bis 10 (= stärkster vorstellbarer Schmerz) angegeben (Abb. 2). So kann man die vom Patienten markierte Stelle numerisch erfassen.

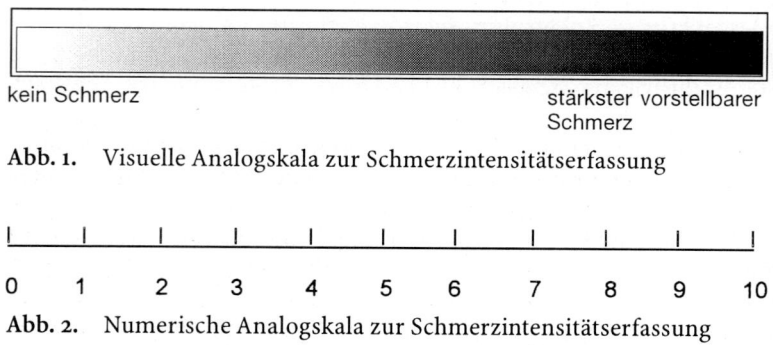

kein Schmerz   stärkster vorstellbarer
                                                    Schmerz

Abb. 1.   Visuelle Analogskala zur Schmerzintensitätserfassung

0   1   2   3   4   5   6   7   8   9   10

Abb. 2.   Numerische Analogskala zur Schmerzintensitätserfassung

6   Schmerztherapie

6.1   Kausale Schmerztherapie

Sind die Schmerzen eines Patienten einer Tumorprogression zuzuordnen, muß – solange sinnvoll – kausal- oder palliativtherapeutisch eine Operation, Chemo-, Hormon-, Radioisotopen- oder Strahlentherapie überdacht werden.

Die Beseitigung oder Verkleinerung eines Tumors führt in der Regel zu einer Abnahme der Schmerzintensität. Im fortgeschrittenen Stadium einer Tumorerkrankung muß man die Belastungen und Komplikationen dieser Maßnahmen sehr sorgfältig gegen den Nutzen abwägen. *Die Palliativmedizin schließt also solche therapeutischen Ansatzpunkte nicht aus*; Voraussetzung ist aber, daß die Vorteile dieser Maßnahmen größer sind als deren potentielle Nachteile.

Unter den oben aufgezählten therapeutischen Maßnahmen hat die Strahlentherapie auch unter palliativmedizinischen Gesichtspunkten einen sehr hohen Stellenwert.

Wenn Patienten mit Tumorerkrankungen Schmerzen haben, muß – gleich in welchem Tumorstadium sie sich befinden – eine adäquate analgetische Therapie durchgeführt werden.

6.2   Symptomatische Schmerztherapie

6.2.1   Nichtinvasive Verfahren

6.2.1.1 Orale Arzneimittelgabe [4, 13–17, 32–37, 39, 41, 42, 44–46, 60, 71, 76, 90, 105, 108, 113]

Weltweit wird akzeptiert, daß 90% der Tumorschmerzpatienten durch eine orale medikamentöse Applikationsweise ausreichend schmerzreduziert werden können. Die orale Schmerztherapie ist die Methode der Wahl und gilt heute als Referenzverfahren. Zu den Grundregeln der medikamentösen Therapie chronischer Schmerzen gehören neben der oralen Gabe die regelmäßige Einnahme nach einem festen Zeitschema (nach der Wirkungsdauer der jeweiligen Zubereitung), die individuelle Dosierung, die kontrollierte Dosisanpassung, die Gabe der Medikamente nach dem Prinzip der Antizipation und die Prophylaxe von Nebenwirkungen durch Begleitmedikamente.

Das Prinzip der Antizipation bedeutet, daß die nächste Medikamentengabe erfolgen muß, bevor der schmerzstillende Effekt der vorangegangenen Applikation aufgebraucht ist und bevor der Patient glaubt, daß die nächste Analgetikagabe notwendig wird. Nur auf diese Weise ist es möglich, die Erinnerung an und die Furcht vor dem Schmerz auszulöschen.

Werden diese Grundregeln nicht eingehalten, ist die Schmerztherapie zum Scheitern verurteilt. Alle Schmerztherapeuten haben die Erfahrung gemacht, daß die orale Schmerztherapie nicht konsequent genug betrieben wird. Viele Ärzte nehmen Nebenwirkungen und Komplikationen invasiver destruktiver Verfahren in Kauf, ohne die Möglichkeiten der oralen Therapie ausgeschöpft zu haben.

Der Arzt muß folgende „Standardfehler" vermeiden:
- Verschreibung „nach Bedarf",
- Standardosierung,
- zu schwaches Analgetikum,
- Unterschätzung der Schmerzintensität,
- Angst vor Suchterzeugung durch Vorurteile gegenüber den Opioiden,
- unzureichender Einsatz von Begleitmedikamenten,
- i.m.- oder i.v.-Applikationen, wenn eine orale Medikamentengabe möglich ist.

Ziel der Initialbehandlung ist eine deutliche Schmerzlinderung in den ersten 24–48 h und die Gewährleistung einer guten Nachtruhe.

Im Laufe der Behandlung wird der Analgetikaspiegel gegen den Schmerz des Patienten titriert, wobei die Dosis nach und nach soweit erhöht wird, bis der Patient ausreichend schmerzreduziert ist. Selbst ein erfahrener Schmerztherapeut unterschätzt in der Regel zu Beginn einer Schmerztherapie das Schmerzpotential.

Die Weltgesundheitsorganisation (WHO) hat Richtlinien zur Therapie von Patienten mit Tumorschmerzen erarbeitet, die inzwischen allgemein anerkannt sind.

Nach dem **Stufenschema der WHO** (Abb. 3 [106, 107]) beginnt eine regelmäßige Analgetikagabe bei einem niedrigen Schmerzpotential

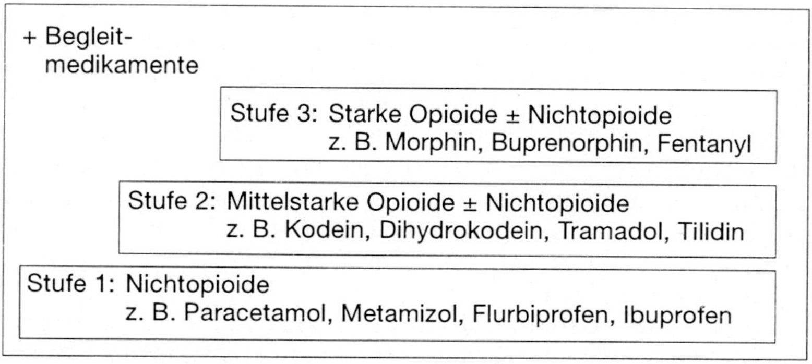

Abb. 3. WHO – Stufenplan [106, 107]

mit der Applikation von nichtopioidhaltigen („peripheren") Analgetika.

Ist dadurch keine zufriedenstellende Analgesie zu erreichen, ist
zusätzlich ein schwach zentralwirkendes Opioid indiziert. Durch den
unterschiedlichen Wirkort hat sich die Kombination von nichtopioidhaltigen und opioidhaltigen Analgetika bewährt.

Ist auch bei gleichzeitiger Gabe von Begleitmedikamenten der er-
zielte analgetische Effekt unzureichend, so ist der Übergang auf ein
stark wirkendes Opioid erforderlich. Die Basismedikation von
nichtopioidhaltigen Analgetika wird in der Regel beibehalten. In
allen Phasen der Schmerztherapie werden Begleitmedikamente eingesetzt und physikalische Maßnahmen durchgeführt; d. h. die Tumorschmerztherapie ist praktisch immer eine Kombinationstherapie
mit Monosubstanzen.

Bei nicht beherrschbaren Schmerzzuständen ist eine evtl. hochdosierte Neuroleptikagabe in Kombination mit Morphin als Ultima
ratio indiziert (dies ist nur sehr selten notwendig).

Das WHO-Stufenschema ist als Orientierungshilfe zu betrachten.
Es darf auf keinen Fall dazu führen, auf einen – für jeden Patienten
individuell angepaßten – Therapieplan zu verzichten, z. B. können
bei initial sehr starken Schmerzen die ersten 2 Stufen übersprungen
werden. Erfolgreiche nichtmedikamentöse Interventionen wie z. B.
eine Bestrahlung oder Neurolyse ermöglichen eine Dosisreduktion
oder gar ein Zurückschreiten im Stufenplan.

Zu den Einzelheiten der in der Schmerztherapie verwendeten
Pharmaka s. Abschnitt „Arzneimittel", S. 165–215.

6.2.1.2 Alternativen zur oralen Arzneimittelgabe

Als Variante der oralen Applikation kann die **sublinguale** Gabe angesehen werden. Sie hat dort ihren Vorteil, wo durch Passagehindernisse
im Ösophagus oder bei Schluckstörungen Tabletten und Tropfen nicht
mehr geschluckt werden können.

Die **intranasale** Applikation kurz wirksamer, starker Opiode ist
möglicherweise eine Methode der Zukunft, um plötzlich auftretende
starke Schmerzen schnell zu durchbrechen [91]. Diese Applikationsform ist für starke Opiode noch nicht zugelassen.

Die **rektale** Gabe von Opioiden [70] ist als passagere Lösung anzusehen, wenn eine orale Medikamenteneinnahme vorübergehend
oder definitiv nicht mehr möglich ist. Um die 4stündliche Einführung der Morphinsuppositorien zu umgehen, ist es möglich, die Mor-

phin-Retardtabletten in einer Gelatinekapsel rektal zu applizieren. Die Bioverfügbarkeit und der Retardeffekt der Morphintabletten gehen dadurch nicht verloren, so daß ein Zeitintervall von 12 h eingehalten werden kann.

In Großbritannien wurde in den letzten Jahren die Anwendung von Morphin **per inhalationem** eingehend untersucht [30]. Die in diese Methode gesetzten Hoffnungen konnten nicht erfüllt werden. Morphin ist zwar auch auf diesem Wege wirksam gegen Schmerzen und Dyspnoe, das Nebenwirkungsspektrum gegenüber der oralen Gabe aber unverändert bei gleichzeitig kurzer Wirkdauer.

Seit Herbst 1995 ist in Deutschland ein **transdermales Opioid-pflaster** [24, 112] zugelassen, das bei guter Patientencompliance eine sinnvolle Ergänzung ist. Indikationen sind Schluckstörungen (Umgehung des Gastrointestinaltraktes), Ileussymptomatik, therapieresistente Nebenwirkungen oraler Opioide und evtl. vor dem Einsatz invasiver Methoden bei einem mäßig starken Tumorschmerz mit stabilem Schmerzniveau.

Die **transkutane elektrische Nervenstimulation (TENS)** geht in ihrer Wirksamkeit bei einem tumorbedingten Schmerzsyndrom über den Plazeboeffekt nicht hinaus. Deswegen sollte sie hier nicht eingesetzt werden. Für nichttumorbedingte Schmerzen gelten die allgemein anerkannten Indikationen, z. B. Phantom- und Stumpfschmerzen, chronische Rückenschmerzen, Spannungskopfschmerz u. a.

Physiotherapeutischen Maßnahmen als Begleittherapie tumorbedingter Schmerzen haben einen hohen Stellenwert und sollten deshalb großzügig eingesetzt werden.

6.2.2 Invasive Verfahren

6.2.2.1 Nichtdestruktive Methoden
Die Notwendigkeit, eine orale Schmerztherapie abzubrechen, ergibt sich am häufigsten
1. bei Schluck- und Passagestörungen, also bei Gesichts- oder Ösophagus- sowie stenosierenden Magen-Darm-Karzinomen;
2. bei Patienten mit therapie- oder tumorbedingten Begleitsymptomen wie Übelkeit und Erbrechen;
3. bei unzureichender Analgesie unter der eben noch verträglichen Dosis;
4. bei nicht mehr tolerablen, dosisabhängigen Nebenwirkungen.

Die **sukutane** Opioidapplikation [19] ist ein einfaches und sicheres Verfahren, das bei chronischen Schmerzen in Form von Bolusgaben durch das Krankenpflegepersonal oder angeleitete Laien durchgeführt werden kann. Über Pumpensysteme (es gibt ein großes Angebot sehr unterschiedlicher Geräte) können konstante Flußraten und/oder vom Patienten gesteuerte Bolusgaben gewählt werden. Die Flußrate für die subkutane Applikation sollte nicht über 5 ml/h liegen. Eine subkutan gelegte Butterflynadel kann 5–7 Tage benutzt werden.

Die Umrechnung einer oralen Morphindosis zur subkutanen erfolgt im Verhältnis 2 : 1 (oral : subkutan).

Die **intravenöse** Analgetikazufuhr ist immer dann sinnvoll, wenn die Volumina für eine subkutane Gabe zu hoch sind, schmerzhafte Interventionen geplant sind oder eine parenterale Flüssigkeitszufuhr notwendig ist. Für einen längeren Zeitraum ist ein untertunnelter und mit einem Portsystem verbundener zentralvenöser Katheter zweckmäßig.

Bei sehr starken Schmerzen („Schmerznotfall") ist die intravenöse Opioidgabe die Therapie der Wahl; Morphin wird so lange 1–2-mg-weise titriert (in kurzen Abständen), bis eine deutliche Schmerzlinderung eintritt. In dieser Phase muß der Patient intensiv überwacht und die Schmerzreduktion in Relation zu den Nebenwirkungen (abnehmende Vigilanz und Atemfrequenz) beobachtet werden. Anschließend kann auf die orale Gabe umgestellt werden.

Die Umrechnung der intravenösen Morphindosis zur oralen verhält sich wie 3 : 1 (oral : intravenös).

Grundsätzlich sollte man festhalten, daß die Schmerztherapie für den Patienten *einfach* gestaltet werden sollte; nicht die Virtuosität komplizierten Denkens und Handelns ist entscheidend, sondern die einfache, für den Patienten verständliche, nachvollziehbare und erfolgreiche Schmerztherapie.

Wurde bei einem Patienten aufgrund seiner Krankheitssituation eine PEG-Sonde gelegt, können die Morphinkapseln geöffnet werden und die Morphingranula über die PEG-Sonde eingeschwemmt werden. Dabei ist zu beachten, daß die Sonde einen Durchmesser von 15 Charr haben sollte. Zum Einschwemmen der Granula auf keinen Fall Wasser verwenden, sondern dies mit einer Sondennahrung vornehmen. Anschließend sollte mit Wasser nachgespült werden.

Seit Februar 1997 gibt es ein Morphin-Retardgranulat, das sich als Morphintrinksuspension besonders gut für diese Applikationsweise eignet. In Wasser aufgelöst, kann es auch durch dünne Sonden gegeben werden.

Die Entdeckung, daß rückenmarknah [23, 52, 85, 110] und intraventrikulär applizierte Opioide [56, 110] eine gute und langanhaltende Schmerzunterdrückung bewirken, führte zu periduralen, spinalen und intraventrikulären Kathetertechniken. Indikationen für die Durchführung rückenmarknaher Opioidapplikationen sind eine unzureichende systemische Schmerztherapie, therapieresistente Nebenwirkungen bei systemischer Arzneimittelgabe, eine tumorbedingte Ileussymptomatik oder als zeitüberbrückende Maßnahme, bis andere Therapieverfahren (z. B. eine Bestrahlung) „gegriffen" haben.

Unklar ist z. Z. noch, ob die peridurale oder die intrathekale Kathetertechnik zu bevorzugen ist. Bei Langzeitbehandlung hat die intrathekale Therapie evtl. Vorteile, weil Periduralkatheter über Fibrosierungen zu veränderten Diffusionsverhältnissen führen oder über eine Septierung partiell unwirksam werden können. Andererseits können die periduralen Opioide mit Lokalanästhetika kombiert werden. Dies ist zwar bei intrathekaler Katheterlage ebenfalls möglich, die Risiken dieser Applikation sind aber so hoch anzusetzen, daß sie nur in Abteilungen mit ausreichender Erfahrung vertretbar sind. Weitere Risiken einer intrathekalen Opioidgabe über Kathetertechniken sind die Liquorfistel und aufsteigende Infektionen. Die Gefahr einer Infektion besteht auch bei einer periduralen Opioidgabe; zur Reduktion dieser Komplikation sollte bei längerer Liegezeit der Katheter untertunnelt werden. Die Implantation eines subkutanen Ports mit Anschluß an den Katheter sollte Standard sein, wenn die Indikation für die peridurale Anwendung gegeben ist und die Lebenserwartung des Patienten wenigstens einige Monate beträgt.

Tabelle 1.   Auswahlkriterien für die Implantationstechnik und Applikationsweise rückenmarknah verabreichter Opioide

Lebenserwartung	Technik	Applikation
< 3 Monate	PDK	Bolus oder externe Pumpe mit Dauerinfusion
3–6 Monate	PDK/SK + Portsystem	Bolus oder externe Pumpe mit Dauerinfusion
> 6 Monate	Pumpsystem	kontinuierliche Gabe

Tabelle 2.   Rückenmarknahe Applikation von Morphin

	Bolusdosis [mg]	Wirkdauer[h]
Peridural		
– initial	3–5	12 (1–96)
– später	bis zu 150	
intrathekal		
– initial	1–2	12 (1–40)
– später	bis zu 50	

Es gibt inzwischen eine große Anzahl unterschiedlicher Kathetersysteme, Ports und Pumpen, auf die nicht im einzelnen eingegangen werden kann. Die Tabellen 1 und 2 geben Auswahlkriterien für die Implantationstechnik und Applikationsweise, Dosisempfehlungen rückenmarknaher Opioide an. In der folgenden Übersicht (s. Kasten) sind Kontraindikationen und Nebenwirkungen dieser Applikationsform aufgeführt:

Kontraindikationen rückenmarknaher Opioidanalgesie
– lokale Infektionen,
– Gerinnungsstörungen,
– spinale Metastasen.

Nebenwirkungen rückenmarknaher Opioidanalgesie
– Übelkeit/Erbrechen   17%,
– Miktionsstörungen   10%,
– Juckreiz   1–2 %,
– Atemdepression   extrem selten.

Die **intraventrikuläre** Opioidgabe kann in Ausnahmefällen indiziert sein. Dies ist der Fall bei unzureichender oraler, parenteraler, periduraler oder spinaler Schmerztherapie und wenn lokale Verfahren nicht erfolgreich waren oder nicht indiziert sind. Nach Zech [112] werden die besten Ergebnisse bei Tumoren im Kopf-, Gesichts- und Nackenbereich, bei Weichteilinfiltration der oberen Extremitäten und des oberen Thorax sowie bei diffuser Knochenmetastasierung erzielt. Die initialen Tagesdosen betragen 0,25–0,5 mg (0,1–4 mg) Morphin.

Später liegen die Tagesdosen im Mittel bei 10 mg. Tagesdosierungen bis 36 mg [111] sind beschrieben.

Die Nebenwirkungsrate intraventrikulär applizierten Morphins ist relativ hoch; typischerweise sind dies Übelkeit, Erbrechen, Vigilanzstörungen, Halluzinationen, Infektionen, Leckage, Verstopfung des Katheters und v. a. Atemdepressionen (4%), besonders in der Einstellungsphase. Die Patienten müssen deswegen initial intensiv überwacht werden.

Eine nicht veröffentlichte Umfrage der Schmerzambulanz der Humboldt-Universität Berlin hat ergeben, daß 57 anästhesiologische und neurochirurgische Schmerzzentren Pumpenimplantationen in der Zeit von 1982 bis 1995 durchgeführt haben. Im Zeitraum von 1982 bis 1989 wurden 400 Pumpenimplantationen und in der Zeit von 1990 bis 1995 250 Pumpenimplantationen bei malignen Erkrankungen durchgeführt. Hieraus kann man ableiten, daß die invasiven Techniken in der Tumorschmerztherapie nur einen sehr geringen Prozentsatz ausmachen.

Nervenblockaden mit Lokalanästhetika spielen bei tumorbedingten Schmerzen eine untergeordnete Rolle. Ihr Stellenwert ist dort gegeben, wo diagnostische Blockaden zur Differenzierung zwischen somatischen und viszeralen Schmerzen beitragen. Darüber hinaus kann eine Blockade mit Lokalanästhetika eine Aussage darüber machen, ob eine Neurolyse des entsprechenden Gebietes zu einer ausreichenden Schmerzreduktion führen kann.

Zu den **Elektrostimulationsverfahren** gehören:
- transkutane elektrische Nervenstimulation (TENS),
- Hinterstrangstimulation („dorsal column stimulation",
  DCS) = epidurale spinale Elektrostimulation (ESES),
- Hirnstimulation („deep brain stimulation", DBS).

Alle 3 Verfahren haben bei tumorbedingten Schmerzen einen geringen Stellenwert. Bei therapiebedingten Schmerzen (z. B. nach Amputation) oder chronischen nichttumorbedingten Schmerzen (z. B. umschriebene Muskelschmerzen) ist der Einsatz der TENS sinnvoll.

Während die DCS bei Phantom- und Ischämieschmerzen, inkompletten Plexusläsionen und anderen inkompletten Nervenläsionen sowie der sympathischen Reflexdystrophie [110] einen Stellenwert hat, ist die DBS bei inkurablen Gesichtsschmerzen und Deafferenzierungsschmerzen in die therapeutischen Überlegungen mit einzubeziehen [109].

6.2.2.2 Destruktive Methoden

Die Abnahme der Indikationen für invasive destruktive Techniken ist in der Verbesserung der oralen und rückenmarknahen Schmerztherapie mit Opioiden zu sehen und in der Tatsache, daß neurodestruktive Verfahren
- zeitlich begrenzt wirken,
- nicht immer erfolgreich sind und
- zu einem hohen Prozentsatz Nebenwirkungen oder Komplikationen auslösen.

Neurolytische Blockaden werden zur Therapie starker Tumorschmerzen seit über 50 Jahren durchgeführt. Dem Vorteil, durch chemische Zerstörung von Schmerzen mit einer einmaligen Behandlung und ohne systemische Nebenwirkungen eine gute Schmerzreduktion zu erzielen, steht eine Reihe von Nachteilen [43] gegenüber:
- Die Wirkung ist lokal begrenzt.
- Die Wirkung ist durch regenerative Prozesse oder Tumorwachstum zeitlich begrenzt. Im Mittel hält eine neurolytische Blockade 3–6 Monate, die Variation liegt zwischen Stunden und Monaten.
- Es werden gleichermaßen sensible, motorische und vegetative Anteile des Nervs zerstört.
- Nach einer Neurolyse können eine Alkoholneuritis oder durch Deafferenzierung starke, nur schwer zu therapierende Schmerzsyndrome auftreten.

Diese Nachteile haben dazu geführt, daß zunächst mit den am wenigsten invasiven und sichersten Methoden begonnen wird. So kommen nichtdestruktive vor destruktiven Methoden zum Einsatz.
Die Indikation zu einer Neurolyse sollte nur gestellt werden, wenn
- ein fortgeschrittenes Stadium einer Tumorerkrankung vorliegt,
- die Lebenserwartung begrenzt ist (6–12 Monate),
- andere Verfahren (Pharmakotherapie, Radiatio) erfolglos waren.

Von der Vielzahl möglicher neurolytischer Blockaden haben heute in der Tumorschmerztherapie nur noch wenige Bedeutung, darunter die Neurolyse des Plexus coeliacus. Eine Neurolyse ist bei viszeralen Oberbauchschmerzen [43] indiziert; d. h. bei Tumoren oder Metastasen im Pankreas, Magen, der Leber, dem Colon ascendens oder Colon transversum, den Nieren, den Gallenwegen, distalem Ösophagus, Lymphomen des Oberbauches.

Die Wirkungsdauer einer Plexus coeliacus Neurolyse beträgt Wochen bis Monate und kann bei Wiederkehren von Schmerzen wiederholt werden. Sind allerdings somatische Strukturen befallen, ist diese Neurolyse allein nicht ausreichend.

Neben der Plexus-coeliacus-Neurolyse gibt es in seltenen Fällen die Indikation zu einer intrathekalen Neurolyse, zur Neurolyse des Grenzstranges bei viszeralen Schmerzen im Becken und Unterbauch sowie Neurolysen im Trigeminusbereich.

Untersuchungen von Grond et al. [42–45] zum Stellenwert neurolytischer Blockaden bei Tumorpatienten zeigten, daß die Neurolyse des Plexus coeliacus und die intrathekale sakrale Neurolyse bei den meisten Patienten (87%) nur zu einer mäßigen Schmerzreduktion führten, so daß in der Regel weiterhin eine medikamentöse Schmerztherapie notwendig war. Die Schmerzreduktion war auf 7–36 Tage bei der Coeliacusneurolyse bzw. 1–84 Tage bei der Sakralneurolyse begrenzt.

Neben der chemischen Neurolyse mit Alkohol oder Phenol ist auch eine Neurolyse durch Kälteanwendung (Kryoanalgesie) möglich. Bei einer Sondentemperatur von -65 bis -80° C werden bei diesem Verfahren die Nervenfasern bei intakter Nervenmembran zerstört [65]. Die Indikation zu einer Kryoanalgesie kann großzügiger gestellt werden als zu einer chemischen Neurolyse, da eine Restitutio ad integrum eintritt [111].

Die destruktiven **neurochirurgischen Verfahren** besitzen heute in der Therapie chronischer tumorbedingter Schmerzen nur noch einen geringen Stellenwert.

In seltenen Fällen ist bei therapieresistenten Schmerzen im Arm (Schädigung des Armplexus nach Ablatio mammae, Pancoast-Tumor u. a.) eine selektive hintere Rhizotomie indiziert, bei der die nozizeptiven Fasern der Hinterwurzel durchtrennt werden.

Die Chordotomie (Durchtrennung des Tractus spinothalamicus) in Höhe von C 1/C 2 wird zur Schmerzausschaltung in der Schulter-Arm-Region, in Höhe des 3.–5. Brustwirbels zur Therapie von Schmerzen in der unteren Körperhälfte durchgeführt.

Komplikationen (Schlafapnoe, Paresen, Blasenentleerungsstörungen, schmerzhafte Dysästhesien) und häufig nur kurzzeitiger Therapieerfolg haben dazu geführt, daß die neurochirurgischen destruktiven Verfahren eine strenge Indikationsstellung erfordern und nur noch in Einzelfällen zur Anwendung kommen [111].

7   Arzneimittel

7.1   Nichtopioidanalgetika

Analgetika werden heute in die beiden Hauptgruppen Nichtopioide und Opioide unterteilt.

Die Begriffe „peripher" und „zentral" wirkende Analgetika sollten nicht mehr verwendet werden, da sowohl für die peripheren Analgetika zentrale Wirkeigenschaften nachgewiesen sind wie für zentrale Analgetika periphere Wirkeigenschaften [114].

Nichtopioide sind pharmakologisch von sehr unterschiedlicher Struktur, wobei im wesentlichen unterschieden wird zwischen

I   nichtsauren, antipyretischen Analgetika,

II   sauren, antiphlogistisch-antipyretischen Analgetika und

III   Analgetika ohne antipyretische und antiphlogistische Wirkung.

Für die praktische Durchführung der Schmerztherapie ist es sinnvoll, aus der großen Anzahl von Substanzen einige wenige aus jeder Substanzgruppe auszuwählen, um mit diesen wenigen Substanzen möglichst viel Erfahrung zu sammeln, da Wirkungen und Nebenwirkungen dieser Einzelsubstanzen besser beurteilt werden können. Dann kann systematisch die Therapie begonnen, die Dosis erhöht und evtl. das Arzneimittel gewechselt werden.

Eine Übersicht über das Wirkungsspektrum nichtopiodhaltiger Analgetika, Applikationsformen, Dosierung, Wirkdauer und Nebenwirkungen geben die Tabellen 3 und 4.

7.1.1   Nichtsaure, antipyretische Analgetika

Paracetamol   Der Mechanismus der analgetischen Wirkung von Paracetamol ist noch weitgehend ungeklärt. Angenommen wird eine sowohl periphere wie zentralnervöse Prostaglandinsynthesehemmung. Gleichwohl ist der analgetische Effekt von Paracetamol eher gering einzustufen. Notwendige Tagesdosierungen von 6 g sollten nicht überschritten werden, da es durch Entstehen von Benzochinoniminen [114] zu Leberzellnekrosen kommen kann. Dosen über 10 g Paracetamol pro Tag führen bei Erwachsenen zu lebensbedrohlichen Leberschäden. Glutathionmangel (z. B. bei vorbestehenden Leberschäden) kann schon bei normaler Tagesdosis zum Leberversagen führen. Paracetamol hat *keine* antiphlogistische Wirkung.

Tabelle 3. Auswahl nichtopioidhaltiger Analgetika. Applikationsformen, Dosierung, Wirkdauer, Nebenwirkungen

I. Saure antiphlogistische antipyretische Analgetika	Stoffgruppe	Handelsname (Freiname)	Applikationsform oral	rektal	i.v.	Einzeldosis	Analgetische Wirkdauer [h]	Maximal dosis/Tag Langzeittherapie	Nebenwirkungen Kontraindikationen
1. Carbonsäuren	Salizylate	Azetylsalizylsäure (Aspirin)	1 Tbl. = 500 mg		1 Inj.-Fl. = 500 mg	0,5 – 1 g	4	6 g	gastrointestinale Störungen und Blutungen, allergische Reaktionen (Haut, Asthma)
	Arylpropionsäuren	Flurbiprofen (Froben)	1 Tbl. = 50 mg = 100 mg	1 Supp. = 100 mg		50 – 100 mg	4 – 6 (–12)	300 mg	Kopfschmerz, Schwindel, Somnolenz, Störungen der Hämatopoese
		Naproxen (Proxen)	1 Tbl. = 500 mg	1 Supp. = 250 mg = 500 mg		500 mg	12	1000 mg	gastrointestinale Beschwerden
		Ibuprofen (Imbun)	1 Tbl. = 500 mg	1 Supp. = 500 mg	i.m. = 400 mg	500 – 1000 mg	8	2500 mg	wie bei Flurbiprofen und Naproxen
	Arylessigsäuren Phenylessigsäure	Diclofenac (Voltaren)	1 Tbl. = 25 mg = 50 mg retard 100 mg	1 Supp. = 50 mg = 100 mg	1 Amp. = 3 mg = 75 mg	25 – 100 mg	6 – 8	150 mg	Schwindel, Ohrensausen, Schwerhörigkeit Kontraindikationen: hämorrhagische Diathese, Magen-Darm-Ulzera
	Indole	Indometacin (Amuno)	1 Tbl. = 25 mg = 50 mg retard: 75 mg Sirup: 5 ml = 1 TL = 25 mg	1 Supp. = 50 mg = 100 mg		25 – 100 mg	8 – 12	150 mg	Kopfschmerz, Schwindel, Somnolenz, Psychose, Sehstörungen (Retina), Störungen der Hämatopoese

Tabelle 3. Fortsetzung

2. Ketoenolsäuren	Pyrazolidin	Phenylbutazon (Butazolidin)	1 Drg. = 200 mg	1 Supp. = 250 mg		200 – 250 mg	(12) Plasmahalbwertszeit 70	600 mg initial; dann 200 mg	gastrointestinale Störungen, Kopfschmerz, Schwindel, Somnolenz, Seh-, Hörstörungen, Leber-, Nierenschaden, Störung der Hämatopoese, Na$^+$ und H$_2$O-Retention
II. Nichtsaure antipyretische Analgetika	Anilinderivate	Paracetamol (Ben-u-ron)	1 Tbl. = 500 mg Saft: 5 ml = 1 TL = 200 mg	1 Supp. = 500 mg = 1 g		0,5 – 1 g	4	6 g	Leberschädigung; Kontraindikation: schwere Nierenfunktionsstörung, Saccharoseintoleranz
	Pyrazolinone	Metamizol (Novalgin)	1 Tbl. = 20 Trpf. = 500 mg	1 Supp. = 1 g	1 Amp. 2 ml = 1 g 5 ml = 2,5 g	0,5 – 1 g	4	6 g (– 9g)	Hautreaktionen, Schock, Leukopenie, Agranulozytose; Kontraindikation: Akute hepatische Porphyrie, Glukose-6-Phosphat-Dehydrogenase-Mangel
III. Nichtopioidanalgetika ohne antipyretische und antiphlogistische Wirkung	Pyridylkarbamate	Flupirtin (Katadolon)	1 Kps. = 100 mg	1 Supp. = 75 mg = 150 mg		100 – 200 mg	(6–) 8	300 – 600	Vigilanzstörungen, Unruhe, Bewegungsstörungen
	Benzoxazozine	Nefopam (Ajan)	1 Tbl. = 30 mg		1 Amp. = 20 mg	30 – 90 mg	(4–) 8	bis 270	Herzfrequenz, Blutdruck, Schweißausbrüche, Vigilanzstörungen

Tabelle 4. Wirkungsspektrum nichtopioidhaltiger Analgetika; + bis +++ zunehmende Wirkung, – keine Wirkung

Freiname	Handelsname z.B.	Einzeldosis (mg)	Intervall [h]	Analgesie	Antiphlogistische Wirkung	Antipyrese	Spasmolytische Wirkung	Kommentar
Azetylsalizilsäure	Aspirin ASS-ratiopharm	500–1000	4	++	+	++	–	Verwenden wir wegen der gastrointestinalen Nebenwirkungen nicht.
Paracetamol	Ben-u-ron	1000	4	+	–	++	–	Keine grastrointestinalen Nebenwirkungen. Vorsicht bei vorbestehenden Leberschäden. Tagesdosen nicht > 6 g wählen. Ausweichsubstanz, wenn Kontraindukationen zu Metamizol bestehen.
Metamizol	Novalgin Novaminsulfon	500–1000	4	+++	(+)	+++	+	Leukopenie, Agranulozytose sehr selten; Anaphylaxie bei i.v.-Gabe. *Wichtigstes nichtopioides Analgetikum in der Tumorschmerztherapie*
Flurbiprofen	Froben	50–100	4 (–12)	++	+++	+	–	Selten Schwindel, Somnolenz, Störung der Hämatopoese, gastrointestinale Nebenwirkungen. Ersatzweise können Ibuprofen und Naproxen, deren analgetische Potenz etwas niedriger einzustufen ist, eingesetzt werden.
Flupirtin	Katadolon	100–(200)	8	++	–	–	–	Muskelrelaxierende Wirkung; Einsatz bei neuropathischem Schmerz; sedierende Nebenwirkung.

Metamizol   Metamizol hat kaum eine antiphlogistische, dafür aber eine gute analgetische, antipyretische und spasmolytische Wirkung. Metamizol hemmt direkt die Erregungsübertragung im nozizeptiven System [115] und aktiviert die vom periaquäduktalen Grau ausgehende Hemmung. Wegen der Gefahr einer Agranulozytose ist Metamizol in einigen Ländern nicht verfügbar. Diese tritt meist nach i.v.-Gabe auf und imponiert zunächst als Tonsillitis oder Pneumonie, die in eine Sepsis übergehen kann. Rechtzeitiges Absetzen von Metamizol und eine Antibiotikatherapie verhindern diesen Verlauf, da sich die Granulozyten rasch regenerieren. Anaphylaktoide Reaktionen sind nach oraler Gabe äußerst selten.

Aufgrund der guten allgemeinen und gastrointestinalen Verträglichkeit und der guten analgetischen Wirksamkeit ist Metamizol das wichtigste Nichtopioid in der Tumorschmerztherapie.

7.1.2   Saure, antiphlogistisch-antipyretische Analgetika („non-steroidal antiinflamatory drugs", NSAID)

Substanzen dieser Wirkgruppe sind in der Lage, die Prostaglandinsynthese aus der Arachidonsäure zu unterdrücken. An dieser Umwandlung ist ein Enzymsystem beteiligt, besonders die Zyklooxygenase. Deswegen werden die nichtsteroidalen Antiphlogistika auch Zyklooxygenasehemmer genannt.

Prostaglandine werden nicht nur im Rahmen von Entzündungen gebildet, sondern nehmen auch sonst im Körper regulatorische Funktionen wahr. So lassen sich charakteristische unerwünschte Arzneimittelwirkungen ableiten. Einerseits werden unabhängig von der Art der Applikation hohe Wirkstoffspiegel im entzündlichen Gewebe erreicht. Andererseits treten auch Anreicherungen im Magen-Darm-Trakt, in den Nieren, im Knochenmark und in der Leber auf.

Azetylsalizylsäure   Azetylsalizylsäure gilt als Referenzsubstanz bei den Nichtopioiden; das liegt u. a. daran, daß die Azetylsalizylsäure weltweit im Handel ist, dagegen steht z. B. Metamizol in Schweden, Großbritannien oder den USA nicht zur Verfügung.

Während bei kurzfristiger Einnahme selten Nebenwirkungen auftreten, ist bei längerfristiger Einnahme mit zahlreichen Nebenwirkungen zu rechnen; im Vordergrund stehen die gastrointestinalen Nebenwirkungen. Diese treten trotz Magenschutzprophylaxe bei notwendigen Dosierungen von 4–6 g pro Tag nach einigen Wochen so häufig auf, daß wir die Azetylsalizylsäure nur noch extrem selten einsetzen.

Arylessigsäuren, Arylpropionsäuren, Ketoenolsäuren   Substanzen dieser heterogenen Gruppen stammen von organischen Säuren ab. Wie die Azetylsalizylsäure besitzen sie neben dem peripheren Wirkmechanismus auch zentral wirksame Eigenschaften, deren Ursache ebenfalls in der Hemmung der Prostaglandinsynthese im ZNS zu erklären ist. Nebenwirkungen dieser Substanzen betreffen v. a. den Gastrointestinaltrakt (besonders Ulkusbildung), die Nieren (Niereninsuffizienz) und das ZNS (Vigilanzminderungen).

Von den Arylessigsäuren hat Diclofenac die weiteste Verbreitung gefunden, bei den Arylpropionsäurederivaten Ibuprofen (s. Tabelle 4).

Wir bevorzugen das in Großbritannien weitverbreitete und seit vielen Jahren bewährte Flurbiprofen. Neben der im klinischen Alltag erwiesenen hervorragenden gastrointestinalen Verträglichkeit hat es einen sehr guten antiphlogistischen und analgetischen Effekt bei geringem Einfluß auf die Vigilanz.

7.1.3   Nichtopioidanalgetika ohne antipyretische und antiphlogistische Wirkung

In diese Gruppe gehören Flupirtin und Nefopam, deren Wirkungsmechanismus noch nicht ausreichend aufgeklärt ist.

Flupirtin hat eine deutlich muskelrelaxierende Wirkung; die Tagesdosis sollte nicht über 600 mg liegen [114].

Nefopam ist ein starkes Nichtopioid; 15 mg i.m. sind analgetisch äquivalent zu 50 mg Pethidin i.m [94].

Für beide Substanzen ist der klinische Stellenwert noch nicht zu bewerten [114].

7.2   Opioide

7.2.1   Wirkung

Die Wirkungen der Opioide werden über spezifische Rezeptoren (Opioidrezeptoren) im Körper vermittelt [15], die peripher, besonders aber spinal (Substantia gelatinosa) und supraspinal (limbisches System, periaquäduktales Grau, Medulla oblongata) zu finden sind [53].

Opioide bewirken über Rezeptorinteraktion eine
- Hemmung der aszendierenden Schmerzleitung auf der Ebene der Umschaltung im Rückenmark,
- Aktivierung des deszendierenden schmerzmodulierenden Systems,
- Hemmung der Schmerzausbreitung im Hirnstamm und Thalamus sowie Linderung des Schmerzerlebens durch Wirkungen im limbischen System [53].

Unter Opioiden verstehen wir alle Substanzen, die an Opioidrezeptoren wirksam werden, wobei bezüglich ihrer Wirkungen die Opioide in Agonisten, partielle Agonisten, Agonist-Antagonisten und Antagonisten unterschieden werden.

Die meisten im klinischen Einsatz befindlichen Opioide sind, wie z. B. das Morphin, reine Agonisten. Buprenorphin ist ein partieller Agonist, während Pentazocin ein Vertreter der Agonist-Antagonisten ist. Ein reiner Antagonist ist das Naloxon; es wirkt an den µ-, κ-, δ- und σ-Rezeptoren antagonistisch.

Partielle Agonisten und Agonist-Antagonisten besitzen einen Ceilingeffekt, d. h. nach Erreichen eines Wirkungsmaximums führt eine weitere Dosissteigerung zu keiner weiteren Wirkungszunahme bezüglich ihres analgetischen Effektes. Reine Agonisten scheinen keinen Ceilingeffekt bezüglich ihrer analgetischen Wirkung zu haben.

Die unterschiedlichen pharmakologischen Eigenschaften der verschiedenen Opioide sind durch die Wechselwirkungen mit den Opioidrezeptoren zu erklären. So unterscheiden sich die Opioide einmal durch die Affinität zum Rezeptor, d. h. durch die Stärke, mit der sie sich an den Rezeptor binden [51]. Nach der Bindung an den Rezeptor wird eine Reaktion des Rezeptors mit seinem Effektorsystem ausgelöst (sog. „intrinsic activity").

Ist die „intrinsic activity" gleich null, ist trotz hoher Rezeptorbindung ein analgetischer Effekt nicht zu erreichen (z. B. Naloxon als reiner Antagonist).

Für die Wirkstärke eines Opioids sind das Ausmaß der Rezeptoraffinität und die intrinsische Aktivität die verantwortlichen Faktoren [53]. Für den klinischen Einsatz ist es wichtig, zwischen Potenz und Effektivität eines Opioids zu unterscheiden [7, 53, 58].

Tabelle 5. Auswahl opioidhaltiger Analgetika: Applikationsformen, analgetische Äquivalenz, Wirkdauer, Wirktyp

Chemische Stoffgruppe	Freiname	Handelsname	Applikationsform oral	rektal	i.v.	Analgetische Äquivalenz der Einzeldosis	Analgetische Wirkdauer [h]	Initiale Einzeldosis (ohne Gewähr)	Wirkung
Opiumalkaloid	Kodein	C. phosph. comp.	= 30 mg = 50 mg			1/10	4 – 6	30 – 100 mg	agonistisch
	Morphin	MST Continus	1 Ret.-Kps. = 30/60 mg				24 (Ret.-Kps.)	30 mg	agonistisch
		MST Mundipharma	1 Ret.-Tbl. = 10/30/60/100/200 mg			1	8 – 12 (retard)	oral: 10 – 30 mg	agonistisch
		MST Retardgranulat	1 Beutel 20 / 30 mg						
		MSR Mundipharma		1 Supp. = 10/20/30 mg		1	8 – 12	20 mg	agonistisch
		MSI Mundipharma Morphin Merck			1 Amp.: 1 ml = 10/20 mg 1 Amp.: 5 ml = 100 mg 1 Amp.: 10 ml = 200 mg		4 (Lsg./Supp.) 2 (i.v.) –4	rektal: 10 – 30 mg i.v. 5 – 15 mg	agonistisch
		Sevredol	1 Tbl. = 10/20 mg				4 (Tbl.)		
Semisyn-thetische	Diamorphin	Heroin	in Deutschland nicht im Handel			1,5	3 – 4	7,5 – 20 mg i.v. 2,5 – 10 mg	agonistisch
	Dihydro-kodein	DHC Mundi-pharma	1 Ret.-Tbl. = 60/90/120 mg			1/6	12	60 mg	agonistisch
Opioide	Hydro-morphon	Dilaudid			1 Amp. = 1 ml = 2 mg	6	4 – 5	0,5 – 2 mg	agonistisch
	Buprenor-phin	Temgesic Temgesic forte	1 s.l.-Tbl. = 0,2 mg = 0,4 mg		1 Amp. = 0,3 mg	60 – 70	6 – 8	0,2 – 0,6 mg	partiell agonistisch
	Hydro-codon	Dicodid	1 Tbl. = 10 mg		1 Amp. = 1 ml = 15 mg	1	4 – 8	5 – 10	agonistisch
	Oxycodon	in Deutschland z. Zt. nicht im Handel	1 Tbl. = 5 mg		1 Amp. = 10/20 mg	1,5 bei oraler Gabe	3 – 5	5 – 10 mg	agonistisch

Tabelle 5. Fortsetzung

Synthetische Opioide								
Pentazocin	Fotral	1 Tbl. = 25 mg 1 Kps. = 50 mg	1 Supp. = 50 mg	1 Amp. = 30 mg	1/6	2 – 3	25 – 50 mg	partiell antagonistisch
Fentanyl	Durogesic	Membranpflaster 25, 50, 75, 100 µg/h	trans-dermal		70 – 100	72	25 µg/h	agonistisch
Penthidin	Dolantin	25 Trpf. = 1 ml = 50 mg	1 Supp. = 100 mg	1 Amp. = 1 ml = 50 mg	1/8	2 – 3	50 – 100 mg	agonistisch
Tilidin	Valoron – N	1 Kps. = 50 mg 20 Trpf. = 50 mg		1 Amp. = 50 mg	1/10	2 – 4	50 mg	agonistisch – antagonistisch gemischt
Cetobemidon	Cliradon	in Deutschland nicht im Handel			1	4 – 5	5 – 15 mg	agonistisch
Piritramid	Dipidolor			1 Amp. = 2 ml = 15 mg	3/4	6 – 8	7,5 – 30 mg	agonistisch
Levo-Methadon	L-Polamidon	20 Trpf. = 1 ml = 5 mg		1 Amp. = 1ml = 5 mg	Einzel: 1,5 Dauer: 3 – 4	Einzel: 3 – 4 Dauer: 6	2,5 mg	agonistisch
Tramadol	Tramal Tramundin	1 Kps. = 50 mg 20 Trpf. = 0,5 ml = 50 mg	1 Supp. = 100 mg	1 Amp. 1 ml = 50 mg 2 ml = 100 mg	1/10	2 – 4	50 – 100 mg	agonistisch
	Tramundin retard	1 Tbl. = 100, 150, 200 mg				8 – 12h		
Dextropropoxyphen	Develin-retard	1 Ret.-Kps. = 150 mg			1/20	8 – 12	150 – 300 mg	agonistisch

Tabelle 5 zeigt eine Auswahl opioidhaltiger Analgetika mit ihren Applikationsformen, ihrer analgetischen Äquivalenz, ihrer Wirkdauer und ihrem Wirktyp.

7.2.2 Nebenwirkungen

Der große Vorteil bei der Schmerztherapie mit Opioiden ist die Tatsache, daß wir die Nebenwirkungen dieser Substanzgruppe – insbesondere von Morphin und Kodein – gut kennen und in der Regel durch prophylaktische Maßnahmen verhindern können.

Ein weiterer Vorteil der Opioide besteht darin, daß auch bei Langzeittherapie nicht mit Organschäden zu rechnen ist; so gibt es z. B. keinen Hinweis auf Nieren-, Leber- oder Knochenmarkschädigungen durch die Applikation von Opioiden.

Grundsätzlich ist zwischen Nebenwirkungen zu unterscheiden, die bei regelhafter Anwendung der Opioide häufig oder selten vorkommen, ob diese Nebenwirkungen potentiell gefährlich oder therapierbar sind und ob sie dauerhaft oder vorübergehend sind.

Atemdepression und psychische Abhängigkeit gehören zu den am meisten gefürchteten Nebenwirkungen einer Therapie mit Opioiden.

7.2.2.1 Atemdepression

Bei schmerzfreien gesunden Probanden führt die Applikation eines Opioids dosisabhängig zu einer Atemdepression [53, 58], die durch gleichzeitige Sedierung verstärkt wird.

Schmerz verursacht offensichtlich eine Stimulation des Atemzentrums durch Erhöhung der Aktivität der Formatio reticularis [53]. Darüber hinaus entsteht eine Toleranzausbildung gegenüber der atemdepressiven Wirkung der Opioide bei wiederholter Einnahme [16]. Schmerz wird als physiologischer Antagonist [47, 103] zu einer opioidbedingten Atemdepression angesehen. Orientiert man sich in der Schmerztherapie mit Opioiden an der von dem Patienten angegebenen Schmerzreduktion, ist *eine Atemdepression nicht zu befürchten.*

Kommen zusätzlich andere schmerztherapeutische Verfahren zum Einsatz (z. B. eine Leitungsanästhesie oder Neurolyse), ist mit einem niedrigeren Opioidbedarf zu rechnen. Die Opioiddosis diesem möglicherweise veränderten Bedarf nicht anzupassen, entspricht einem Kunstfehler (Bsp. s. S. 196).

Ist eine opioidbedingte Atemdepression aufgetreten, hängt es von der klinischen Situation ab, ob eine Antagonisierung mit Naloxon erfolgen sollte oder ob es ausreicht, die weitere Opioidgabe einzustellen.

7.2.2.2 Psychische Abhängigkeit

Der Terminus „psychische Abhängigkeit" hat den Begriff „Sucht" abgelöst, wenngleich letzterer bei Laien und in medizinischen Bereichen immer noch häufig benutzt wird.

Psychische Abhängigkeit umschreibt das zwanghafte Bestreben, mit Hilfe einer Substanz einen bestimmten psychischen Effekt zu erreichen. Gleichzeitig ist dies verbunden mit Kontrollverlust bei der Anwendung, häufig gefolgt von Zerstörung sozialer Bindungen und Beschaffungskriminalität.

Umfangreiche klinische Erfahrungen mit dem indizierten Einsatz von Opioiden haben immer wieder zeigen können, daß psychische Abhängigkeit bei Patienten mit Tumorerkrankungen und Schmerzen *kein klinisch relevantes Risiko* ist [53, 79, 89].

Tumorpatienten haben ein Verlangen nach dem schmerzstillenden und *nicht* nach dem psychischen Effekt des Opioids. Deswegen darf einem Patient mit Tumorschmerzen *keinesfalls* ein Opioid vorenthalten werden.

7.2.2.3 Physische Abhängigkeit

Unter physischer Abhängigkeit einer Opioidtherapie wird das Auftreten typischer Entzugssymptome verstanden, wenn das Opioid abrupt abgesetzt oder ein Antagonist appliziert wird. Die exzitatorische Wirkung ist bei Absetzen des Opioids auf ein Überwiegen der normalen Gegenregulation im ZNS zurückzuführen.

Eine Entzugssymptomatik kann bei geplanter Beendigung einer Opioidtherapie verhindert werden, wenn die Opioiddosis schrittweise reduziert wird. Die körperliche Abhängigkeit darf deswegen auf keinen Fall mit der psychischen Abhängigkeit (Sucht) gleichgesetzt oder verwechselt werden.

7.2.2.4 Toleranzentwicklung

Toleranzentwicklung bei der Einnahme von Arzneimitteln ist charakterisiert durch die Notwendigkeit einer Dosiserhöhung, um den gleichen Effekt zu erreichen.

Opioide haben die Eigenschaft einer selektiven Toleranzentwicklung. Gegenüber der obstipierenden Wirkung eines Opioids (besonders Morphin, Kodein, Dihydrokodein) entwickelt sich keine Toleranz. Im Gegensatz dazu steht die Toleranzentwicklung innerhalb von einigen Tagen in bezug auf die Symptome Übelkeit, Erbrechen, Atemdepression und Sedierung. Eine *Toleranzentwicklung gegenüber dem analgetischen Effekt tritt nicht ein.*

Eine Dosissteigerung des Opioids ist in der Regel auf ein Fortschreiten der Tumorerkrankung zurückzuführen [31].

7.2.2.5 Sedierung

Zu Beginn einer Therapie mit Opioiden ist Sedierung ein häufiges Symptom. Innerhalb weniger Tage (selten mehr als 8 Tage) entwickelt sich eine Toleranz gegenüber der vigilanzmindernden Wirkung des Opioids. Vor Beginn einer Therapie sollten Patienten und deren Angehörige auf diese Nebenwirkung hingewiesen werden, damit keine unnötige Beunruhigung auftritt. In der Regel empfinden die Patienten diesen initial sedierenden Effekt als angenehm und freuen sich über den erholsamen, regenerierenden Schlaf.

Wenn die Müdigkeit anhält und zu einem für den Patienten belastenden Problem wird oder im Verlauf der Therapie auftritt, sollten folgende Strategien überlegt werden:
– Alle eingesetzten Arzneimittel auf zentraldämpfenden Effekt überprüfen, evtl. reduzieren oder absetzen,
– Opioiddosis reduzieren,
– Opioidwechsel,
– Amphetamine einsetzen (Methylphenidat – Ritalin) [10, 11],
– Komedikation optimieren,
– invasive Verfahren überlegen.

7.2.2.6 Verwirrtheit und Halluzinationen

Verwirrtheit und Halluzinationen sind Symptome, die ausgesprochen selten als Nebenwirkung einer Opioidtherapie auftreten. Deswegen müssen erst alle anderen möglichen Ursachen differentialdiagnostisch abgeklärt werden.

Die symptomatische Behandlung beginnt in der Regel mit der Gabe von Haloperidol 0,5 mg per os alle 8 h; evtl. sind Tagesdosen zwischen 5 und 10 mg notwendig. Erst bei Unwirksamkeit von Haloperidol kommen auch die sedierenden Neuroleptika, wie Levomepromazin (Neurocil), zum Einsatz.

7.2.2.7 Übelkeit und Erbrechen

Übelkeit und Erbrechen kommen zu Beginn einer Therapie mit Opioiden häufig vor. Die Inzidenz liegt bei ca. 20% und wird von den Patienten als sehr belastend empfunden mit der Folge, daß sie das Opioid absetzen. Aus diesem Grunde geben wir routinemäßig zu Beginn einer Opioidtherapie prophylaktisch Antiemetika. Da sich nach ca. 1 Woche eine Toleranz gegenüber der emetischen Wirkung des Opioids entwickelt, setzen wir das Antiemetikum nach ca. 10 Tagen ab, wenn nicht andere Gründe (z. B. Übelkeit durch gastrointestinale Tumoren u. a.) für den weiteren Einsatz sprechen.

Ursachen der opioidinduzierten Nausea und Emesis sind in der Erregung der Chemorezeptoren in der Area postrema der Medulla oblongata (Chemorezeptortriggerzone), einer Vestibularisreizung und/oder in direkten Wirkungen im Gastrointestinaltrakt zu sehen.

Mittel der ersten Wahl bei opioidbedingter Übelkeit sind Haloperidol und Metoclopramid (Näheres s. die Abschnitte „Antiemetika", S. 199–201, und „Symptomkontrolle", S. 219).

7.2.2.8 Obstipation

Obstipation ist die wichtigste und hartnäckigste Nebenwirkung bei der Schmerztherapie mit Opioiden, besonders bei Kodein und Morphin. Ursache einer Obstipation durch Morphin ist die Bindung des Morphins an Opioidrezeptoren im Darm und ZNS [54, 57]. Nicht nur die periphere, sondern auch die intrathekale und intraventrikuläre Applikation von Morphin führt zu einer Verzögerung der Darmpassage. Am Dünn- und Dickdarm kommt es zu einer Hemmung der Kontraktion der Längsmuskulatur durch Hemmung der Freisetzung von Azetylcholin aus dem Plexus myentericus. Folge ist eine Abnahme der propulsiven Motorik.

Darüber hinaus bewirkt Morphin eine Zunahme der segmentalen Kontraktion. Durch die verlängerte Verweildauer des Darminhaltes kommt es zu Wasserentzug, und der Fäzes wird eingedickt.

Weiterhin kommt es zu einer Verminderung der intestinalen, gastrischen, biliären und pankreatischen Sekretion. Verstärkt wird die Obstipation durch Zunahme des Tonus der intestinalen Sphinkteren und Abnahme des Defäkationsreflexes.

Gegenüber der morphinbedingten Obstipation entsteht *keine* Toleranzentwicklung; deswegen *müssen Laxanzien so lange gegeben werden, wie eine Morphintherapie notwendig ist.*

Aufgrund klinischer Erfahrungen haben sich folgende Maßnahmen als Obstipationsprophylaxe bei der Schmerztherapie mit Morphin bewährt:

Basismaßnahmen   Zunächst sollte eine Anamnese erhoben werden bezüglich des Stuhlgangs und einer erfolgreichen und erfolglosen Laxanzienanwendung. Ballaststoffreiche Kost, ausreichende Flüssigkeitszufuhr und körperliche Aktivitäten sind sinnvolle Basismaßnahmen zur Verhütung einer Obstipation, die allerdings bei Patienten mit Schmerzen und fortgeschrittener Tumorerkrankung häufig nicht mehr möglich sind.

Laxanzien   Die Indikation zur Therapie mit Laxanzien ist praktisch immer gegeben (Ausnahmen, z. B. „short bowel syndrom"), und eine Obstipation bei der Therapie mit Morphin ist als Folge einer unzureichenden Prophylaxe anzusehen.

Obwohl die Obstipation durch Morphin hinreichend bekannt ist, gibt es überraschenderweise kaum experimentelle Untersuchungen bezüglich der Auswahl und Dosierung von Laxanzien.

Gesichert ist heute, daß bei einer Schmerztherapie mit Morphin
– Laxanzien regelmäßig gegeben werden müssen,
– die Dosis der Laxanzien sich nach dem Erfolg richtet und deswegen rechtzeitig und individuell angepaßt werden muß.

Laxanzien haben unterschiedliche Wirkungsmechanismen (s. S. 202–204). Folgendes „Stufenschema" hat sich bei uns als Obstipationsprophylaxe und Obstipationstherapie bei Einsatz von Opioiden, besonders Morphin, bewährt:

„Stufenschema" der Laxanzientherapie bei Opioidgabe

1. Laxoberal 10–20 Trpf.; wenn kein Erfolg:
2. Agarol und/oder Liquidepur bzw. Colonorm (je 1–2 Eßlöffel.);
3. zusätzlich zu 2. Dulcolax-Supp.;
4. zusätzlich zu 2. und 3. ein Microklist und/oder Einlauf;
5. in Extremfällen: Gastrografin 50–100 ml oral;
6. wenn nötig, manuelle Ausräumung.

Bei niedriger Dosierung von Morphin (z. B. 2mal 30 mg Morphin-Retardtabletten) oder dem Einsatz weniger obstipierend wirkender Opioide (z. B. Buprenorphin, Tramadol) reicht in der Regel die Gabe von einem propulsiv wirkenden Laxans (Laxoberal 10–15 Tropfen) aus. Alternativ oder bei Dosissteigerung kann Agarol (Weichmacher) allein oder in Kombination mit Laxoberal gegeben werden; bei stärkerer Obstipationsneigung ist die Kombination von Agarol und Liquidepur vorzuziehen. Bei weiterhin bestehenden Defäkationsschwierigkeiten sind propulsiv wirkende oder weichmachende Suppositorien, Klysmen, Einläufe oder gar manuelle Ausräumung zu überlegen.

Die Analyse von 243 Patienten unserer Palliativstation, die zur Schmerztherapie Morphin erhielten, zeigte, daß 235 Patienten Laxanzien benötigten. Um einen regelmäßigen Stuhlgang zu erzeugen, benötigten 88 Patienten 1, 96 Patienten 2, 43 Patienten 3 und 8 Patienten über 3 verschiedene Laxanzien bzw. laxative Maßnahmen.

7.2.2.9 Blasenentleerungsstörungen
Da Opioide eine Erhöhung des Sphinktertonus bewirken, kann die Folge eine Blasenentleerungsstörung sein, die in der Regel passagerer Natur ist. Bleibt das Problem bestehen, ist manchmal die Gabe von Carbachol (Doryl) erfolgreich; evtl. ist aber eine Blasenkatheterisierung notwendig.

7.2.3   Opioide für schwache und mittelstarke Schmerzen

Opioide sind mehr oder weniger willkürlich in schwache und starke Opioide unterteilt worden. Neuere Empfehlungen [48] laufen darauf hinaus, die Opioide als *eine* pharmakologische Gruppe zu betrachten und nach ihrer Verwendung bei Schmerzzuständen unterschiedlicher Intensität einzuteilen.

Zu den Opioiden, die bei schwachen und mittelstarken Tumorschmerzen eingesetzt werden, gehören in erster Linie Kodein, Dihydrokodein, Tramadol und Dextropropoxyphen, wohingegen Tilidin N und Pentazocin nur einen geringen (Tilidin N) bzw. gar keinen Stellenwert (Pentazocin) in der Tumorschmerztherapie besitzen.

Kodein   Kodein war lange Zeit bei uns Mittel der Wahl bei geringen und mittelstarken opioidsensiblen Schmerzen. Inzwischen ist es von den Retardpräparaten verdrängt worden. Kodein hat einen sicheren Wirkungszeitraum von 4 h und wird in einer Dosierung von 30–120 mg im regelmäßigen Zeitintervall von 4 h gegeben. Wichtigste Nebenwirkung ist die Obstipation, die so hartnäckig ist wie beim Einsatz von Morphin; es muß deswegen *immer* eine Obstipationsprophylaxe betrieben werden.

Kodein ist ein Pro-drug und wird zu Morphin und Norkodein metabolisiert. 30 mg Kodein per os ist dosisäquivalent zu 50–60 mg Azetylsalizylsäure.

Dihydrokodein   Es handelt sich um ein semisynthetisches Opioid, dessen analgetische Potenz etwa $^1/_3$ größer ist als Kodein [96]. Ein wesentlicher Vorteil liegt in der Tatsache, daß diese Substanz auch in retardierter Form zur Verfügung steht. Die Wirkungsdauer beträgt 8–12 h, wobei man in der Regel mit der 2mal-täglichen Gabe auskommt. Nebenwirkungen sind insbesondere Obstipation – vergleichbar mit Kodein und Morphin – und Übelkeit, die häufiger als bei Kodein aufzutreten scheint.

Tramadol   Die Bioverfügbarkeit bei oraler Aufnahme liegt bei ca. 70%, und die analgetische Äquivalenz zu Morphin beträgt $^1/_{10}$. Die analgetische Wirkung von Tramadol kommt sowohl über Bindung an die Opioidrezeptoren als auch über Verminderung der präsynaptischen Noradrenalin- und Serotoninwiederaufnahme zustande [81].

Obwohl Tramadol Obstipation seltener als Kodein und Dihydrokodein bewirkt, haben wir aufgrund der ausgeprägten Übelkeit, insbesondere aber wegen der häufig kurzen klinischen Wirkdauer von nur 2 h lange Zeit auf den Einsatz verzichtet.

Diese Einstellung zu Tramadol hat sich bei uns seit der Einführung der retardierten Form geändert; eine sichere Wirkdauer von 8–12 h, selten auftretende Übelkeit und wenig Probleme mit der Obstipation sind für uns Gründe, Tramadol retard als Opioid der Wahl bei schwachen bis mittelstarken opioidsensiblen Schmerzen anzusehen. Mit Tagesdosen von 1000 mg ist der Ceilingeffekt erreicht.

Dextropropoxyphen   Dieses synthetische Opioid ist strukturell dem Methadon verwandt; die analgetische Potenz im Vergleich zu Kodein beträgt ca. $^1/_2$.

Wegen der langen Plasmahalbwertszeit des Abbauproduktes Norproproxyphen von ca. 30–36 h besteht Kumulationsgefahr [96].

Diese Substanz hat ihre Bedeutung in der weltweiten Verfügbarkeit und wird deswegen von der WHO auch in der 2. Ausgabe von *Cancer pain relief* (1996) als Alternative zu Kodein bei schwachen und mittelstarken Schmerzen angegeben [106].

7.2.4 Opioide für mittelstarke und starke Schmerzen – Morphin

Morphin nimmt in der Schmerztherapie eine Sonderstellung ein und soll deswegen hier ausführlicher als andere Substanzen behandelt werden.

Morphin wurde 1804 von dem Apotheker Sertürner aus Opium isoliert, das heute nicht nur aus dem Mohnsaft, sondern auch aus Mohnstroh (ca. 40%) gewonnen wird [92, 93]. Opium ist der eingetrocknete Milchsaft, der aus den unreifen, noch grünen, ausgewachsenen Kapseln von Papaver somniferum L., dem Schlafmohn, gewonnen wird.

Rohopium besteht zu 20–30% aus Alkaloiden. Den größten Anteil macht das Morphin (7–21%) aus; es folgen Narkotin (1–13%), Kodein (0,3–7%), Papaverin (0,1–5%), Thebain und Narcain. Weitere Inhaltsstoffe sind Kautschuk, Harze, Fette und Schleimstoffe [92, 93]. Morphin ist ein reiner Agonist, der seine Wirkung fast ausschließlich am μ-Rezeptor entfaltet [15].

Für Morphin stehen invasive und nichtinvasive Applikationsformen zur Verfügung. Nach oraler Gabe schwankt die Bioverfügbarkeit zwischen 15 und 49% [58].

Das Hauptstoffwechselprodukt ist Morphin-3-glukuronid (M-3-G), das keine analgetische Wirkung hat [59]. Es gibt sogar Hinweise, daß M-3-G antagonistische Wirkung an den Opioidrezeptoren entwickeln kann [86]. Ein weiterer Morphinmetabolit ist Morphin-6-glukuronid (M-6-G), das die Blut-Hirn-Schranke durchdringt, sich fest an die Opioidrezeptoren bindet und stärker analgetisch wirksam ist als Morphin [58, 59].

Da sowohl M-3-G als auch M-6-G über die Niere ausgeschieden werden, können sie bei Niereninsuffizienz kumulieren, die daher eine Dosisanpassung notwendig macht. Im Gegensatz dazu scheinen Lebererkrankungen keinen wesentlichen Einfluß auf den Metabolismus mit Morphin zu haben, so daß selbst bei schweren Leberfunktionsstörungen kaum mit einer verlängerten Morphinwirkung zu rechnen ist [49, 75].

Aus klinischen Erfahrungen haben sich folgende Äquivalenzdosen von Morphin bei unterschiedlichen Applikationsformen ergeben:
- oral: 30   mg,
- i.v., i.m.:   10   mg,
- epidural: 3   mg,
- intrathekal: 0,3   mg,
- intraventrikulär: 0,001 mg.

7.2.4.1 Alter und Morphinbedarf

Neugeborene haben eine signifikant verlängerte Plasmahalbwertszeit von Morphin (ca. 6–7 h) [68]. Bereits 4 Wochen nach der Geburt entspricht der Morphinmetabolismus den Werten bei Erwachsenen. Kinder haben keine erhöhte Sensibilität gegenüber der atemdepressiven Wirkung [96].

Im allgemeinen gilt die These, daß Patienten über 60 Jahre weniger Morphin benötigen als jüngere [36]; begründet wird dies mit einer verminderten Kreatininclearance. Wahrscheinlich gilt dies nur für die Anfangsdosierungen, da die Arbeitsgruppe von Lehmann und Radbruch [66] in ihrem Patientenkollektiv nachweisen konnte, daß Tumorpatienten über 74 Jahre signifikant höhere Tagesdosen an Morphin benötigten als Patienten unter 65 Jahren. Wie auch immer man diese unterschiedlichen Ergebnisse wertet, die wichtigste Schlußfolgerung ist, daß eine Therapie mit Morphin immer unter ärztlicher Kontrolle individuell angepaßt durchgeführt werden muß.

7.2.4.2 Hinweise zur Anwendung von Morphin

Wir besprechen offen und im voraus jede Schmerztherapie, Änderungen der Maßnahmen und Dosierungen mit den Patienten, um häufig vorhandene Vorurteile, Ängste und Bedenken bezüglich einer Therapie mit Morphin abzubauen.

Wenn man annimmt, daß Schmerzen die atemdepressive Wirkung der Opiate „antagonisieren", wird verständlich, daß der erfolgreiche Einsatz regionaler Methoden der Schmerzlinderung (Neurolyse, Bestrahlung usw.) eine Reduktion oder Absetzen des Morphins erforderlich macht. Opioide können lange Zeit ohne Toleranzentwicklung eingesetzt werden. Eine erforderliche Dosiserhöhung läßt sich meist durch Zunahme der Schmerzen erklären.

Psychische Abhängigkeit tritt beim Tumorpatienten nicht ein, denn er hat kein Verlangen nach den psychischen Effekten des Opiates, sondern nach der schmerzstillenden Wirkung. Die regelmäßige und antizipative Applikation der Medikamente verhindert die Sucht.

Fazit: Werden die Grundregeln der Schmerztherapie eingehalten, ist Morphin ein wirksames und sicheres Medikament. Atemdepression und Sucht kommen bei richtiger Anwendung praktisch nicht vor. Die von Patienten und Ärzten geäußerten Ängste und Bedenken sind unbegründet.

7.2.4.3 Hinweise für die Applikation verschiedener Opioide

Die orale Morphingabe ist die Therapie der Wahl.

Bestehen mäßiggradige Schluckstörungen kann die Morphin-Retardkapsel geöffnet werden und das Mikrogranulat ohne Wirkungsverlust sowohl in flüssiger als auch in breiiger Kost oral verabreicht werden.

Hat der Patient eine PEG-Sonde, deren Durchmesser nicht unter 15 Charr liegen darf, kann das Mikrogranulat mit Hilfe von Sondennahrung (*nicht* mit Wasser) eingegeben werden.

Das Morphin-Retardgranulat kann als Trinksuspension sowohl bei mäßiggradigen Schluckstörungen oral oder bei liegender PEG-Sonde problemlos eingegeben werden. Das aufgelöste Granulat sollte innerhalb von 15–20 min getrunken werden, da sonst der Retardeffekt verlorengeht.

Bei Übelkeit, Erbrechen oder auch bei terminalem inoperablem Ileus können Morphinsulfatsuppositorien in retardierter oder nichtretardierter Form gegeben werden.

Bei Schluckstörungen ist auch Buprenorphin sublingual in Erwägung zu ziehen. Ist bei stabilem Schmerzniveau und opioidsensiblen Schmerzen die enterale Gabe nicht möglich, ist Fentanyl-TTS eine Alternative. Die initiale Dosisfindung erfordert eine stationäre Aufnahme des Patienten.

Bei Einsatz des Pflasters muß folgendes berücksichtigt werden:
- langsame Anflutung (12–24 h) mit einem Steady state von der 24. bis zur 72. Stunde nach der Erstgabe,
- langsame Abklingzeit von ca. 16 h nach Entfernung des Pflasters.
- Zur Therapie einer Atemdepression reicht die einmalige Antagonisierung mit Naloxon nicht aus, sie macht die stationäre Einweisung möglichst auf einer Intensivstation notwendig.
- Aufgrund der Pflastergröße (10–40 cm²) und begrenzter Körperoberfläche ist der Einsatz von Fentanyl-TTS nur bei niedrigem bis

mittlerem Opioidbedarf sinnvoll. Jedes benutzte Hautareal sollte für 7 Tage nach Entfernen eines Pflasters frei bleiben.

- Bei instabilem Schmerzsyndrom und schneller Dosissteigerung ist Fentanyl-TTS ungeeignet.
- Schmerzattacken unter laufender Therapie mit Fentanyl-TTS machen eine zusätzliche Behandlung mit schnellwirkenden Opioiden notwendig.

7.2.4.4 Anwendung von Morphin [62]

Das therapeutische Vorgehen mit Morphin richtet sich v. a. nach der Stärke der Schmerzen. Kommt ein Patient mit **extremen Schmerzen** als „Schmerznotfall", titrieren wir Morphin intravenös in Bolusgaben, deren Höhe sich nicht nur nach der Schmerzintensität, sondern auch nach dem Allgemeinzustand des Patienten und der bisherigen Analgetikatherapie richtet.

Bei einem opioidnaiven Patienten in relativ gutem Allgemeinzustand liegt der Einzelbolus bei 5–10 mg, der alle 10–20 min so lange wiederholt wird, bis der Patient eine ausreichende Schmerzreduktion angibt und unerwünschte Nebenwirkungen nicht auftreten (alternative Dosisfindung s. S. 195).

Alternativ kann eine Dauerinfusion von 40–60 mg Morphin in 500 ml kristalliner Lösung gegeben werden, wobei die Infusionsgeschwindigkeit unter ständiger Anwesenheit eines Arztes (auf einer Palliativstation auch einer versierten Krankenschwester) der Änderung des Schmerzniveaus und Beobachtung der Vigilanz und Atmung angepaßt wird. Diese Form der Notfallbehandlung stellt eher die Ausnahme dar.

Hat ein Patient **mittelstarke oder starke Schmerzen,** die innerhalb kurzer Zeit deutlich reduziert werden sollen, und ist er in der Lage, Medikamente oral aufzunehmen, so hat sich folgendes Vorgehen bewährt:

Nach Einschätzung der Schmerzintensität (auf einer Schmerzskala möglichst durch den Patienten selbst) und einer vorläufigen Arbeitshypothese bezüglich des Schmerzsyndroms (wichtig wegen der analgetischen Zusatzmedikation) erhält der Patient entweder eine Morphinlösung (Beispiel s. S. 185) oder eine schnellwirkende Morphinsulfattablette in einer Anfangsdosis von 10 mg; ist nach 2 h keine wesentliche Schmerzreduktion eingetreten, erhält der Patient entweder erneut 10 mg, oder es wird in 4stündlichen Abständen die

Morphindosis wie folgt erhöht, bis eine zufriedenstellende Schmerzlinderung eingetreten ist:
10 – 15 – 20 – 30 – 45 – 60 – 75 – 90 mg.

Eine Dosierung über 90 mg alle 4 h oder die Verkürzung des Intervalls auf 3 h sind selten notwendig. In unserem Patientenkollektiv benötigten 16% der Patienten eine Tagesdosierung von über 300 mg Morphin; 1 Patient erhielt allerdings eine intravenöse Tagesdosis von 5000 mg Morphin. In der Literatur wurde ein Patient beschrieben, der eine Tagesdosis von über 35 000 mg Morphin benötigte [20].

Ist die Dosisfindung abgeschlossen, stellen wir die Patienten auf die Morphin-Retardtablette bzw. -kapsel um im Verhältnis 1 : 1 des Tagesbedarfs.

Liegt die Tagesdosis gleich bzw. unter 60 mg, bevorzugen wir die Morphinsulfatkapseln. Liegt der Dosisbereich zwischen 60 und 120 mg, entscheiden wir von Fall zu Fall, ob die Retardkapsel oder die Morphinsulfat-Retardtabletten eingesetzt werden; bei Tagesdosen über 120 mg verschreiben wir die Morphinsulfat-Retardtablette.

Beispiel für die Rezeptur einer Morphinlösung

Rp.
Morphinum hydrochloricum 1200 mg (eintausendzweihundert)
Aqua dest. ad 240 ml
1 ml=5 mg
S.: 4 ml = 20 mg alle 4 h; täglich 120 mg.

Sowohl die Menge als auch die Konzentration der Morphinlösung kann dem notwendigen individuellen Bedarf des Patienten angepaßt werden. Die oben dargestellte Morphinlösung hat eine begrenzte Haltbarkeit von 28 Tagen.

7.2.4.5 Schmerztherapie mit Morphin bei Kindern
Für die Schmerztherapie bei Kindern gelten prinzipiell die gleichen Regeln, wie sie zuvor für Erwachsene dargestellt worden sind (d. h. Zeitschema, individuelle Dosis, individuelle Dosisanpassung, Prinzip der Antizipation).

Tabelle 6.   Dosierungsrichtlinien für Morphin

Körpergewicht [kg]	Morphinlösung [mg/4 h]	Morphinulfat-Tbl. (Sevredol) [mg/4 h]
10	1– 2	2,5
20	2– 4	2,5– 5,0
30	3– 6	5,0– 7,5
40	4–10	5,0–10,0
50	5–20	7,5–20,0

Der Unterschied zur Schmerztherapie bei Ewachsenen liegt darin, daß *zu Beginn* der Schmerztherapie bei Kindern die Medikamente nach dem Körpergewicht gegeben werden.

Auch bei Kindern ist bei entsprechender Schmerzursache und Schmerzsymptomatik der Einsatz opioid- und nichtopioidhaltiger Analgetika entweder allein oder auch in Kombination sinnvoll und möglich.

Für die Schmerzeinstellung bietet die Morphinlösung Vorteile, da sie in sehr feiner Abstufung gegeben werden kann. Für die initiale orale Analgetikagabe können die in Tabelle 6 angegebenen Dosierungen als Richtlinien gelten.

Die individuelle Dosisfindung erfolgt durch das Ausmaß der Schmerzreduktion. Die gefundene Tagesdosis der Morphinlösung kann als Morphin-Retardtabletten oder Morphin-Retardgranulat, dann aufgeteilt auf 2 Einzeldosen, gegeben werden.

Auch bei Kindern ist die bei Erwachsenen beschriebene Begleitmedikation (Laxanzien, Antiemetika) in der Regel notwendig. Der emetische Effekt von Morphin scheint bei Kindern jedoch weniger stark ausgeprägt zu sein.

7.2.4.6 Alternativen zu Morphin

Buprenorphin   Buprenorphin ist ein partieller Agonist, dessen Rezeptoraffinität hoch ist. Er wird sublingual gut resorbiert, der Wirkungseintritt erfolgt nach ca. 30 min und die Wirkdauer beträgt ca. 6–8 h. Buprenorphin hat einen Ceilingeffekt, der bei einer Tagesdosis zwischen 3 und 5 mg eintritt (dies entspricht etwa einer Morphinmenge von 180–300 mg). Daraus kann man folgern, daß Buprenorphin als Alternative zu Morphin bei niedrigem und mittlerem Bedarf angesehen werden kann. Die sublinguale Applikationsform eignet sich besonders bei Dysphagie.

Ist der Wechsel von Buprenorphin auf Morphin notwendig, wird die Tagesdosis von Buprenorphin mit 60–80 multipliziert und ergibt die Tagesdosis von Morphin. Obwohl Buprenorphin eine geringere Obstipation als Morphin bewirken soll, benötigen die meisten Patienten im fortgeschrittenen Tumorstadium Laxanzien.

Bei Niereninsuffizienz bleiben die pharmakokinetischen Charakteristika unverändert [12].

Methadon   Levomethadon ist ein synthetisches Opioid und ein reiner Agonist, dessen analgetische Äquivalenz bei Dauertherapie 3- bis 4mal höher ist als die von Morphin.

Obwohl die Plasmahalbwertszeit zwischen 10 und 75 h variiert, liegt die klinische Wirkdauer zwischen 6 und 12 h [96]. Besonders in der Einstellphase besteht Kumulationsgefahr, weswegen die Patienten in dieser Zeit engmaschig überwacht werden müssen. Levomethadon hat keine aktiven Metaboliten. Etwa 50% von Levomethadon und seinen Metaboliten werden über den Intestinaltrakt ausgeschieden, die andere Hälfte über die Nieren. Levomethadon wird von der WHO als Ausweichsubstanz bei Morphinintoleranz empfohlen.

Levomethadon sollte bei der Dosisfindung zunächst in 6stündlichen Abständen gegeben werden; nach 3 Tagen wird das Intervall auf 8 h verlängert [101].

Oxycodon   Oxycodon ist ein semisynthetisches, agonistisches Opioid mit ähnlichem pharmakokinetischem und pharmakodynamischem Wirkprofil wie Morphin. Die Bioverfügbarkeit bei oraler Gabe beträgt ca. 65%, gegenüber der von Morphin mit 35%. Bei parenteraler Gabe ist Oxycodon schwächer wirksam (75%) als Morphin, bei oraler Gabe wegen der besseren Bioverfügbarkeit höher [55]. Die Plasmahalbwertszeit beträgt 5 h und die analgetische Wirkdauer 4–5 h.

Oxycodon wird in zunehmendem Maße als sinnvolle Alternative unter den starken Opioiden angesehen [38, 80], zumal wenn demnächst auch retardierte Zubereitungen zur Verfügung stehen.

Fentanyl [24]   Das synthetische Opioid Fentanyl ist ein µ-Rezeptoragonist und hat bei parenteraler Anwendung eine analgetische Potenz, die um den Faktor 80 höher liegt als die von Morphin (s. Tabelle 7).

Tabelle 7. Äquivalenzdosierung von oralem Morphin und TTS-Fentanyl [112]

Pflastergröße [cm²]	Abgaberate TTS-Fentanyl [mg/24 h]	Morphin oral [mg/24 h]
10	0,6	0– 90
20	1,2	91–150
30	1,8	151–210
40	2,4	211–270

Seine hohe Lipidlöslichkeit und niedrige Molekülgröße erleichtern die transdermale Aufnahme. Das transdermale therapeutische System von Fentanyl (TTS-Fentanyl) hat eine Anschlagzeit von 12 h mit einer Variation von 1–31 h [112], mit stabilen Blutspiegeln von der 24. bis zur 72. Stunde.

Die Abklingzeit nach Entfernen des Pflasters ist mit 16 h ebenfalls lang. Das Pflaster soll seltener als Morphin zur Obstipation führen.

Heroin – Diacetylmorphin   Heroin ist ein semisynthetisches agonistisches Opioid, das durch 2fache Azetylierung von Morphin gewonnen werden kann und vorwiegend in Großbritannien eingesetzt wird.

Heroin ist ein Pro-drug, das zu Monoazetylmorphin und Morphin abgebaut wird. Es ist lipophil und passiert die Blut-Liquor-Schranke rascher als Morphin. Bei oraler Applikation sind Morphin und Heroin äquipotent, bei intramuskulärer Gabe ist die analgetische Potenz von Heroin zu Morphin um den Faktor 2 höher. Die analgetische Wirkdauer beträgt 4 h; Wirkungen und Nebenwirkungen sind vergleichbar zu Morphin.

Die Briten sehen einen Vorteil von Heroin in der Tatsache, daß die Löslichkeit von Heroin gegenüber Morphin um den Faktor 15 höher liegt und damit Vorzüge bei der subkutanen Applikation wegen der größeren Konzentrierbarkeit und damit des geringeren Volumens hat.

Das Brompton Hospital stellte in den 60er und 70er Jahren eine eigene Analgetikamischung zur Schmerztherapie her, den „Brompton Cocktail", der aus folgenden Substanzen bestand: Heroin (15 mg), Kokain (10 mg), Gin (2 ml), Honig (4 ml), Chloroform (15 ml) [96]. Lange Zeit wurde dieser Cocktail mystifiziert, bis Untersuchungen nachweisen konnten, daß er keine Vorteile gegenüber einer konventionellen Schmerztherapie mit Monosubstanzen hat [73, 95].

7.2.4.7 Morphinverfügbarkeit und Verschreibung

Weltweite Perspektiven Die Schmerztherapie bei Tumor- und Nichttumorpatienten ist nicht nur ein deutsches, sondern ein weltweites Problem.

Das International Narcotics Control Bord (INCB) – eine Organisation der Vereinten Nationen – hat nachweisen können, daß die Angst vor Abhängigkeit der Hauptgrund für die mangelnde Verfügbarkeit und den zögernden Einsatz von Opioiden darstellt. Weitere Gründe sind unzureichende Ausbildung der Ärzte und restriktive Gesetze für Herstellung, Vertrieb und Verschreibung von Opioiden. Die Folge davon ist, daß Opioide in vielen Ländern gar nicht zur Verfügung stehen.

Durch Aktivitäten der WHO, vieler Schmerzgesellschaften und der Einsicht einiger Regierungen ist der Morphinverbrauch in den Jahren zwischen 1985 und 1994 deutlich gestiegen. Dieser Anstieg ist aber ausschließlich durch die Länder zustande gekommen, die traditionsgemäß zu den führenden gehören (Dänemark, Großbritannien, Kanada, Norwegen, USA, Australien, Neuseeland, Irland, Island), und einigen wenigen, die sich endlich einer Verschreibung von Opioiden zugewendet haben (Schweiz, Österreich, Deutschland, Frankreich, Niederlande, Spanien, Japan, Polen). In weiten Teilen der Welt (Mittel- und Südamerika, Afrika, Asien) besteht eine extreme Unterversorgung von Schmerzpatienten mit Opioiden.

Eine bemerkenswerte Entwicklung hat eine Region in Spanien (Katalonien) in die Wege geleitet. Ein Förderprogramm der WHO hat durch eine exzellente Zusammenarbeit zwischen der katalonischen Regierung und allen am Gesundheitswesen Beteiligten zu einer dramatischen Verbesserung der Schmerztherapie und palliativmedizinischen Betreuung von Tumorpatienten innerhalb von nur 5 Jahren geführt.

Anläßlich des 4. Kongresses der Europäischen Gesellschaft für Palliativmedizin (EAPC) wurde die *Barcelona-Deklaration* verabschiedet; sie hat folgenden Wortlaut:

Barcelona-Deklaration von 1995

(Übersetzung aus dem Englischen von R. Kunz; Info Kara, Heft 1, 1996, S.25–26).

Das Problem

Weltweit sterben jedes Jahr 52 Mio. Menschen. Ungefähr 1 von 10 Todesfällen ist auf Krebs zurückzuführen, und noch mehr Mio. leiden an anderen lebensbedrohlichen Zuständen wie z. B. Aids und geriatrischen Leiden. Von den Patienten mit fortgeschrittenem Krebs werden 70% von Schmerzen geplagt. In den Entwicklungsländern der Erde werden krebserkrankte Menschen – wenn überhaupt – erst erkannt, nachdem ihre Krankheit unbehandelbar geworden ist. Ungelindertes Leiden in diesem Ausmaß ist unannehmbar und unnötig.

Was wir wissen:

In den vergangenen Jahren wurden größere Fortschritte erzielt in der Schmerz- und Symptomkontrolle bei Menschen mit progredienten unheilbaren Krankheiten. Man kam große Schritte voran im Verständnis der psychologischen, sozialen und spirituellen Aspekte, von Sterben und Tod. Professionelle, Angehörige, Freiwillige und andere Engagierte arbeiten zusammen, um in dynamischer Partnerschaft das Leiden am Ende des Lebens zu lindern.

Palliative Betreuung vereinigt Medizin, Pflege, Sozialarbeit, Seelsorge, Physiotherapie, Ergotherapie und verwandte Disziplinen.

Was unternommen werden muß:

Palliative Betreuung muß in die staatliche Gesundheitspolitik eingeschlossen werden, wie es von der WHO empfohlen wird. Jedes Individuum hat das Recht auf Schmerzlinderung. Palliative Betreuung muß ohne Ansehen von Rasse, Geschlecht, ethnischer Abstammung, gesellschaftlichem Status und Nationalität allen Menschen in gleichem Maße zur Verfügung stehen, unabhängig von den finanziellen Möglichkeiten des einzelnen.

Die Erfahrung aus der onkologischen Palliativbetreuung soll ausgedehnt werden auf die Betreuung von Patienten mit anderen chronischen, unheilbaren Krankheiten.

Es existieren kostenarme und effektive Methoden, um Schmerzen und die meisten anderen Symptome zu lindern – die Kosten sollen also kein Hindernis sein.
Die Regierungen sollten das Wissen über palliative Betreuung in vernünftiger Weise nutzen durch:
– Verfolgung einer klaren und fundierten Politik,
– Verwirklichung spezifischer Angebote,
– Ausbildung professioneller Helfer,
– Zurverfügungstellen der notwendigen Medikamente.

Eine systematische Erhebung der Bedürfnisse in palliativer Medizin, Pflege und Betreuung sollte der Errichtung von lokalen, regionalen und/oder landesweiten Angeboten und Institutionen vorangehen.
Familien und andere nichtprofessionelle Betreuer sind wichtige Mitwirkende bei der Ausübung einer effektiven palliativen Betreuung. Sie sollten anerkannt und unterstützt werden durch die Regierungspolitik.

Barcelona, 9. Dezember 1995

Deutschland Deutschland gehört zu den Ländern mit steigender Morphinverschreibung. So stieg der Morphinverbrauch von 0,8 kg pro 1 Mio. Einwohner im Jahre 1985 auf 9,9 kg pro 1 Mio. Einwohner im Jahre 1995 (Abb 4; [106]).
Gemessen am Bedarf bedeutet dies immer noch eine extreme Unterversorgung von Schmerzpatienten, die starke Opioide benötigen. So liegt Deutschland im Jahre 1994 noch unter dem Verschreibungsniveau von Dänemark im Jahre 1985 (s. Abb. 5)!
Folgende Hochrechnung soll weiterhin die Unterversorgung belegen. Grundlage für die Berechnung ist der Einsatz von Morphin auf unserer Palliativstation, auf der ausschließlich Patienten im weit fortgeschrittenen Stadium ihrer Tumorerkrankung behandelt werden. Es handelt sich also um Patienten, die sich in aller Regel in ihrem letzten Lebensjahr befinden. 84% unserer Patienten benötigten starke Opioide zu einer zufriedenstellenden Schmerzreduktion; 65% der Patienten, die Opioide benötigten, erhielten eine Dosis bis

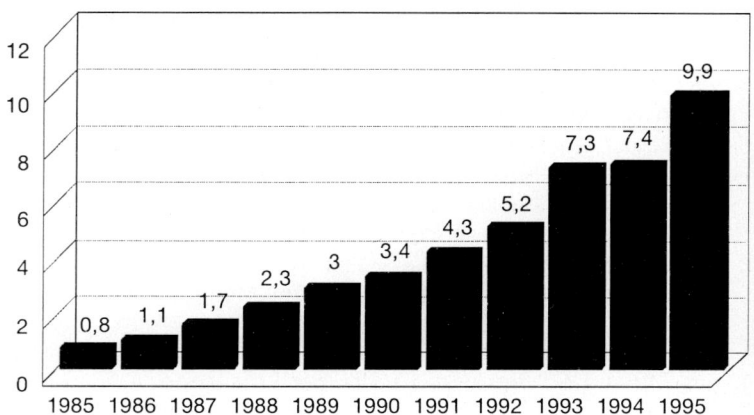

Abb. 4. Morphinverbrauch in Deutschland 1985–1995. [Quelle: International Narcotics Control Board (sm-incb 5.5.97)]

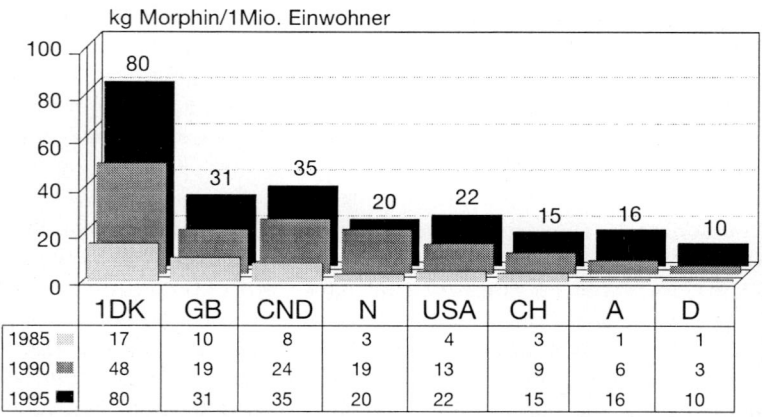

Abb. 5. Morphinverbrauch 1985–1995 in verschiedenen Ländern. [Quelle: International Narcotics Control Board (sm-incb 5.5.97)]

120 mg/Tag, 20% eine Dosierung zwischen 121 und 300 mg pro Tag und 15% der Patienten Dosierungen über 300 mg pro Tag.

220 000 Menschen sterben pro Jahr in Deutschland an den Folgen ihrer Krebserkrankung. 70% dieser Patienten (154 000) haben Schmerzen. 84% davon (130 000) brauchen starke Opioide vom Typ des Morphins.

Davon benötigen
- 65% bis 120 mg, im Durchschnitt 60 mg;
- 20% bis 300 mg, im Durchschnitt 150 mg;
- 15% über 300 mg; im Durchschnitt 450 mg.

Daraus ergibt sich folgende Berechnung des Morphinbedarfs:
- 84 500 Patienten à 60 mg pro Tag – 21,9 g/Jahr/Patient
  = 1851 kg pro Jahr;
  26 000 Patienten à 150 mg pro Tag – 54,75 g/Jahr/Patient
  = 1424 kg pro Jahr;
  19 500 Patienten à 450 mg pro Tag – 164,25 g/Jahr/Patient
  = 3200 kg pro Jahr;
  insgesamt 6475 kg pro Jahr.

Aus dieser Hochrechnung können wir jetzt folgende Schlußfolgerung ziehen: Bei einer notwendigen Verschreibung von ca. 6500 kg pro Jahr und einer Einwohnerzahl in Deutschland von 81 Mio. ergibt sich ein *Verschreibungsbedarf von ca. 80 kg Morphin pro 1 Mio. Einwohner.* Realitität in Deutschland war 1994: 7,4 kg pro 1 Mio. Einwohner.

Selbst wenn diese Kalkulation auf der Basis eines kleinen Patientenkollektivs entstanden ist, halten wir diese Zahlen für grundsätzlich valide, und sie liegen eher an der unteren Grenze des Bedarfs, da noch diejenigen Patienten hinzukommen, die zwar Morphin benötigen, sich aber nicht im letzten Jahr ihrer Erkrankung befinden.

Sucht man nach Gründen der unzureichenden Verschreibung von Opioiden, so sind diese vielfältig und seit Jahren unverändert (vgl Abschnitt 4).

Obwohl die Betäubungsmittelverschreibungsverordnung (BtMVV) in den letzten Jahren mehrfach novelliert wurde, haben diese Änderungen zu keinem entscheidenden Durchbruch geführt. Die bisher erreichten Steigerungszahlen sind eher der jahrelangen Aufklärungsarbeit von Schmerztherapeuten zuzuschreiben als den bürokratischen Erleichterungen.

Der Einfluß der BtMVV auf das Verschreibungsverhalten von Ärzten ist gut an 2 Substanzen darzustellen, deren Verschreibungshäufigkeit nach Unterstellung in die BtMVV dramatisch zurückging (Abb. 6).

Ein großes Problem in der Schmerztherapie ist nicht nur darin zu sehen, daß zu selten starke Opioide verschrieben werden, sondern auch, daß sie bei Patienten sehr häufig nur einmal verschrieben werden [64].

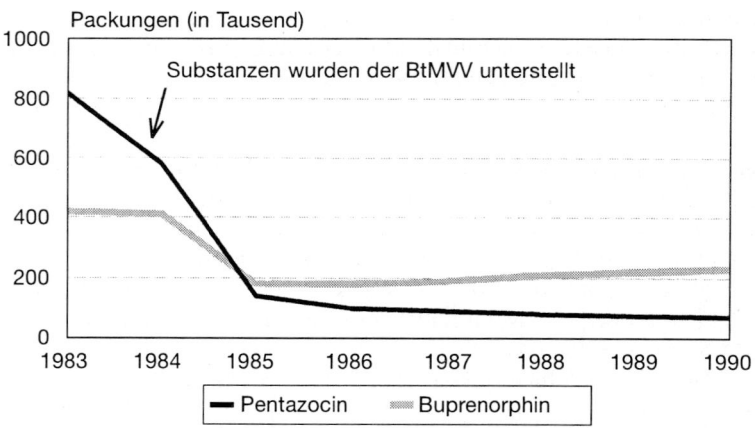

Abb. 6. Auswirkungen der Betäubungsmittelverschreibungsverordnung (BtMVV) auf die Verschreibung der Präparate Pentazocin und Buprenorphin. (Quelle: DPM)

Ein weiterer wichtiger Grund für eine unzureichende Schmerztherapie ist die Tatsache, daß keine Dosisanpassung an das Schmerzniveau erfolgt. Unsere Erfahrung ist, daß viele Ärzte keine Dosistitration zu Beginn einer Schmerztherapie durchführen; d. h. die Einstiegdosis ist identisch mit der Erhaltungsdosis, obwohl keine zufriedenstellende Schmerzreduktion erreicht worden ist. Bei Änderung der Schmerzintensität erfolgt keine Anpassung der Dosis an das neue Schmerzniveau.

Fazit: Opioide werden zu selten verschrieben, zu niedrig dosiert, und die Dosis wird nicht angepaßt.

7.2.4.8 Fragen zur Therapie mit Morphin

Wie verhalte ich mich bei einer Schmerztherapie mit Opioiden ohne bisher ausreichende Schmerzlinderung?   Hat der Patient bisher ein schwaches Opioid „nach Bedarf" erhalten und nach der Einnahme vorübergehend eine gute Schmerzreduktion erlebt, sollte die regelmäßige Einnahme dieses Opioids nach festem Zeitschema entsprechend der Wirkdauer der Substanz gegeben werden. Ist das bisherige Applikationszeitintervall dieses Analgetikums sehr kurz, sollte auf eine Retardpräparation übergegangen werden.

Hat ein Patient ein schwaches Opioid in ausreichend hoher Dosis (Dosis unterhalb des Ceilingeffektes) erhalten und keine ausreichende Schmerzreduktion erlebt, dann sollte man mit einer Morphintherapie beginnen.

Wie beginne ich eine Morphintherapie?   Die Einstiegdosis von Morphin berechnet sich aus der Äquivalenzdosis (s. Tabelle 5) zu dem zuvor eingesetzten Opioid. Dies ist nur ein grober Anhalt.

Opioidnaive Patienten in schlechtem Allgemeinzustand und/oder hohem Alter (über 80 Jahre) erhalten als Initialdosis 5 mg Morphinlösung (s. Rezeptur S. 185) oder die Morphinsulfattablette bzw. 10 mg Morphinsulfat-Retardtablette.

Patienten im guten Allgemeinzustand erhalten initial 10 mg Morphinlösung oder Morphinsulfattablette bzw. 30 mg Morphin-Retardtablette.

Klagt der Patient über einen unerträglichen, vernichtenden Schmerz, sollte er als „Schmerznotfall" behandelt werden und initial Morphin-i.v.-Boli von 2–5 mg erhalten, die unter ständiger Kontrolle im Abstand von 3–5 min wiederholt werden, bis der Patient eine deutliche Schmerzreduktion angibt (Alternative s. S. 184).

Ist der Patient sehr ängstlich, verzweifelt oder panisch, sollte die zusätzliche Gabe eines Benzodiazepins (z. B. Midazolam 1–5 mg i.v.) in Erwägung gezogen werden. Dies erfordert eine *kontinuierliche* Kontrolle durch einen *erfahrenen* Arzt oder ein erfahrenes Team. Solche Patienten sollten einem in der Schmerztherapie versierten Arzt (Schmerzpraxis, Ambulanz, Klinik, Palliativstation) zugewiesen werden.

Wie erfolgt die Anpassung der Morphindosis?   2 h nach der Einstiegsdosis mit der Morphinlösung oder der Morphinsulfattablette bzw. 5 h nach der ersten Gabe der Morphin-Retardtablette sollte der schmerztherapeutische Erfolg überprüft werden. Ist eine *deutliche* Schmerzreduktion eingetreten, erhält der Patient die nächste reguläre, gleichhohe Dosis, d. h. die Morphinlösung und Morphinsulfattablette alle 4 h und die Morphin-Retardtablette alle 12 h.

Ist *keine* ausreichende Schmerzreduktion eingetreten, erhält der Patient nach diesen 2 bzw. 5 h die wiederholte Einstiegsdosis, und die nächste reguläre Dosis wird auf die doppelte Einstiegsdosis erhöht.

Die Anpassung der Morphindosis erfolgt dann weiter in folgenden Stufen:

- **Morphinlösung** (mg): 2,5 – 5 – 10 – 15 – 20 – 30 – 45 – 60 – 75 – 90 – 100 – 120 – 160 – 200 – 240 – 300 – 360.
- **Morphinsulfattabletten** können bis zu Dosierungen von 60 mg alle 4 h wie die Morphinlösung verwendet werden; bei Einzeldosen über 60 mg ist in der Einstellungsphase die Morphinlösung vorzuziehen.
- **Morphinsulfat-Retardtabletten** (mg): 10 – 20 – 30 – 40 – 60 – 90 – 120 – 160 – 200.

Die Morphinlösung und die Morphinsulfattablette werden im Abstand von 4 h gegeben, die Morphinsulfat-Retardtablette im Abstand von 12 h; Verkürzungen des Intervalls sind bei adäquater Dosis selten notwendig. Bei niedrigem Tagesbedarf an Morphin kann dosisäquivalent alternativ zur Morphinlösung die Morphinsulfattablette, Morphin-Retardkapsel, die Morphinsulfat-Retardtablette und das Morphinsulfat-Retardgranulat gegeben werden. Bei Schluckstörungen oder zur Applikation über eine PEG-Sonde kann bei 12stündiger Wirkdauer das Morphin-Retardgranulat als Trinksuspension gegeben werden.

Verursacht Morphin eine Atemdepression? Bei gesunden schmerzfreien Probanden erzeugt Morphin eine dosisabhängige Atemdepression. Bei Patienten mit starken Schmerzen tritt eine Atemdepression solange nicht auf, wie man sich an dem Ausmaß der Schmerzreduktion orientiert. Schmerz gilt als Antagonist zu einer opioidinduzierten Atemdepression. Die Atemdepression ist Zeichen einer relativen Überdosierung.

Muß ich überhaupt keine Atemdepression bei Patienten mit einer Morphintherapie befürchten? Wenn bei einer laufenden Morphintherapie eine schmerztherapeutische Maßnahme dazukommt, die schlagartig den Schmerz ausschaltet, kann jetzt eine opioidbedingte Atemdepression auftreten.

Beispiel: Ein Patient erhält 600 mg Morphin-Retardtabletten als Tagesdosis; er klagt trotzdem noch über Schmerzen durch Metastasen im Lendenwirbelbereich. Ein konsiliarisch hinzugezogener Kollege legt einen Periduralkatheter und appliziert 15 ml 0,375% iges Bupivacain-HCl; der Patient ist nach 15 min schmerzfrei, somnolent, entwickelt eine Lippenzyanose und hat nur noch 3–4 Atemzüge/min.

Kommentar: Ein solches Vorgehen ist ein *Kunstfehler.*

Korrektes Vorgehen: Erst die Morphindosis reduzieren; Patient auf vorübergehende Schmerzverstärkung aufklären, dann (falls Indikation gerechtfertigt ist) Periduralkatheter legen und Bupivacain-HCl 10 ml 0,125%ig injizieren oder Morphin 5 mg in 10 ml 0,9%igem NaCl oder evtl. mit 10 ml 0,125%igem Bupivacain-HCl; anschließend engmaschige Kontrolle!

Muß ich bei Niereninsuffizienz die Morphindosis reduzieren?   Ja.

Morphin wird zu Morphin-3-glukuronid und Morphin-6-glukuronid abgebaut, die über die Nieren ausgeschieden werden. Morphin-6-glukuronid ist ein aktiver analgetischer Metabolit, der kumulieren und damit zu Nebenwirkungen führen kann.

Haben Leberfunktionsstörungen Einfluß auf den Morphinabbau?

Selbst sehr schwere Leberfunktionsstörungen haben keinen wesentlichen Einfluß auf den Morphinmetabolismus.

Macht Morphin abhängig?   Weltweite Erfahrungen in der Tumorschmerztherapie haben zeigen können, daß psychische Abhängigkeit insbesondere mit den Retardpräparaten nicht auftritt.

Unsere eigenen, ca. 15jährigen Erfahrungen mit Morphin bestätigen diese Mitteilungen. Wir nehmen aber an, daß einige unserer Patienten eine physische Abhängigkeit entwickeln. Soll eine laufende Morphintherapie abgesetzt werden, reduzieren wir aus diesem Grund die Morphindosis stufenweise über einige Tage und sehen bei diesem Vorgehen keine Entzugssymptomatik. Gelegentlich berichten einweisende Ärzte über eine Opioidabhängigkeit. In der Regel haben diese Patienten eine inadäquate Opiattherapie erhalten, d. h. zu niedrige Dosis, zu lange Zeitintervalle, kein Zeitschema. Dieses Verhalten ist aber nicht als Abhängigkeit zu werten, sondern als Verlangen nach Schmerzreduktion anzusehen.

Richtiges Verhalten: Adäquate Dosis, Dosisanpassung, Zeitschema entsprechend der Wirkungsdauer der Substanz und der Zubereitungsform.

Entwickelt sich rasch eine Morphintoleranz?   Nein. Mit Beginn einer Morphintherapie unterschätzen auch sehr versierte Schmerztherapeuten die Schmerzintensität; d. h. die Einstiegsdosis ist in der Regel zu niedrig. In der Einstellungsphase muß eine Dosisanpassung erfol-

gen, bis der Patient eine zufriedenstellende Schmerzreduktion angibt; bei unzureichender Schmerzlinderung erfolgt die Dosissteigerung, bis Nebenwirkungen eine weitere Dosiserhöhung verbieten. Diese Dosiserhöhung in der Einstellungsphase ist keine Toleranzentwicklung. Die Anhebung des Morphindosisbedarfs während einer laufenden Morphintherapie kann in der Regel auf eine Tumorprogression zurückgeführt werden. Bei vielen Patienten können wir im Verlaufe der Erkrankung die Morphindosis reduzieren; auch dies spricht gegen die Toleranzentwicklung gegenüber dem analgetischen Effekt.

Beschleunigt Morphin den Eintritt des Todes?   Nein, wenn Morphin nach den zuvor dargestellten Regeln angewendet wird! Morphin ist ein hochpotentes Opioid; selbstverständlich kann eine *nichtadäquate Dosis* in der Agonie den Eintritt beschleunigen. Deswegen muß auch in dieser Phase eine Dosisanpassung erfolgen. Unsere Erfahrungen haben gezeigt, daß bei 30% der Patienten in der Sterbephase Morphin erhöht werden muß, weil die Schmerzintensität zunimmt. Bei 20 % der Patienten müssen wir die Morphindosis reduzieren, entweder weil die Schmerzintensität abnimmt oder weil in der Agonie die Morphin-6-glucuronid-Konzentration durch eintretendes Nierenversagen ansteigt. Bei 50% der Patienten ist eine Dosisänderung nicht notwendig. Aus diesen Verläufen muß gefolgert werden, daß ein Arzt bis zum Tod eines Patienten die Schmerztherapie überwachen und bedarfsgerecht anpassen muß.

Muß man Morphin häufig absetzen, weil der Patient es nicht verträgt?   Nein! Wenn die Grundregeln einer Morphintherapie berücksichtigt werden, ist Morphin ein sicheres Arzneimittel, das gut verträglich ist. Voraussetzung ist die Kenntnis der Nebenwirkungen und deren Verhinderung durch Prophylaxe. Häufigste Nebenwirkungen sind Übelkeit, Erbrechen und insbesondere die Obstipation; diese können durch adäquate Prophylaxe (s. S. $$) verhindert werden.

7.2.5   Opioide und Fahrtüchtigkeit

Opioide haben Nebenwirkungen, die die Fahrtüchtigkeit in Frage stellen können. Im Vordergrund stehen Müdigkeit, Konzentrationsstörungen, Abnahme der Reaktionsfähigkeit, extrem selten Verwirrtheit oder Halluzinationen [69, 84, 99, 100, 102].

Untersuchungen haben gezeigt, daß Drogenabhängige unter laufendem Methadonprogramm normale Reaktionszeiten und kognitive Fähigkeiten aufwiesen [40, 67]. Insgesamt kann man aber festhalten, daß die aus der Literatur bekannten Daten keine Rückschlüsse auf die Fahrtauglichkeit zulassen [6, 88, 100, 116].

Die aus der Klinik mitgeteilten Beobachtungen, aber auch unsere eigenen Erfahrungen weisen darauf hin, daß v. a. Müdigkeit und Konzentrationsstörungen während der Einstellungsphase auftreten und nach einigen Tagen (innerhalb von 8 Tagen) wieder verschwinden.

Wir wollen folgende Hinweise geben:

- Der Arzt hat Fürsorge- und Warnpflicht, aber keine Hinderungspflicht!
- In der Einstellungsphase oder bei Änderungen der Dosis darf der Arzt keine Fahrerlaubnis geben. Die Dauer des Fahrverbots in der Einstellungsphase sollte bei zügiger Dosistitration etwa bei 2 Wochen liegen.
- Eine Aufhebung des Fahrverbotes sollte vom Arzt nur ausgesprochen werden, wenn
  a) eine stabile Therapiephase der Opioiddosis vorhanden ist,
  b) er sich von dem physischen und psychischen Zustand des Patienten *persönlich* überzeugt und sich
  c) über den weiteren Krankheitsverlauf informiert hat.
- Dokumentation des Krankheitsverlaufs, des therapeutischen Regimes, der Nebenwirkungen, der Einschätzung der Leistungsfähigkeit, des Fahrverbots, seiner Aufhebung und der Aufklärung!
- Im Zweifelsfall eine Fahrtüchtigkeitsprüfung beim TÜV empfehlen.

7.3   Adjuvante Substanzen

7.3.1   Antiemetika [82]

Erbrechen ist ein Symptom, das ganz unterschiedliche Ursachen hat. Dazu gehören u. a. Gastroenteritiden, (Sub)ileus, Magenausgangsstenosen, akutes Abdomen, erhöhter Hirndruck, metabolische Störungen (z. B. Urämie, Hyperkalzämie), Arzneimittel (Opioide, Zytostatika) [3].

Übelkeit und Erbrechen werden ausgelöst durch
- afferente Impulse aus dem oberen Gastrointestinaltrakt an das Brechzentrum in der Formatio reticularis der Medulla oblongata,

Tabelle 8. Antiemetika; **B** Brechzentrum, **C** Chemorezeptorentriggerzone, **G** Gastrointestinaltrakt, **BD** Benzodiazepinrezeptoren im ZNS

Substanz-gruppe	Freiname	Handelsname	Dosis [mg]	Intervall [h]	Wirkort	Kommentar
Anti-histaminika	Dimenhydrinat	Vomex-A	100 – 200	8	B, C	Antihistaminika wirken sedierend, bewirken Mundtrockenheit in Deutschland nicht im Handel (Cyclizin)
	Meclozin	Bonamine	25 – 50	12 (–24)	B, C	
	Cyclizin	Valoid, Marzine	50	8	B, C	
Neuroleptika Phenothiazin Butyrophenon	Triflupromazin	Psyquil	10 – 20	(6 –) 8	C	sedierend, orthostatische Regulationsstörung routinemäßig prophylaktisch verwendetes Antiemetikum in der Tumorschmerztherapie; nicht sedierend in dieser Dosierung
	Haloperidol	Haloperidol	0,3 – 0,5	8 – 12	C	
	Alizaprid	Vergentan	50	8	C	
Anticholin-ergika	Scopolamin	Scopoderm TTS	1 Pflaster	3 (–4) Tage	B	leicht sedierend, Mundtrockenheit, Mydriasis
		Scopolamin hydrobromicum	0,2 – 0,4 s.c.	8	B	
Prokine-tische Substanzen	Metoclopramid	Paspertin	10	4 – 5	G, C	routinemäßig verwendetes Antiemetikum in der Tumorschmerztherapie; nicht sedierend; erzeugt keine Mundtrockenheit, evtl. Dyskinesie Dopaminantagonist mit hauptsächlich peripherer Wirkung; direkte Blockade der Dopaminrezeptoren in der Chemorezeptorentriggerzone: Leichte Sedierung und Mundtrockenheit in höherer Dosis (100 mg p.o.)
	Domperidon	Motilium	10	4 – 6	G, C	
	Cisaprid	Propulsin	5 – 10	6 – 8	G	Cisaprid erhöht die propulsive Motorik im gesamten Gastrointestinaltrakt durch Föderung der Ausschüttung von Azetylcholin am Auerbach-Plexus. Cisaprid hat keine direkten cholinomimetischen Effekte; relatives Fehlen von dopaminantagonistischen Eigenschaften

Tabelle 8. Fortsetzung

5-HT3-Antagonisten	Ondansetron	Zofran	4 – 8	9 – 12	B	Blockierung der 5-HT3-Rezeptoren im Brechzentrum. Bisher nur zugelassen wegen Übelkeit und Erbrechen bei Therapie mit Zytostatika und Bestrahlung. Keine extrapyramidalen Nebenwirkungen; evtl. Obstipation
	Tropisetron	Navoban	5	24	B	
	Granisetron	Kevatril	3	8 – 24	B	
Glukokortikoide	Dexamethason	Fortecortin	4 – 8	6 – 24	B	bei Hirndruckerhöhung mit peritumorösem Ödem und bei zytostatikabedingtem Erbrechen evtl. deutlich höhere Dosis erforderlich
Benzodiazepine	Lorazepam	Tavor	0,5 – 2	8 – 12	BD	bei emotional bedingter Nausea und Emesis

- Erregung von Chemorezeptoren in der Area postrema der Medulla oblongata (Chemorezeptortriggerzone, CTZ),
- Vestibularisreizung, Hirndrucksteigerung,
- psychische (visuelle oder olfaktorische) Stimuli.

Ist nach der körperlichen Untersuchung, den technischen Zusatzuntersuchungen und Laborbefunden eine symptomatische oder begleitende Therapie indiziert, kommen als antiemetische Substanzen Antihistaminika, Neuroleptika, Anticholinergika, prokinetische Substanzen, 5-HT3-Antagonisten [25] und evtl. Glukokortikoide zur Anwendung. Einzelheiten sind Tabelle 8 zu entnehmen. Grundsätzlich ist eine Prophylaxe wirksamer als die Behandlung.

Um einer *morphininduzierten* Emesis vorzubeugen, verwenden wir Haloperidol und/oder Metoclopramid/Cisaprid prophylaktisch als Mittel der Wahl. Führt das nicht zum Erfolg, geben wir zusätzlich Cyclizin (kann über die internationale Apotheke bestellt werden). Nach 7 Tagen kann das Antiemetikum versuchsweise abgesetzt werden, da gegenüber der emetischen Wirkkomponente des Morphins in der Regel eine Toleranz entsteht.

Glukokortikoide sind bei hirndruckbedingter Nausea und Emesis Mittel der Wahl.

7.3.2 Laxanzien

Obstipation ist bei fortgeschrittener Tumorerkrankung ein häufiges Symptom. Sie kann so hartnäckig sein, daß es manchmal schwieriger ist, die Obstipation zu behandeln als den Schmerz.

Obstipation ist entweder durch eine verzögerte Darmpassage oder einen gestörten Entleerungsreflex bedingt. Ursachen für eine verzögerte Darmpassage sind u. a. ballaststoffarme Ernährung, Tumoren, Arzneimittel (besonderes Opioide). Ein gestörter Defäkationsmechanismus kommt u. a. bei Hämorrhoiden, Analfissuren, Verlust des rektalen Dehnungsreflexes und Schwäche der Bauchpresse vor.

Laxanzien beschleunigen die Stuhlentleerung durch intraluminale Volumenvermehrung, Erhöhung der Gleitfähigkeit des Darminhaltes, Erhöhung der Peristaltik durch pH-Änderungen oder Angriff an der glatten Muskulatur.

Opioide haben eine ausgeprägte obstipierende Wirkung, die sowohl durch eine Herabsetzung der Darmmotilität und der intesti-

Laxanzien nach Wirkprinzipien	Wirkgruppe	Wirkstoff und/oder Freiname	Enthalten in und/oder Handelsname	Dosis	Latenzzeit	Kommentar
I. Quellstoffe		Weizenkleie Indischer Flohsamen Leinsamen	Normacol Agiolax	10 g 5–10 g	10–24 h 12–24 h	nach der Mahlzeit mit genügend Flüssigkeit nehmen, nahezu nebenwirkungsfrei
II. Osmotisch wirksame Laxanzien	Salinische Laxanzien	Magnesiumsulfat= Bittersalz Natriumsulfat = Glaubersalz		10–20 g 10–20 g	2–4 h	schwer resorbierbare Salze; machen den Darminhalt weich
	Zuckeralkohole	Mannit/Mannitol	Mannit-Lösung 10/20 %	1 Klysma		
	Zucker	Sorbit Lactulose	Microklist Bifiteral	1 Klysma 10–20 g	0,5–2 h 8–10 h	wird im Dickdarm in Milchsäure und Essigsäure gespalten, durch Wasserretention Stimulation der Peristaltik
III. Antiresorptiv und hydragog wirkende Laxanzien	Anthraglykosid	Sennoside A u. B Sennosid B	Colonorm-Sirup Liquidepur	10–15 ml 10–20 ml	12 h 12 h	relativ große therapeutische Breite; Hemmung der $Na\pm$ und H_2O-Resorption und vermehrte H_2O- und Elektrolytabgabe in das Darmlumen
	Phenolphthalein	Bisacodyl	Dulcolax-Drg. Dulcolax-Supp.	10 mg 10 mg	oral: 6–10 h rektal: 15–60 min.	spezifische, unerwünschte Wirkungen nicht bekannt
	Rizinusöl	Natriumpicosulfat Rizinusöl	Laxoberal Rizinuskapseln Pohl	5–10 mg 4–6 g	2–4 (–8) h 2–6 h	keine spezifischen Nebenwirkungen weitgehend frei von Nebenwirkungen; 15 – 30 ml als Rizinusöl
IV. Gleitmittel		Docusat-Natrium Paraffin	Agaroletten Agarol	50–100 mg 1–2 El	12–48 h 12–48 h	durch Wasseranreicherung weicher Stuhl
V. Laxanzien mit Wirkung auf den Defäkationsreflex	Alkohole	Sorbit Glycerol	Mikroklist Glycilax-Supp.	1 Klysma 1 Supp.	0,5 – 2 h	

nalen Sekretion als auch durch Wirkung auf zerebrale und spinale Rezeptoren bedingt ist.

Sie zeigt keine Toleranzentwicklung. Die Obstipation ist die wichtigste [57] und hartnäckigste Nebenwirkung bei der Schmerztherapie mit Opioiden. Deswegen muß immer mit Beginn der Morphinapplikation eine Begleitmedikation mit Laxanzien erfolgen (s. Tabelle 9).

Basismaßnahmen zur Unterstützung einer Laxanstherapie ist die Mobilisation des Patienten, Gabe von ballaststoffreicher Kost und reichlich Flüssigkeit (Fruchtsäfte); Maßnahmen also, die bei fortgeschrittener Tumorerkrankung häufig nicht möglich sind.

Ein medikamentöses „Stufenschema" der Laxanzientherapie bei Opioidgabe kann so aussehen:

1. Laxoberal 10–20 Trpf.; wenn kein Erfolg:
2. Agarol und/oder Liquidepur bzw. Colonorm (je 1–2 El.); wenn kein Erfolg:
3. zusätzlich zu 2. Dulcolax-Supp.; wenn kein Erfolg:
4. zusätzlich zu 2. und 3. ein Microklist und/oder Einlauf.
5. In Extremfällen: Gastrografin 50–100 ml oral.
6. Wenn nötig, manuelle Ausräumung.

Wir haben die besten Erfahrungen gemacht mit der Kombination von Agarol/Liquidepur, je 1–2 El./Tag.

7.3.3 Glukokortikoide

Glukokortikoide spielen in der Tumorschmerztherapie eine wichtige Rolle. Der Grund liegt in deren antiödematösen, antiphlogistischen und allgemein roborierenden Wirkungen. Außerdem kann durch die Hypothese der Prostaglandinhemmung ein direkt analgetischer Effekt abgeleitet werden, dessen klinische Relevanz noch unklar ist.

Wenn ein peritumoröses Ödem Schmerzen auslöst oder verstärkt, sind Glukokortikoide indiziert (s. Tabelle 10).

Die wichtigsten **Nebenwirkungen** einer Steroidtherapie sind Osteoporose, Ulzera im Gastrointestinaltrakt, Erhöhung des Blutzuckerspiegels mit der Gefahr einer Entgleisung des Zuckerhaushaltes bei Patienten mit Diabetes mellitus und Exazerbation von Infektionen. Vorbestehende Erkrankungen aus diesem Nebenwirkungsbereich schränken den Einsatz von Kortikoiden ein.

Tabelle 10.   Indikationen und Dosierungen einer Therapie mit Glukokortikoiden

Indikation	Anfangsdosierung mit Dexamethason
erhöhter intrakanieller Druck	16–40 mg
Nervenkompression, insbesondere bei Tumorinfiltration des Plexus brachialis oder Plexus lumbosacralis	8–16 mg
Rückenmarkkompression	16–32 mg
Leberkapselspannungsschmerz	6–8 mg
Tumoren im kleinen Becken, im Retroperitoneum	6–8 mg
Weichteilinfiltration	6–8 mg
Lymphödem	6–8 mg
metastasenbedingte Gelenkschmerzen	6–8 mg
Atemwegsobstruktion	4–6 mg
Steigerung des Appetits	2–4 mg
Verminderung der Übelkeit	4–8 (16) mg
Stimmungsaufhellung	4 mg
Therapie einer Hyperkalzämie	4–8 mg

Relevante **Kontraindikationen** für eine kurzdauernde Steroidbehand-
lung bei dringlicher Indikation gibt es nicht; eine Ausnahme ist die
Herpes-simplex-Infektion am Auge.

Relative Kontraindikationen für eine langfristige Steroidtherapie
sind eine Ulkusanamnese, ausgeprägte Osteoporose und chronische,
bakterielle Infekte (besonders Tuberkulose).

Ist die Indikation zum Einsatz von Glukokortikoiden gegeben,
sollte folgendes berücksichtigt werden:
– ausreichend hohe Initialdosis,
– in der Regel morgendliche Einnahme,
– Dosisreduktion nach 4 Tagen,
– Erhaltungsdosis nach 14–21 Tagen,
– Langzeitanwendung ist selten notwendig; wenn, dann in niedrig-
  ster Dosierung (*Cave:* oben angegebene Nebenwirkungen und
  Kontraindikationen).

Dexamethason bevorzugen wir wegen der deutlich appetifördernden,
psychostimulierenden und ausschließlich glukokortikoiden Wirkung;
gleichzeitig hat es praktisch keine Na^+-retinierende Eigenschaft
(s. Tabelle 11).

Tabelle 11. Auswahl verschiedener Kortisonpräparate. Die gluko- und mineralokortikoide Wirkung von Prednisolon und Dexamethason ist in Relation zu derjenigen von Kortison gesetzt

Freiname	Handels-name	Therapeut. Äquivalenz-dosis [mg]	Gluko-kortikoide Wirkung	Mineralo-kortikoide Wirkung	Dosierung initial [mg/die]	Erhaltungs-dosis [mg/die]	Kommentar
Kortison	Cortison-Ciba	50	1,0	1,0			Verwenden wir nicht in der Tumorschmerztherapie.
Predni-solon	Decortin-H	10	4,5	0,3	30 – 100	10 – 15	Aus Kostengründen in den USA häufiger eingesetzt.
Dexa-methason	Forte-cortin	1,5	37,5	0	6 – 40	1,5 – 3	Kortikosteroid der Wahl in der Tumorschmerz-therapie, u. a. wegen fehlender mineralo-kortikoider Wirkung.

7.3.4   Antidepressiva

Antidepressiva (Tabelle 12) setzen wir in der Tumorschmerztherapie fast ausschließlich zur Behandlung neuropathischer Schmerzen mit Brennschmerzkomponente ein. Diese sind auf eine Schädigung peripherer oder zentraler Nerven zurückzuführen. Nerveninfiltration oder Nervenkompression durch Tumorwachstum, Polyneuropathien nach Chemotherapien, Strahlenbehandlungen, operative Nervenläsionen u. a. können auslösende Ursachen dieser Schmerzen sein. Die Schmerzreduktion wird mit niedriger Dosierung erreicht und tritt innerhalb weniger (2–4) Tage ein.

Tabelle 12.   Antidepressiva

Freiname	Handels-name	Dosis [mg]	Dosissteigerung [mg] bis	Kommentar
Amitriptylin	Saroten	10	75	Müdigkeit,
Doxepin	Aponal	10	75	Mundtrockenheit Obstipation, Schwitzen, Schwindel, orthostatische Regulationsstörungen, Harnverhalt, Herz rhythmusstörungen

7.3.5   Antikonvulsiva

Antikonvulsiva (Tabelle 13) sind bei einschießenden neuropathischen Schmerzen indiziert. Nerveninfiltration oder Nervenkompression

Tabelle 13.   Antikonvulsiva

Freiname	Handels-name	Dosis [mg]	Dosissteigerung [mg] bis	Kommentar
Carbamazepin	Tegretal	100	800	Müdigkeit, Schwindel
Clonazepam	Rivotril	0,3	2(–3)	Herzrhythmus-störungen
Phenytoin	Zentropil	100	300	

durch Tumorwachstum, Zustand nach Amputation u. a. können Ursache dieser Schmerzform sein.

Die Therapie mit Antikonvulsiva erfolgt einschleichend mit stufenweiser Steigerung, da besonders initial mit Nebenwirkungen gerechnet werden muß.

7.3.6 Benzodiazepine

Benzodiazepine haben anxiolytische, sedativ-hypnotische, antikonvulsive und muskelrelaxierende Wirkungen (s. Tabellen 14–17; [61]).

Bei psychoreaktiven Schlafstörungen sind Benzodiazepine Mittel der ersten Wahl. Die Verordnung der Substanz richtet sich nach pharmakokinetischen Eigenschaften und danach, ob Ein- und/oder Durchschlafstörungen vorliegen.

Diazepam, Flunitrazepam, Lormetazepam, Midazolam, Nitrazepam, Temazepam, Triazolam sind stark *sedativ* wirkende Benzodiazepine. Wir setzen bevorzugt bei Einschlafstörungen Midazolam (7,5 mg) und bei Durchschlafstörungen Flunitrazepam (1–2 mg) ein.

Klinisch relevante Interferrenzen mit einer Schmerztherapie mit Opioiden haben wir bisher nicht beobachtet.

Soll der *anxiolytische* Effekt der Benzodiazepine im Vordergrund stehen, bevorzugen wir Lorazepam in einer Dosierung von 1,0–2,5 mg oder Bromazepam (6 mg).

Ausgeprägt *antikonvulsiv* wirkende Benzodiazepine sind Clonazepam, Nitrazepam und Diazepam, wobei die beiden letzteren gleichzeitig ausgeprägt sedativ wirken. Clonazepam ist deswegen das

Tabelle 14. Benzodiazepine als Anxiolytika

Freiname	Handels-name	Standarddosis [mg]	HWZ [h]
Bromazepam	Lexotanil	3–6	18–20
Dikalium-chlorazepat	Tranxilium	10	1,5–2,5 (aktiver Metabolit 50–80)
Lorazepam	Tavor	1,0	12–18
Oxazepam	Adumbran	10,0	8–15

Tabelle 15.   Benzodiazepine als Schlafmittel

Freiname	Handels-name	Standarddosis [mg]	HWZ [h]
Diazepam	Valium Roche	5	20–50
Flurazepam	Dalmadorm	15,0	2–3 (aktiver Metabolit 2–4 Tage)
Flunitrazepam	Rohypnol	1,0	14–24
Lormetazepam	Noctamid	1,0	11,5
Midazolam	Dormicum Roche	7,5	1,5–2,5
Nitrazepam	Mogadan Roche	5,0	26–38
Temazepam	Planum	10,0	12,5
Triazolam	Halzion	0,25	2–5
Zopiclon	Ximovan	7,5	6–8

Tabelle 16.   Benzodiazepine als Antikonvulsiva

Freiname	Handels-name	Standarddosis [mg]	HWZ [h]
Clonazepam	Rivotril	0,3–3,0	20–40
Nitrazepam	Mogadan Roche	5	25

Tabelle 17.   Benzodiazepine als Muskelrelaxanzien

Freiname	Handels-name	Standarddosis [mg]	HWZ [h]
Diazepam	Valium Roche	5	20–50
Tetrazepam	Musaril	25–50	10–25

Benzodiazepin der Wahl bei einschießenden, neuropathischen Schmerzen; es wird einschleichend in einer Dosierung von 0,3 mg gegeben und allmählich auf eine Tagesdosis von 2,0 mg gesteigert.

Benzodiazepine mit ausgeprägter *muskelrelaxierender* Wirkung sind Diazepam und Tetrazepam, wobei Tetrazepam nur geringe anxiolytische, sedierende und antikonvulsive Wirkungen aufweist.

7.3.7   Neuroleptika

Neuroleptika spielen in der Schmerztherapie bei Tumorpatienten eine untergeordnete Rolle. Großen Stellenwert besitzen sie in niedriger Dosierung zur Prophylaxe und Therapie von Übelkeit und Erbrechen (s. dort) und hochdosiert bei motorischer Unruhe und deliranten Zuständen oder terminaler Agitation.

Levomepromazin (Neurocil)   Levomepromazin hat einen stark sedierenden, geringen antipsychotischen, guten antiemetischen und mäßig starken antidepressiven Effekt mit blutdrucksenkender Nebenwirkung. Bei motorischer Unruhe und terminaler Agitation wird es in einer Dosierung von 10–50 mg 4stündlich p.o., s.c. oder i.m. gegeben [72].

Haloperidol (Haldol Janssen)   Haloperidol ist ein hochpotentes Neuroleptikum, gering sedierend, gut antiemetisch und vergleichbar zu Levomepromazin antidepressiv wirksam.

Haloperidol ist das Mittel der Wahl zur Prophylaxe und Therapie opioidbedingter Nausea und Emesis in einer Dosierung von 0,3–0,5 mg alle 8 h.

Die Tagesdosis beträgt zur Therapie einer terminalen Agitation 5–40 mg, zur Therapie eines deliranten Syndroms 1,5–6 mg p.o., s.c. oder i.v. [72].

7.3.8   Antiarrhythmika

Oral und intravenös appliziertes Mexiletin ist sowohl bei einschießenden neuropathischen als auch bei neuropathischen Dauerschmerzen wirksam.

Die Indikation zum Einsatz dieser Substanz sollte erst gestellt werden, wenn die neuropathischen Schmerzen durch andere Begleitmedikamente zu einer Therapie mit Opioiden (Antidepressiva, Antikonvulsiva) nicht erfolgreich behandelt werden konnten.

Vor Beginn einer Therapie mit Mexiletin müssen u. a. kardiale Kontraindikationen ausgeschlossen werden. Nach einer Einstiegsdosis von 150 mg/Tag erfolgt eine kontrollierte Dosissteigerung alle 4 Tage um 100–150 mg, bis die Maximaldosis von 900 mg erreicht wird, wenn nicht zuvor Nebenwirkungen eine Dosissteigerung verbieten [22, 78].

7.3.9 Bisphosphonate

Bisphosphonate hemmen die Osteoklastenaktivität, wobei 3 Wirkmechanismen diskutiert werden: die direkte sowie die indirekte Hemmung der Osteoklastentätigkeit und die Reduktion der Anzahl der Osteoklasten.

Im Rahmen der Palliativmedizin bei Tumorpatienten bestehen 3 Indikationen für Bisphosphonate:
1. Hyperkalzämie – hier sind Bisphosphonate neben der Basistherapie die Mittel der Wahl (s. Abschn. „Hyperkalzämie", S. 225);
2. Knochenschmerzen;
3. Osteolysen.

Malignomassoziierte Hyperkalzämien sind besonders häufig beim Lungen- und Mammakarzinom und beim multiplen Myelom.

Hinweis: Die Infusionslösungen müssen kalziumfrei sein, sonst kommt es zu einer Ausfällung schwer löslicher Kalziumkomplexe. Die Gesamtdosis pro Behandlungszyklus richtet sich nach dem anfänglichen Kalziumspiegel im Serum (s. Tabelle 18).

Ibandronsäure (Bondronat)   Einmalinfusion von 2–4 mg in 500 ml 0,9%iger Kochsalzlösung. Normokalzämie wird innerhalb von 3–7 Tagen erreicht und hält etwa 11–12 Tage an; mit einem Wiederanstieg des Kalziumwertes ist nach 18 Tagen zu rechnen.

Pamidronsäure (Aredia)   Die Gesamtdosis (15–60–90 mg) von Pamidronsäure richtet sich nach dem anfänglichen Kalziumspiel im Serum des Patienten. Sie kann als Einzelinfusion oder in mehreren Infusionen über 2–4 Tage gegeben werden. Eine Senkung des Kalziumspiegels tritt nach 24–48 h ein, eine Normalisierung wird nach 3–7 Tagen erreicht.

Tabelle 18. Dosierungshinweise für verschiedene Bisphosphonate bei Hyperkalzämie

Bisphos-phonat	Appli-kation (i.v.)	Infusions-dauer [h]	Gesamt-dosis [mg]	Eintritt der Senkung des Kalzium-spiegels (Tage)	Dauer der Wirkung (Tage)
Clodronsäure (Ostac)	300 mg in 500 ml 0,9 %iger NaCl-Lösung	> 2	300–3000 an 1–10 Tagen	2–3	7–21
Ibandron-säure (Bondronat)	2–4 mg in 500 ml 0,9 %iger NaCL-Lösung	> 2	2–4 an 1 Tag	3–7	18
Pamidron-säure (Aredia)	15 mg in 125 ml 0,9 %iger NaCL-Lösung	> 1	15–90 an 2–4 Tagen	2	21–28

Bei Wiederansteigen des Kalziumspiegels kann die Pamidronbehandlung wiederholt werden. Jeweils 15 mg Pamidronsäure werden in 125 ml 0,9%igem NaCl gelöst. Die Lösung muß kalziumfrei sein, da es sonst zu einer Ausfällung schwer löslicher Kalziumclodronatkomplexe kommt. 30 mg des Wirkstoffes können innerhalb von 2 h gegeben werden.

Clodronsäure (Ostac)   Pro Tag werden 300 mg (1 Amp.) bis zur Normalisierung des Kalziumspiegels gegeben. 300 mg Clodronsäure werden in 500 ml 0,9%iger Kochsalzlösung über mindestens 2 h langsam infundiert. Eine tägliche Wiederholung der Infusion erfolgt, bis der Kalziumwert sich normalisiert hat. Die Behandlung sollte nicht länger als 10 Tage erfolgen. Eine Kalziumsenkung tritt nach 2–3 Tagen ein; die volle Wirkung ist nach 4–8 Tagen erreicht und hält ca. 1–3 Wochen an.

8   Exemplarische Therapiepläne

In Abschnitt 3 ist die Pathophysiologie der Schmerzen dargestellt worden. Anhand der Differenzierung in somatische und viszerale Nozizeptorschmerzen sowie in neuropathische Schmerzen mit ihrer neuralgiformen Erscheinungsform bzw. mit brennender Komponente ergeben sich therapeutische Strategien.

In aller Regel ist die Tumorschmerztherapie eine Kombinationstherapie mit Monosubstanzen. Die Kunst des Therapeuten besteht darin, die richtigen Arzneimittel, in der richtigen Kombination, der adäquaten Dosierung und Dosisanpassung und im richtigen Zeitintervall, einzusetzen. Dies betrifft sowohl die Analgetika als auch die Begleitmedikamente.

Aus der Pathophysiologie abgeleitet, ergeben sich 4 grundlegende schematische Therapiepläne. Bei Vorliegen von nozizeptiven und neuropathischen Schmerzen ergeben sich zusätzliche Kombinationen, die von den dargestellten Therapieplänen abgeleitet werden können.

Somatischer Nozizeptorschmerz

- Morphin
- Flurbiprofen

- Metamizol
- Dexamethason

- Laxans
- Antiemetikum

Beispiel: Knochenmetastasen

Viszeraler Nozizeptorschmerz

- Morphin (niedrig dosiert) oder mittelstarkes Opioid
- Metamizol
- Dexamethason

- Laxans
- Antiemetikum

Beispiel: Leberkapselspannungsschmerz

Neuropathischer Schmerz (neuralgiform)

- Morphin
- Flurbiprofen
- Carbamazepin
- Dexamethason

- Laxans
- Antiemetikum

Beispiel: Plexus-brachialis-Infiltration

Neuropathischer Schmerz mit Brennschmerz

- Morphin
- Flurbiprofen
- Dexamethason
- Amitriptylin

- Laxans
- Antiemetikum

Beispiel: Plexus-brachialis-Infiltration

Anhand eines somatischen Nozizeptorschmerzes soll im folgenden ein Schmerztherapieplan mit Zeitschema konkret dargestellt werden.

Exemplarischer Schmerztherapieplan
G.F., m., 62 Jahre

Diagnose
- Metastasen in der LWS und im OS sacrum Prostatakarzinom (ED: 2/95),
- Tumoranämie, Tumorkachexie,
- Lymphödem beider Beine,
- Schmerzen.

Fallbeispiel

Schmerzbeschreibung
Schmerzen in der unteren LWS und dem Os sacrum, die bohrend, drük-
kend, ständig vorhanden beschrieben werden. VAS 6.

Schmerzdiagnose
Ossärer Nozizeptorschmerz.

Bisherige Schmerztherapie
Tramundin retard 2 × 100 mg; Novalgin 2 × 500 mg.

Jetzt eingeleitete Schmerztherapie
Siehe Tabelle 19.

Tabelle 19.   Exemplarischer Therapieplan

Medikamente	7.00 Uhr	11.00 Uhr	15.00 Uhr	19.00 Uhr	23.00 Uhr	Indikation
MST 60 Mundi-pharma retard [Tbl.]	1			1		Schmerzen
Froben [100 mg]	1		1		1	Schmerzen
Haldol [Tropfen]	5			5		Übelkeit
Agarol + Liquidepur [ml]					je 10	Abführ-mittel

Fallbeispiel

Zusatzmedikation
Sevredol 20 mg-Tbl. bei Bedarf, wenn erneut Schmerzen auftreten.

Bemerkung
Auf regelmäßigen Stuhlgang achten!

Kommentar zur bisherigen Schmerztherapie
Der Patient gab auf Befragen an, daß mit Einsatz des retardierten Trama-
dols die unerträglichen Schmerzen (VAS 10) deutlich geringer wurden,
aber noch sehr unangenehm (VAS 6) seien.
    Diese Aussage des Patienten deutet auf einen opioidsensiblen Schmerz
hin. Wir entschieden uns, direkt auf Morphin umzusteigen, ohne die gesamte therapeutische Breite von Tramadol (bis 1000 mg/Tag) auszu-

schöpfen, weil wir davon ausgingen, daß durch weitere Tumorprogression die Schmerzintensität zunehmen würde.

Metamizol wurde deutlich unterdosiert (wenn Metamizol gegeben wird, dann in Abständen von 4 h und *nicht* wie oben dargestellt alle 12 h); die Einzeldosis sollte in der Regel 1 g betragen. Beim ossären Nozizeptorschmerz ist ein Antiphlogistikum dem Metamizol vorzuziehen, deswegen haben wir es durch Froben ersetzt.

9   Strahlentherapie in der Palliativmedizin

Der Stellenwert der palliativen Strahlentherapie wird auch unter dem Gesichtspunkt der Palliativmedizin häufig unterschätzt. Es geht nicht nur um die Behandlung von Schmerzen, sondern auch um die Besserung, Beseitigung oder Verhinderung unterschiedlichster Befindlichkeitsstörungen und Symptome [87].

Hauptindikationen zur palliativen Schmerztherapie sind lokalisierte oder diffuse osteolytisch-osteoplastische Knochenmetastasen, Wirbelkörper- oder epidurale Metastasen mit oder ohne Querschnittssymptomatik, Lymphknotenmetastasen, Hautmetastasen, Lymphangiosis cutis carcinomatosa, Hirnmetastasen, Orbita- und Aderhautmetastasen, obere Einflußstauung, Bronchuskompression und/oder -obstruktion, Rektumkarzinomrezidive, nur noch palliativ zu beeinflussende Primärtumoren bzw. Tumorrezidive in verschiedenen Organsystemen [87].

Darüber hinaus gibt es noch weitere Indikationen, auf die hier nicht näher eingegangen werden soll.

Ausgedehnte Peritonealkarzinose mit Aszites und Pleuraergüssen stellen in der Regel *keine* Indikation zur Strahlenbehandlung dar [87].

Therapiefolgezustände (z. B. radiogene oder zytostatische Nervenschädigungen, Lymphödeme durch Fibrosen) lassen sich durch Bestrahlung *nicht* bessern [87].

10   Symptomkontrolle

10.1   Dyspnoe

Dyspnoe ist das subjektive Symptom der Atemnot, dessen Schwere nur der Patient allein beurteilen kann [18].

Dyspnoe ist wie der Schmerz ein duales Phänomen, nämlich zum einen die Wahrnehmung der Atemnot und zum anderen die Reaktion des Patienten auf die Atemnot. Palliativmedizinische Maßnahmen zielen deswegen darauf ab, sowohl die Wahrnehmung als auch die Verarbeitung der Atemnot durch den Patienten zu beeinflussen.

Etwa die Hälfte aller Patienten mit einem fortgeschrittenen Tumorleiden klagt über Dyspnoe [97]. Der Anteil steigt bei Patienten mit Lungentumoren oder Lungenmetastasen auf 70% an. In den letzten 24 h vor dem Tod leiden ca. 80% der Patienten unter Atemnot [50].

Die Ursachen von Dyspnoe sind zahlreich:

Pulmonal-obstruktiv
- Asthma bronchiale
- asthmoide Bronchitis
- COLD
- Bronchialobstruktion
- Trachealstenose
- tracheoösophageale Fistel

Pulmonal-restriktiv

a) extrapulmonal:
  - Pleuraerguß
  - Pleuritis carcinomatosa
  - Thoraxwandtumor
  - Zwerchfelltumor
  - Pneumothorax

b) intrapulmonal:
  - Fibrose
  - Atelektase
  - Pneumonie
  - Resektion

kardial

neuromuskulär

psychogen

Häufige Ursachen einer Dyspnoe bei Tumorpatienten sind Lungentumoren, -metastasen, Pleuraergüsse, Aszites, Obstruktion der Atemwege, Schmerzen, Pneumonie und kardiale Probleme.

Da die Ursachen einer Dyspnoe vielfältig sind, muß jede neu aufgetretene Atemnot differentialdiagnostisch mit möglichst einfachen, den Patienten wenig belastenden Untersuchungen abgeklärt werden [1].

Wichtig ist die Unterscheidung, ob die Ursache der Dyspnoe reversibel oder irreversibel ist und ob der Patient sich in der Finalphase oder Rehabilitationsphase befindet.

Bei reversiblen Ursachen in der Rehabilitationsphase müssen neben medikamentösen Maßnahmen auch die Strahlentherapie, die interventionelle Radiologie, Laser- und Kryotherapie, Punktionen von Pleuraergüssen oder Aszites in Erwägung gezogen werden.

Bei reversiblen Ursachen in der Finalphase werden Patienten fast ausschließlich von medikamentösen Maßnahmen wie Bronchodilatatoren, Glukokortikoiden oder Diuretika profitieren. Indikationen für Glukokortikoide sind periphere und zentrale Obstruktionen, obere Einflußstauung und Lymphangitis carcinomatosa.

Irreversible Ursachen einer Dyspnoe werden durch symptomatische Strategien therapiert. Diese zielen darauf ab, die Wahrnehmung der Atemnot und die Reaktion auf diese zu beeinflussen.

Kompetente Begleitung des Patienten und der Angehörigen sind wichtige Grundelemente der Betreuung, wobei die Ausstrahlung von Ruhe und Sicherheit wichtig ist. Der Helfer selbst darf nicht panisch oder ängstlich wirken oder reagieren. Frische Luft, Befreiung von enger Kleidung, Entspannungstechniken und Atemübungen sind sinnvolle Maßnahmen, um Panikattacken zu vermeiden.

Für die medikamentöse, symptomatische Behandlung stehen uns Opioide und Nichtopioide zur Verfügung [2].

Morphin ist das Opioid, das am häufigsten zur Reduktion einer Atemnot verwendet wird. Opioidnaive Patienten erhalten initial 5–15 mg Morphinsulfattabletten oder Morphinlösung alle 4 h. Alternativ können 5 mg Morphin s.c. 4stündlich oder 1–2 mg i.v. in Abständen von 5–10 min gegeben werden, bis eine zufriedenstellende Erleichterung eingetreten, eine Atemfrequenz von 15–20/min erreicht ist und Nebenwirkungen nicht aufgetreten sind.

Bei Patienten, die bereits Morphin erhalten und über Atemnot klagen, sollte die Morphindosis um 50% erhöht werden. Die häufigste Nebenwirkung der Morphintherapie bei dieser Indikation ist der Vigilanzverlust, der evtl. zu einer Dosisreduktion zwingt. Zu den Nichtopioiden, die zu einer symptomatischen Therapie der Dyspnoe eingesetzt werden, zählen die Phenothiazine, Benzodiazepine und Barbiturate.

Phenothiazine [Chlorpromazin 10–25 mg] und Benzodiazepine (Midazolam 5–10 mg i.v.) sind hilfreich, wenn eine akute schwere Dyspnoe, verbunden mit Angst oder Panik durchbrochen werden muß. Wenn die Atemnot weitgehend unter Kontrolle ist, eine weitere

Anxiolyse jedoch notwendig erscheint, kann die Therapie mit Lorazepam (Tavor expidet 1–2 mg) fortgeführt werden.

Barbiturate sollten nur zum Einsatz kommen, wenn ein ausgeprägt sedierender Effekt erwünscht ist. Der Einsatz von Barbituraten erfordert große klinische Erfahrung im Umgang mit dieser Substanzgruppe. Individuelle Dosierung bei engmaschiger klinischer Überwachung ist obligat.

Eine Atemnot durch „Lungenrasseln" in der Finalphase kann in der Regel gut beherrscht werden durch 0,25–0,5 mg Scopolamin s.c. alle 6–8 h.

Die Applikation von *Sauerstoff* über Maske oder Nasensonde wird den Patienten häufig unreflektiert angeboten, ohne daß man sich über den therapeutischen Nutzen im klaren ist. Atemnot wird in der Regel durch Versagen der Atemmechanik und Ansteigen des arteriellen CO_2-Partialdruckes hervorgerufen. Die Gabe von Sauerstoff entspricht hier einem Plazeboeffekt.

Eine Abnahme des arteriellen O_2-Partialdruckes – insbesondere bei chronischem Verlauf – ist erst bei sehr niedrigen Werten Ursache von Dyspnoe. Bei ausgeprägter Zyanose und gleichzeitig bestehender Atemnot ist eine O_2-Sonde eine adjuvante Maßnahme zur Linderung der Dyspnoe.

10.2 Übelkeit und Erbrechen

Übelkeit und Erbrechen sind Symptome, die ganz unterschiedliche Ursachen haben. Dazu gehören u. a. Gastroenteritiden, (Sub)ileus, Magenausgangsstenosen, akutes Abdomen, erhöhter Hirndruck, metabolische Störrungen (z. B. Urämie, Hyperkalzämie), Arzneimittel (Opioide, Zytostatika).

Übelkeit und Erbrechen werden ausgelöst entweder durch
- afferente Impulse aus dem oberen Gastrointestinaltrakt auf das Brechzentrum in der Formatio reticularis der Medulla oblongata,
- Erregung von Chemorezeptoren in der Area posttrema der Medulla oblongata (Chemorezeptortriggerzone; CTZ),
- Vestibularisreizung, Hirndrucksteigerung oder
- psychische (visuelle oder olfaktorische) Stimuli.

Ist nach der körperlichen Untersuchung, den technischen Zusatzuntersuchungen und Laborbefunden eine symptomatische oder begleitende Therapie indiziert, kommen als antiemetische Substanzen Antihistaminika, Neuroleptika, Anticholinergika, prokinetische Substanzen, 5-HT$_3$-Antagonisten, evtl. Gukokortikoide oder Benzodiazepine zur Anwendung.

Einzelheiten sind Tabelle 8, S. 200 zu entnehmen.

Grundsätzlich ist eine Prophylaxe wirksamer als die Behandlung des schon eingetretenen Erbrechens.

Um einer morphinbedingten Emesis vorzubeugen, verwenden wir Haloperidol und/oder Cisaporid prophylaktisch als Mittel der Wahl. Führt das nicht zum Erfolg, geben wir zusätzlich Cyclizin (kann über die internationale Apotheke bestellt werden). Nach 7 Tagen kann das Antiemetikum versuchsweise abgesetzt werden, da gegenüber der emetischen Wirkkomponente des Morphins in der Regel eine Toleranz entsteht.

10.3 Obstipation

(Siehe auch Abschnitt 7.2.2.8)

Obstipation ist bei fortgeschrittener Tumorerkrankung ein häufiges Symptom. Sie kann so hartnäckig sein, daß es manchmal schwieriger ist, die Obstipation zu behandeln als den Schmerz.

Obstipation ist entweder durch eine verzögerte Darmpassage oder einen gestörten Entleerungsreflex bedingt. Ursachen für eine verzögerte Darmpassage sind u. a. ballaststoffarme Ernährung, Tumore, Arzneimittel (besonders Opioide). Ein gestörter Defäkationsmechanismus kommt u. a. bei Hämorrhoiden, Analfissuren, Verlust des rektalen Dehnungsreflexes und Schwäche der Bauchpresse vor. Laxanzien beschleunigen die Stuhlentlehrung durch intraluminale Volumenvermehrung, Erhöhung der Gleitfähigkeit des Darminhaltes, Erhöhung der Peristaltik durch pH-Änderungen oder Angriff an der glatten Muskulatur.

Opioide haben eine ausgeprägte obstipierende Wirkung, die sowohl durch eine Herabsetzung der Darmmotilität und der intestinalen Sekretion als auch durch Wirkung auf zerebrale und spinale Rezeptoren bedingt ist. Sie zeigt keine Toleranzentwicklung. Die Obstipation ist die wichtigste und hartnäckigste Nebenwirkung bei der Schmerztherapie mit Morphin. Eine Schmerztherapie mit Opioiden muß daher also immer mit einer Laxansgabe unterstützt werden.

Basismaßnahmen zur Unterstützung einer Laxanstherapie ist die Mobilisation des Patienten, Gabe von ballaststoffreicher Kost und reichlich Flüssigkeit (Fruchtsäfte); Maßnahmen also, die bei fortgeschrittener Tumorerkrankung häufig nicht möglich sind. Ein medikamentöses „Stufenschema" der Laxanzientherapie findet sich auf S. 204.

10.4 Obstruktion

Eine intramurale und extramurale Kompression des Darmes, ein paralytischer Ileus oder eine Obstipation können zum Syndrom der gastrointestinalen Obstruktion führen.

Der paralytische Ileus und die Obstipation sind klassische Indikationen für die medikamentöse Therapie, während der mechanische Ileus in der Regel operativ angegangen werden muß. Bei weit fortgeschrittener Tumorerkrankung (z. B. bei ausgeprägter Peritonealkarzinose und/oder großen Tumorkonglomeraten) ist häufig eine entlastende Operation durch ein Stoma nicht mehr möglich, oder der Eingriff wird vom Patienten abgelehnt.

Symptome der Obstruktion sind ein aufgetriebenes Abdomen, Nausea, Emesis, kolikartige oder kontinuierliche Abdominalschmerzen und Obstipation. Erbrechen ist häufig, wenn die Obstruktion im oberen Gastrointestinaltrakt liegt, seltener wenn sie im distalen Ileum oder Kolon lokalisiert ist.

Ziel der palliativen Behandlung ist die Therapie der Schmerzen, von Übelkeit und Erbrechen, die Vermeidung von Durst und Hunger und eine Verminderung der gastrointestinalen Sekretion.

Übelkeit und Erbrechen (s. auch S. 219, [63]) werden bei uns in erster Linie mit *Cyclizin* (Valoid oder Marzine 50 mg alle 8 h s.c. bzw. p.o.) und *Haloperidol* (1–2 mg alle 8 h p.o. oder s.c.) therapiert.

Bei kolikartigen Schmerzen geben wir *Butyl-Scopolamin* (Buscopan) 4stündlich 10 mg. Als Alternative kann auch *Scopolamin* alle 6–8 h 0,5 mg gegeben werden, um die gastrointestinalen Spasmen und die gastrointestinale Sekretion zu vermindern.

Obwohl der Wirkmechanismus nicht ganz klar ist – evtl. Verminderung der Obstruktion durch antiödematöse Wirkung im peritumorösen Gewebe –, profitieren einige Patienten durch hochdosierte Gabe von *Dexamethason* (initial 20–60 mg und Reduktion in den nächsten Tagen auf die Erhaltungsdosis von 4 mg/Tag) [28, 29, 78].

Die Entwicklung von **Octreotid** – ein zyklisches Octapeptit – ist ein wesentlicher Fortschritt in der symptomatischen Therapie einer Obstruktion. Octreotid führt zu einer Abnahme der gastrointestinalen Sekretion (Magen, Galle, Pankreas), der Darmmotilität und der Splanchnikusdurchblutung und zu einer Zunahme der Wasser- und Elektrolytresorption aus dem Darmlumen.

Indikationen für Octreotid sind neben dem inoperablen Ileus gastrointestinale Fisteln, das Short-bowel-Syndrom, sekretorische Diarrhöen, Blutungen des oberen Gastrointestinaltraktes u. a.

Die palliative Therapie einer intestinalen Obstruktion beginnt mit der Gabe von 2- bis 3mal täglich 0,05–0,1 mg s.c. oder i.v. In Abhängigkeit von der klinischen Wirkung kann die Dosis bis auf 0,6 mg als Tagesdosis gesteigert werden.

Octreotid beeinflußt den Circulus vitiosus von Darmüberdehnung und Sekretion. Klinisch zeigt sich dies in einer Abnahme von Übelkeit, Erbrechen und einer Reduktion der abdominellen Schmerzen.

Nachteil dieser Substanz ist der hohe Preis [28].

Die Indikation der *Flüssigkeitssubstitution* bei Patienten im terminalen Stadium einer Tumorerkrankung wird kontrovers diskutiert (s. auch S. 223, 224; [26, 27, 29]).

Wenn Übelkeit und Erbrechen gut kontrolliert sind, die Obstruktion weit distal liegt, dann sollte man den Patienten ermutigen, zu essen und trinken, was ihm beliebt. In solchen Situationen ist eine ausreichende Hydratation kein Problem.

Können Übelkeit und Erbrechen für den Patienten nicht zufriedenstellend reduziert werden – besonders häufig bei proximal liegender Obstruktion – droht durch Dehydratation Somnolenz oder agitierte Verwirrtheit. Hier ist sowohl eine Magensonde oder PEG-Sonde als auch eine intravenöse – seltener subkutane – Hydratation indiziert.

Für eine gute Symptomkontrolle ist die Unterscheidung wichtig, ob es sich um eine komplette oder partielle Obstruktion handelt.

Bei *inkompletter Obstruktion* besteht die Kunst der Therapie in der Beherrschung von Übelkeit, Erbrechen und Schmerzen und der Vermeidung der kompletten Obstruktion. Die richtige Balance zwischen laxativen Maßnahmen (Gabe von Weichmachern und nicht zu aggressiv propulsiven Substanzen), darmrelaxierenden Arzneimitteln und ausreichender Analgesie erfordert subtiles pharmakologisches Wissen, Kenntnisse der Pathophysiologie und engmaschige Kontrolle des klinischen Verlaufs.

Die palliative Therapie einer *irreversiblen kompletten Obstruktion* ist insofern einfacher, da hier alle Maßnahmen ausschließlich auf eine gute Symptomkontrolle abzielen und eine arzneimittelbedingte Verstärkung der Ileussymptomatik zur Vermeidung von Darmspasmen in Kauf genommen werden kann [83].

10.5   Flüssigkeitssubstitution in der Finalphase

Die Flüssigkeitssubstitution in der Finalphase ist Gegenstand kontroverser Diskussion [9, 26, 29]. Die folgenden Ausführungen zu diesem Thema sollen Anregungen geben, sich mit der Problematik intensiv auseinanderzusetzen. Forschung auf diesem Gebiet ist wichtig, um in Zukunft ethisch vertretbar die richtigen medizinischen Entscheidungen zu treffen.

Für eine Flüssigkeitssubstitution spricht:

- Eine Exsikkose und Störungen des Elektrolythaushaltes können zu Unruhe, Bewußtseinsstörungen und Muskelkrämpfen führen. Neuroleptika oder Muskelrelaxanzien wären hier der falsche Weg, eine Symptomkontrolle zu erreichen. Da klares Bewußtsein in der Palliativmedizin eine große Bedeutung hat, ist bei oben aufgeführten Symptomen eine Rehydratation sinnvoll.
- Bisher gibt es keine Beweise, daß eine Flüssigkeitssubstitution das Sterben künstlich verlängert.
- Grundsätzlich ist wichtig zu hinterfragen, ob sich ein Patient überhaupt in der Finalphase befindet oder ob nicht eine ausgeprägte Dehydratation und Hypovolämie eine Agonie vortäuschen.

Gegen eine Flüssigkeitssubstititution werden folgende Argumente ins Feld geführt:

- Bewußtseinsklare Sterbende haben selten Durst, solange die Mundschleimhaut feucht und sauber ist.
- Bisher gibt es keine Beweise, daß eine *minimale* Flüssigkeitszufuhr das Leben verkürzt oder Leiden vergrößert.
- Die parenterale Flüssigkeitszufuhr erschwert die Betreuung zu Hause.
- Die parenterale Flüssigkeitszufuhr kann periphere Ödeme und Wassereinlagerungen in der Lunge fördern.
- Es gibt bisher keine Beweise, daß Infusionen dem Sterbenden nützen.

Grundsätzlich gilt es zu beachten:
- Jeder Patient hat das Recht auf Selbstbestimmung.
- Der bewußtseinsklare Patient hat das Recht, einer Behandlung zuzustimmen oder sie abzulehnen.
- Jeder Patient hat ein Recht auf individuelle Entscheidung und Behandlung.

Der behandelnde Arzt muß sich folgende Frage stellen:
- Wo steht der Patient?
- Welche Prognose kann für den Krankheitsverlauf gestellt werden?
- Was ist das Ziel der Behandlung?
- Welche Behandlung ist die angemessene für den Patienten?

Eine restriktive Flüssigkeitszufuhr wird häufig befürwortet, weil die Produktion von Endorphinen zu weniger Schmerzempfindung und eine geringere pulmonale Sekretion seltener zu Atemnot führen soll. Diesen beiden Argumenten muß man folgendes entgegenhalten:
- Ist die Ausschüttung von Endorphinen eine Reaktion auf eine Leidenssituation (Durst, Atemnot, Schmerzen), widerspricht dies den Grundregeln der Palliativmedizin.
- Eine Dehydratation vermindert sicher die natürlichen Sekretionen, aber bei bestehender Pneumonie oder Tumorinfiltration der Lunge ist die Kapillarmembran soweit defekt, daß mit einer Minderung der Sekretion in diesen Bereichen und mit einer Verminderung einer „Rasselatmung" durch Dehydratation nicht gerechnet werden kann. Zu berücksichtigen ist auch, daß eine Dehydratation zu einer verminderten Durchblutung und zu einer Niereninsuffizienz führen kann mit der Folge einer Kumulation von Morphin-6-glukuronid und einer Gefahr der Morphinintoxikation.

Fazit:
- Eine individuelle Entscheidung ist zwingend notwendig.
- Die Autonomie des Patienten ist zu respektieren.
- Eine optimale Symptomkontrolle ist anzustreben.
- Bei bewußtlosen Patienten im Zweifelsfalle Flüssigkeit substituieren.
- Das Finalstadium hinterfragen.
- Die Indikation für die parenterale Flüssigkeitszufuhr muß begründbar sein.

Indikationen für eine Flüssigkeitszufuhr sind:
- durch Dehydratation bedingte Unruhe, Delir, Muskelkrämpfe, toxische Konzentrationen von Arzneimitteln;
- Patient klagt über Durst, der durch enterale Zufuhr nicht gelindert werden kann;
- im Zweifelsfall für die Flüssigkeitssubstitution entscheiden.

10.6 Hyperkalzämie

Knochenmetastasen sind eine klinische relevante Komplikation verschiedener Tumoren, da sie durch Knochenschmerzen, pathologische Frakturen und Hyperkalzämie den Verlauf der Erkrankung erheblich beeinflussen können.

Besonders häufig gehen das Mammakarzinom, Bronchialkarzinom und das Prostatakarzinom mit Knochenmetastasen einher.

Klinisch manifestiert sich eine Hyperkalzämie durch Müdigkeit, Verwirrtheit, Desorientiertheit, Depression, Übelkeit, Erbrechen, Obstipation, Polyurie, Dehydratation und Schmerzen. Der klinische Verdacht einer Hyperkalzämie läßt sich leicht durch die Bestimmung des ionisierten Serumkalziumspiegels beweisen.

Die Therapie einer Hyperkalzämie hat 4 unterschiedliche Ansatzpunkte:
1. Behandlung des Primärtumors,
2. Korrektur der Dehydratation,
3. Verbesserung der Kalziumausscheidung,
4. Verminderung der Osteoklastentätigkeit.

Glukokortikoide haben einen blockierenden Effekt auf den osteoklastenaktivierenden Faktor; sie verhindern eine erhöhte Kalziumabsorption aus dem Gastrointestinaltrakt und besitzen eine Antiprostaglandinaktivität durch Stabilisierung der Zellmembran [98].

Eine Inaktivierung und Hemmung der Neubildung von Osteoklasten ist durch Bisphosphonate möglich. Dies führt sekundär zu einer Abnahme des Kalziumspiegels. Wir geben z. B. Clodronat (Ostac) ausschließlich intravenös in einer Dosierung von 300 mg/Tag. Die Behandlungsdauer richtet sich nach dem Serumkalziumspiegel (in der Regel sind 10 Tage notwendig; s. auch Abschnitt „Bisphosphonate", S. 211).

10.7   Schmerztherapie und Symptomkontrolle bei Sterbenden [74]

Der *Weltärztebund* hat 1990 eine Erklärung herausgegeben, die sich dem Endstadium einer zum Tode führenden Krankheit mit starken, chronischen Schmerzen widmet. Darin heißt es:
- Der Arzt *muß* sich der Dynamik von Schmerzen bewußt sein.
- Alle Anstrengungen müssen darauf gerichtet sein, Leiden zu lindern.
- Die Behandlung muß auf die individuellen Bedürfnisse des Patienten abgestellt sein und den bestmöglichen Zustand des Wohlbefindens herbeiführen.
- Der Arzt muß die Wirksamkeit, Wirkungsdauer und Nebenwirkungen der verfügbaren Analgetika kennen, um die richtige Auswahl, Dosierung, Verabreichungsart und Häufigkeit treffen zu können, damit ein Höchstmaß an Schmerzbefreiung für den Patienten sichergestellt werden kann.

Diese Erklärung zwingt uns Ärzte, uns intensiv mit dem Sterbeprozeß auseinanderzusetzen und vertraut zu machen, um dem individuellen Verlauf gerecht zu werden.

In der Finalphase einer Tumorerkrankung sind die häufigsten Symptome, unter denen die Patienten leiden, Schmerz, Unruhe, Dyspnoe, präfinales Lungenödem („Rasseln"), Übelkeit und Erbrechen [5].

Bei fast der Hälfte unserer Patienten (48%), die auf unserer Palliativstation starben, war eine Änderung der Analgetikadosis nicht notwendig. Bei 32% der Patienten mußte bei Ansteigen der Schmerzintensität die Morphindosis erhöht werden. Bei 20% der Patienten sahen wir die Notwendigkeit, die Schmerzmitteldosis zu reduzieren.

Wenn möglich, sollten die Arzneimittel bis zum Tod enteral gegeben werden; ist dies nicht mehr möglich (Patient nicht ansprechbar, klagt über Dysphagie, Übelkeit, Erbrechen, Obstruktion), erfolgt die Schmerztherapie in Anlehnung an die orale Äquivalenzdosis parenteral. Die prozentuale Häufigkeit der bei uns angewandten Applikationswege für Analgetika in der Finalphase ist wie folgt:
- i.v.: 45,
- s.c.: 30,
- oral/Supp.: 18,
- peridural: 2,
- keine Analgetika: 5.

Zur **Schmerztherapie** benötigen 90% unserer Patienten bis zu ihrem Tod, ihrem Schmerzniveau angepaßt, Morphin.

Dyspnoe (s. Abschnitt „Dyspnoe", S. 216) ist ein weiteres wichtiges Symptom im Krankheitsverlauf einer Tumorerkrankung, besonders aber in der Finalphase. Eine häufige Ursache ist das präfinale Lungenödem. Um dies zu verhindern oder zu therapieren, geben wir 0,25–0,5 mg Scopolamin s.c. alle 4–6–8 h.

Bronchokonstriktorisch bedingte Dyspnoe (in der Finalphase relativ selten) kann mit Salbutamol therapiert werden.

Grundsätzlich eignet sich Morphin 5–10 mg s.c. hervorragend zur symptomatischen Behandlung der Dyspnoe; Repetitionsdosen werden entsprechend der klinischen Wirkung gegeben.

Eine der *schwierigsten Entscheidungen* in der Palliativmedizin ist diejenige, ob und ab wann ein Patient in der Finalphase **sediert** werden soll und darf [1, 21]. Das Problem erscheint einfach, wenn die Autonomie und der Wille des Patienten befolgt werden können. Das Problem wird schwierig, wenn Bewußtseinsstörungen, motorische Unruhe, terminale Agitation, delirante oder psychotische Syndrome keine Autonomie bzw. klare Willensäußerung mehr erkennen lassen oder der geäußerte Wille ein ärztlich notwendiges Handeln verbietet.

Ist eine medikamentöse, symptomatische Behandlung nach Ausschluß auslösender Ursachen bei terminaler Agitation oder motorischer Unruhe notwendig, geben wir bei motorischer Unruhe Flunitrazepam (Rohypnol) individuell dosiert, intermittierend subkutan (ist für diese Applikationsform nicht zugelassen) oder in die Infusion als kontinuierliche Gabe.

Dosierungshinweise:
- 0,5 mg Flunitrazepam alle 4–6 h subkutan.
- 2–4 mg Flunitrazepam pro 24 h in die Infusion. Alternativ geben wir Lorazepam (Tavor expidet) 1–2 mg buccal oder Levomepromazin (Neurocil) 5–15 mg p.o., s.c., mit Repetitionsdosen alle 6–8 h.

Bei deliranten Syndromen geben wir hochdosiert Haloperidol als Tagesdosis 4–8 mg p.o., s.c., i.v.; bei Erregungszuständen und motorischer Unruhe ist evtl. eine Steigerung bis 40 mg/Tag notwendig.

In der Finalphase muß sorgfältig geprüft werden, welche Arzneimittel fortgeführt, abgesetzt und evtl. hinzugefügt werden müssen.

Ursache einer unbefriedigenden Symptomkontrolle bei uns waren respiratorische Probleme, akute Blutungen, Regurgitation und Unruhe. Ziel in der Finalphase ist es, den Patienten ein gut symptomkontrolliertes, würdevolles Sterben zu ermöglichen. Dies kann in einem hohen Prozentsatz erreicht werden, der vom St. Christopher´s Hospice mit 98% angegeben wird und bei uns auf der Palliativstation bei 93% liegt

Literatur

1. Ahmedzai S (1993) Palliation of respiratory symptoms. In: Doyle D, Hanks GWC, Macdonald N (eds) Oxford textbook of palliative medicine; Oxford UnivPress, Oxford New York, S 349–378
2. Ajemian I (1991) Palliative management of dyspnea. J Palliat Care 7/3: 44–45
3. Allan SG (1993) Nausea and vomiting. In: Doyle D, Hanks GWC, Macdonald N (eds) Oxford textbook of palliative medicine; Oxford UnivPress, Oxford New York, pp 282–290
4. American Pain Society (1989) Principles of analgesic use in the treatment of acute pain and chronic cancer pain. A concise guide to medical practice, 2nd edn. American Pain Society, Skokie/IL
5. Back IN (1992) Terminal restlessness in patients with advanced malignant disease. Palliat Med 6: 293–298
6. Banning A, Sjøgren P (1990) Cerebral effects of long-term oral opioid in cancer patiens measured by continuous reaction time Th. Clin J Pain 6: 91–95
7. Boas RA, Hoolford NHG, Villiger JW (1985) Clinical pharmacology of opiate analgesia. Adv Pain Res Ther 9: 695–708
8. Bonica JJ, Loeser JD, Chapmann CR, Fordyce WE (1990) The management of pain Lea & Febiger, Philadelphia London
9. Bozzetti F et al. (1996) Guidelines on artificial nutrition versus hydration in terminal cancer patients. Nutrition 12/3: 163–167
10. Bruera E, Brenneis C, Paterson AH, MacDonald RM (1989) Use of methylphenidate as an adjuvant to narcotic analgesics in patients with advanced cancer. J Pain Symptom Manage 4: 3
11. Bruera E, Chadwich S, Brenneis C, Hanson J, MacDonald RM (1987) Methylphenidate associated with narcotics for the treatment of cancer pain. Cancer Treat Report 76: 17
12. Bullingham R, McQuay H, Porter E, Weir L (1982) Sublingual buprenorphine used postoperatively: 10 hour plasma drug concentration analysis. Br J Clin Pharmacol 13: 665
13. Campbell JN (1996) Pain 1996 – An updated review. IASP Press, Seattle

14. Cherny NI (1996) The medical treatment of pain in the terminal stages of cancer and other illnesses In: Campbell JN (ed) Pain 1996 – An updated review. IASP Press, Seattle, pp 469–484

15. Cherny NI, Portenoy RK, Raber M, Zenz M (1994) Medikamentöse Therapie von Tumorschmerzen, Teil I: Eigenschaften von Nichtopioiden und Opioiden. Der Schmerz 8: 195–209

16. Cherny NI, Portenoy RK, Raber M, Zenz M (1994) Medikamentöse Therapie von Tumorschmerzen, Teil II: Anwendung von Opioiden. Der Schmerz 9: 3–19

17. Cherny NI, Portenoy RK, Raber M, Zenz M (1995) Medikamentöse Therapie von Tumorschmerzen, Teil III: Adjuvanzien. Der Schmerz 9:55–69

18. Comroe JH, Forster RE, Dubois AB, Briscoe WA, Carlsen E (1968) Die Lunge. Schattauer, Stuttgart

19. Cools HJM, Berkhout AMM, De Bock GH (1996) Subcutaneous morphine infusion by syringe driver for terminally ill patients. Age Ageing 25: 206–208

20. Coyle N, Adelhardt J, Foley KM, Portenoy RN (1990) Character of terminal illness in the advanced cancer patient. J Pain Symptom Manage 5: 83

21. Coyle H, Ingham J (1996) Pain management in the imminently dying – Goals of care, ethical issues, and the role of sedation: An illustrative case, In: Campbell JN (ed) Pain 1996 – An updated review. IASP Press, Seattle, pp 567–570

22. Dejgard A, Petersen P, Kastrup J (1988) Mexiletine for treatment of chronic painful diabetic neuropathy. Lancet I: 9–11

23. Devulder J, Ghys L, Dhondt W, Rolly G (1994) Spinal analgesia in terminal care: Risk versus benefit J Pain Symptom Manage 9/2: 75–81

24. Donner B, Strumpf M, Dertwinkel R, Zenz M (1997) Neue Alternative in der Tumortherapie. Richtige Anwendung von Fentanyl TTS entscheidend. Dtsch Ärztebl 94/10: A 598–599

25. Drechsler S, Bauer R (1995) 5-HT-3-Rezeptorantagonisten. Der Weg zum therapeutischen Fortschritt in der supportiven Tumortherapie Arzneimitteltherapie 8: 224–235

26. Ellershaw JE, Sutcliffe JM, Saunders CM (1995) Dehydration and the dying patient J Pain Symptom Manage 10/3: 192–197

27. Fainsinger R, Miller MJ, Bruera E (1991) Symptom control during the last week of life on a palliative care unit. J Palliat Care 7/1: 5–11

28. Fainsinger RL, Spachynski K, Hanson J, Bruera E (1994) Symptomcontrol in terminally ill patients with malignant bowel obstruction (MBO) J Pain Symptom Manage 9/1: 12–18

29. Fainsinger RL, Bruera E (1994) The management of dehydration in terminally ill patients. Palliat Care 10: 55–59

30. Farncombe M, Chater S (1993) Case studies outlining use of nebulized morphine for patients with end-stage chronic lung and cardiac disease J Pain Symptom Manage 8/4: 221–225
31. Foley KM (1989) Controversies in cancer pain: medical perspective. Cancer 63: 2257
32. Foley KM, Inturrisi CE (1987) Analgesic drug therapy in cancer pain: Principles and practice. Med Clin North Am 71: 107
33. Foley KM (1985) The treatment of cancer pain. N Engl J Med 313: 84
34. Foley KM (1993) Opioid analgesics in clinical pain management. In: Herz A (ed) Opioids. Handbook of experimental pharmacology, vol 104/II. Springer, Berlin Heidelberg New York Tokio, pp 697–743
35. Foley KM, Inturrisi CE (1989) Pharmacological approaches to cancer pain. In: Foley KM, Payne RM (eds) Current therapy of pain. Decker, Toronto, pp 303–331
36. Forman B, Portenoy RK, Yanagihara RH, Hunt WC, Kush R, Shepard K (1992) Elderly cancer patients with pain: response to oral morphine (MS) dose, pain and toxicity. J Am Geriatr Soc 40/10: SA 26
37. Freynhagen R, Zenz M, Strumpf M (1994) WHO Stufe II – Klinische Realität oder didaktisches Instrument. Der Schmerz 8: 210–215
38. Glare PA, Walsh TD (1993) Dose-ranging study of oxycodone for chronic pain in advanced cancer. J Clin Oncol 11: 973–978
39. Goh CR (1996) Routes of opioid administration: The role of sublingual/buccal, transdermal, and parenteral infusion therapy In: Campbell JN (ed) Pain 1996 – An updated review. IASP Press, Seattle
40. Gordon N (1976) Reaction-times of methadone treated ex-heroin addicts. Psychopharmacologia 16: 337–44
41. Gorman DJ (1991) Opioid analgesics in the management of pain in patients with cancer: An update. Palliat Med 5: 277–294
42. Grond S, Zech D, Schug SA, Lynch J, Lehmann KA (1991) Validation of World Health Organization guidelines for cancer pain relief during the last days and hours of life. J Pain Symptom Manage 6/7: 411–412
43. Grond S, Zech D (1992) Aktuelle Strategien in der Behandlung von Tumorschmerzen. Med Klinik 87/4: 198–206
44. Grond S, Zech D, Meuser T, Radbruch L, Kasper M, Lehmann KA (1992) Prävalenz und Charakteristik neuropathischer Schmerzen bei malignen Erkrankungen. Der Schmerz 6: 99–104
45. Grond S, Zech D, Dahlmann H, Schug SA, Stobbe B, Lehmann KA (1990) Überweisungsgrund: „therapieresistente" Tumorschmerzen. Der Schmerz 4: 193–200
46. Hanks GW, Justins DM (1992) Cancer pain: management. Lancet 39: 1031–1036
47. Hanks GW, Twycross RG, Lloyd JW (1981) Unexpected complication of successful nerve block Anaesthesia 36: 37–39
48. Hanks GW (1996) Principles of Systemic Opioid Pharmacotherapy In: Campbell JN (ed) Pain 1996 – An Updated Review. IASP Press, Seattle

49. Hasselstrom J, Eriksson LS, Persson A (1990) Morphine metabolism in patients with liver cirrhosis. Br J Clin Pharmacol 29: 289

50. Heyse-Moore LH, Poss V, Mullee MA (1991) How much of a problem is dyspnoea in advanced cancer? Palliat Med 5: 20–26

51. Hildebrandt J (1994) Therapie chronischer Schmerzen. Jungjohann Verlagsges, Neckarsulm

52. Hogan Q, Haddox JD, Abram S, Weissmann D, Taylor ML, Janjan N (1991) Epidural opiates and local anesthetics for the management of cancer pain. Pain 46: 271–279

53. Jage J (1995) Medikamente gegen Krebsschmerzen. Chapman & Hall, London Weinheim

54. Jurna I, Baldauf J (1993) Retardiert freigesetztes Naloxon oral: Aufhebung der Obstipation durch orales Morphin ohne Beseitigung der Analgesie. Der Schmerz 7: 314

55. Kalso E, Vainio A (1990) Morphine and oxycodone in the management of cancer pain. Clin Pharmacol Ther 47: 639–646

56. Karavelis A, Foroglou G, Selviaridis P, Fountzilas G (1996) Intraventricular administration of morphine for control of intractable cancer pain in 90 patients. Neurosurgery 39: 57–62

57. Kaufmann PN, Krevsky B, Malmud LS, Maurer AH, Sommers MB, Siegel JA, Fisher RS (1988) Role of opiate receptors in the regulation of colonic transit. Gastroenterology 94: 1351

58. Lehmann KA (1994) Der postoperative Schmerz. Springer, Berlin Heidelberg New York Tokio

59. Lehmann KA, Zech D (1993) Morphine-6-glucuronide, a pharmacologically active morphine metabolite. Eur J Pain 14: 28–35

60. Lema MJ (1993) Cancer pain management: An overview of current therapeutic regimens. Semin Anesth XII/2: 109–117

61. Leutner V (1990) Schlaf, Schlafstörungen, Schlafmittel. Editiones Roches, Basel

62. Lichter I (1994) Accelerated titration of morphine for rapid relief of cancer pain. NZ Med J 107: 488–490

63. Lichter I (1993) Results of antiemetic management in terminal illness. J Palliat Care 9/2: 19–21

64. Lindena G, Müller S, Zenz T (1994) Opioidverschreibung durch niedergelassene Ärzte. Der Schmerz 8: 228–234

65. Lloyd JW, Barnard JDW, Glynn CJ (1976) Cryoanalgesia: a new approach to pain relief. Lancet II: 932–934

66. Loick G, Radbruch L, Petzke F, Lehmann KA (1996) Tumorschmerztherapie bei geriatrischen Patienten im Vergleich mit jüngeren Patienten. Der Schmerz 10 (Suppl 1): 58

67. Lombardo WK, Lombardo B, Goldstein A (1976) Cognitive functioning under moderate and low dosage methadone maintenance. Int J Addict 11: 389–401

68. Lynn AM, Slattery JT (1987) Morphine pharmacokinetics in early infancy. Anesthesiology 66: 136–139
69. MacDonald FC, Gough KJ, Nicoll RAG, Dow RJ (1989) Psychomotor effects of ketorolac in comparison with buprenorphine and diclofenac Br J Pharmacol 27: 453–59
70. Maloney CM, Kesner RK, Klein G, Bockenstette J (1989) The rectal administration of MS contin: Clinical implications of use in end stage cancer. Am J Hospice Care 6/4: 34–35
71. Mc-Quay HJ, Carroll D, Faura CC, Gavagghan DJ, Hand CW, Moore RA (1990) Oral morphine in cancer pain: influences on morphine and metabolite concentration. Clin Pharmacol Ther 48: 236
72. Maydell R von, Voltz R (1996) Palliativmedizin. Deutsche Gesellschaft für Palliativmedizin
73. Melzack R, Mount BM, Gordon JM (1979) The Brompton mixture versus morphine solution given orally: effects on pain. Can Med Assoc J 120: 435–439
74. O'Brien T, Monroe B (1990) Twenty-four hours before and after death In: Saunders C (ed) Hospice and palliative care. Arnold, London
75. Patwardhan RV, Johnson RF, Hoyumpa A (1981) Normal metabolism of morphine in cirrhosis. Gastroenterology 81: 1006–1011
76. Payne R, Thomas J, Prithivi Raj P (1992) Pain due to cancer epidemiology and pharmacological approach In: Prithivi Raj, P (ed) Practical management of pain. Mosby Year Book, St. Louis
77. Portenoy RK (1992) Cancer pain: pathophysiology and syndromes. Lancet 339: 1026–1031
78. Portenoy RK (1996) Nontraditional analgesics in the management of cancer Pain In: Campbell JN (ed) Pain 1996 – An updated review. IASP Press, Seattle
79. Porter J, Jick H (1980) Addiction is rare in patients treated with narcotics (letter) N Engl J Med 302: 123
80. Poyhia R, Seppala T, Olkkola KT, Kalso E (1992) The pharmacokinetics and metabolism of oxycodone after intramuscular and oral administration to healthy subjects. Br J Clin Pharmacol 33: 617–621
81. Raffa RB, Friderichs E, Reimann W et al. (1992) Opioid and nonopioid components independently contribute to the mechanism of action of tramadol, an „atypical" opioid analgesic. J Pharmacol Exp Ther 260: 275–85
82. Regnard C (1987) Nausea and vomiting – a flow diagram. Palliat Med 1: 62–63
83. Regnard C, Hockley J (1995) Flow diagrams in advanced cancer and other diseases. Edward Arnold, London Boston Melbourne Auckland
84. Saarialho-Kere U, Mattila MJ, Paloheimo M, Seppälä T (1987) Psychomotor, respiratory and neuroendocrinological effects of buprenorphine and amitriptyline in healthy volunteers. Eur J Clin Pharmacol 33: 139–46

85. Samuelsson H, Malmberg F, Eriksson M, Hedner T (1995) Outcomes of epidural morphine treatment in cancer pain: nine years of clinical experience J Pain Symptom Manage 10/2: 105–112

86. Smith MT, Watt JA (1990) Morphine-3-glucuronide – a potent antagonist of morphine analgesia. Life Sci 47: 579

87. Schüle-Hein K (1989) Palliative Strahlenbehandlung In: Hankemeier U, Bowdler J, Zech D (ed) Tumorschmerztherapie. Springer, Berlin Heidelberg New York Tokio, pp 102–123

88. Schug SA, Merry AF, Acland RH (1991) Treatment principles for the use of opioids in pain of nonmalignant origin. Drugs 42/2: 228–239

89. Schuster CR (1989) Does treatment of cancer pain with narcotics produce junkies? In: Hill CS, Fields WS (eds) Drug treatment of cancer pain in a drug-oriented society. Raven, New York (Advances in pain research and therapy, vol 11, p 1)

90. Stein WM (1996) Cancer pain in the elderly. In: Ferrell BR, Ferrell BA (eds) Pain in the elderly. IASP Press, Seattle

91. Striebel HW, Wessel A, Rieger A (1993) Intranasales Fentanyl zur Therapie akuter Schmerzspitzen bei Karzinompatienten. Eine Pilotstudie. Der Schmerz 7: 174–177

92. Teuscher E (1979) Pharmazeutische Biologie – Alkaloide. Vieweg, Braunschweig

93. Teuscher E (1987) Biogene Gifte – Isochinolin-Alkaloide. G. Fischer, Stuttgart

94. Tigerstedt I, Sepponen J, Tammisto T, Turunen M (1977) Comparison of nefopam and pethidine in postoperative pain. Br J Anaesth 49: 1133–1138

95. Twycross RG (1979) Effect of cocaine in the brompton cocktail. In: Bonica JJ, Liebeskind JC, Albe-Fessard DG (eds) Advances in pain research and therapy, vol 3. Raven, New York, pp 927–932

96. Twycross R (1994) Pain relief in advanced cancer. Churchill Livingstone, Edinburgh

97. Twycross R (1993) Symptom control: the problem areas. Palliat Med 7 (Suppl 1): 1–8

98. Twycross R, Lack SA (1984) Symptom control in far advanced cancer. Pain relief. Pitman, London

99. Vainio A, Tigerstedt I (1988) Opioid treatment for radiating cancer pain: oral administration vs epidural techniques. Acta Anaesth Scand 32: 179–85

100. Vainio A, Ollila J, Matikainen E, Rosenberg P, Kalso E (1995) Driving ability in cancer patients receiving long-term morphine analgesia. Lancet 346: 667–670

101. Ventafridda V, Ripamonti C, Bianchi M, Sbanotto A, De Conno F (1986) A randomized study on oral administration of morphine and methadone in the treatment of cancer pain. J Pain Symptom Manage 1: 203–207

102. Walker VA, Hoskin PJ, Hanks GW, White ID (1988) Evaluation of WHO analgesic guidelines for cancer pain in a hospital-based palliative care unit. J Pain Symptom Manage 3/3: 145–149

103. Walsh TD (1984) Opiates and respiratory function in advanced cancer In: Zimmermann M, Drings P, Wagner G (eds) Pain in cancer patients. Springer, Berlin Heidelberg New York Tokio, pp 115–117

104. Walsh TD (1990) Prevention of opioid side effects. J Pain Symptom Manage 5/6: 362–367

105. Warfield CA (1993) Guidelines for routine use of controlled-release oral morphine sulfate tablets. Semin Oncol 20/2 (Suppl 1) pp 36–47

106. WHO (1996) Cancer pain relief, with a guide to opioid availability. World Health Organization, Geneva

107. WHO Expert Commitee Report (1990) Cancer pain relief and palliative care. Technical report service no. 804. World Health Organization, Geneva

108. Willweber-Strumpf A, Zenz M, Tryba M (1995) Leitlinien zur Therapie chronischer Schmerzen mit Opioiden. Anaesthesist 44: 719–723

109. WinkelmüllerW (1992) Neurostimulation: Einführung in die Thematik. Der Schmerz 6 (Suppl 1): 26

110. Yaksh TL (1996) Intrathecal and epidural opiates: A review. In: Campbell JN (ed) Pain 1996 – An updated review. IASP Press, Seattle, pp 381–393

111. Zech D, Schug SA, Grond S (1992) Therapiekompendium Tumorschmerz und Symptomkontrolle. Perimed-Spitta, Erlangen

112. Zech D, Grond S, Lehmann KA (1995) Transdermales Fentanyl zur Behandlung von Tumorschmerzen. Dtsch Ärztebl 92: A 2554–2561

113. Zenz M (1995) Taschenbuch der Schmerztherapie. Wiss. Verlagsges., Stuttgart

114. Zenz M, Jurna I (1993) Lehrbuch der Schmerztherapie Wissenschaftl. Verl., Stuttgart

115. Zenz M (1993) Neues und Bewährtes in der medikamentösen Behandlung des chronischen Schmerzes. Der Schmerz (Suppl) 5: 52

116. Zenz M, Strumpf M, Tryba M (1992) Long-term oral opioid therapy in patients with chronic nonmalignant pain. J Pain Symptom Manage 7: 69–77

5 Psychosoziale Fragen

S. HUSEBØ

1 Familie und Umfeld

Menschen leben in einem sozialen Umfeld; sie haben einen Beruf und eine Arbeit oder haben keinen Beruf und/oder auch keine Arbeit. Alle haben Gefühle, Gedanken, Befürchtungen, Freunde und Familie. Vieles ist in ihrem Leben passiert, bevor sie von Krankheit betroffen wurden. Wenn der Patient von einer ernsten Erkrankung getroffen wird, erhält die Biographie der Patienten, ihre Erfahrungen mit Leben und Krankheit eine große Bedeutung. Sie haben Stärken und Schwächen, bevor sie krank werden. Diese Stärken oder Schwächen können sich aufgrund der Krankheit ändern, sie können die Krankheitsentwicklung und den Umgang mit der Krankheit negativ oder positiv beeinflussen (Cassel 1982; Barinaga 1989).

Wir wissen, daß jeder Mensch individuell auf eine Erkrankung reagiert. In welchem Maße er oder sie mit dieser Krankheit und ihren Folgen zurechtkommt, hängt von den zuvor beschriebenen Faktoren ab. Eine Frau, die zu Hause kleine Kinder hat und selbst unter einem Mammakarzinom mit Metastasen leidet, wird vor anderen Herausforderungen stehen als ein Mann, der in einem Alter von 76 Jahren ein metastasierendes Pankreaskarzinom bekommt. Ob der Patient in Afrika oder Deutschland zu Hause ist, wird seine Gegenwart und Zukunft, Wahlen und Qualen beeinflussen. Wenn eine 83jährige Patientin, die seit 3 Jahren im Pflegeheim wohnt, von einer inkurablen Erkrankung erfährt, hat sie andere Sorgen und wird anders reagieren als der 54jährige selbständige Gastwirt mit der gleichen Diagnose, der zu Hause Frau und 4 Kinder zu versorgen hat.

Daß Krebs oder andere lebensbegrenzende Erkrankungen eine große Belastung sowohl für den Kranken als auch für sein soziales Umfeld bedeuten, ist durch viele Studien bewiesen. Die Familie und das gesamte soziale Umfeld des Kranken werden auch durch die Erkrankung betroffen. Umgekehrt wird ein Tumorpatient besser mit seiner Krankheit zurechtkommen, wenn er einen Ehepartner und eine Familie hat, die in der Lage sind, sich um ihn zu kümmern. Es gibt sogar Hinweise, daß die Überlebenszeit verlängert wird (Ganz et al. 1991). Goodwin et al. (1987) konnten in einer großen Studie nachweisen, daß nichtverheiratete Patienten eine signifikant kürzere Überlebenszeit hatten. Es gibt aber Situationen, in denen die Familie eine zusätzliche Belastung für den Kranken bedeutet.

Es gibt Untersuchungen, die zeigen konnten, daß die Entwicklung einer Tumorerkrankung durch psychosoziale Unterstützung positiv beeinflußt werden kann (Barinaga 1989). Spiegel et al. (1989) fanden in einer prospektiven Studie, in der Frauen mit Brustkrebs über 10 Jahre betreut wurden, daß deren Überlebenszeit durch Gruppenbehandlung deutlich höher lag. Die Patientinnen in der Studie erhielten eine unterstützende Gruppentherapie über einem Zeitraum von 1 Jahr nach der Diagnosestellung. Die mittlere Überlebenszeit war mit 36,6 Monaten doppelt so hoch wie bei den Teilnehmerinnen in der Kontrollgruppe, wo die mittlere Überlebenszeit 18,9 Monate betrug.

Manchmal ist es schwer zu erkennen, wo in einem Familiensystem Probleme und Reserven liegen. Viele Ärzte haben erlebt, wie der Patient über die Angehörigen folgende Aussagen machte: „Ich verstehe jetzt, daß die Krankheit unheilbar ist und der Tod bevorsteht, aber sagen Sie es bitte nicht meinem Mann!" Solche Aussagen können ein Versuch sein, den Lebenspartner zu schützen. Es wiederholt sich aber immer wieder, daß solche Aussagen eher dazu dienen, sich selbst zu schützen.

Es gibt eine Reihe von Möglichkeiten, wie wir Einblick in die psychosozialen Probleme der Patienten bekommen können. Weisman (1989) beschreibt wichtige Fragen in einem offenen Gespräch mit dem Patienten über vorhandene und potentielle Belastungen und Fragen, die es dem Patienten ermöglichen zu beschreiben, welche Hilfe er benötigt.

Fragen an den Patienten:
Welche Probleme hat er? Welche Hilfe braucht er?

Welche Probleme hat er/sie?

1. Krankheit und Gesundheit
2. Familie und Lebenspartner
3. Wohnung und Finanzen
4. Soziale und sexuelle Funktion
5. Beruf und tägliche Aktivitäten
6. Selbstbild
7. Religion und Existenz

Welche Hilfe braucht er/sie?

1. Symptomkontrolle
2. Praktische Hilfe und Unterstützung
3. Verbesserung der Sicherheit
4. Kommunikation mit Angehörigen, Freunden, oder Arzt/Krankenschwester
5. Mut und Moral, um die Zukunft ertragen zu können

In der Praxis sehen wir leider, wie leicht es für das medizinische Fachpersonal ist, diese Fragen nicht anzusprechen. Die Gründe dafür sind vielfältig. Teils geben wir an, zu wenig Zeit zu haben. Teils müssen wir annehmen, daß es an Kompetenz und Einsicht mangelt, um diesen zentralen Fragen den notwendigen Raum zu geben. Dabei übersehen wir, daß keiner so viel über die Kompetenzen und Möglichkeiten des Patienten weiß, wie er selbst. Wir bewirken dabei, daß er in seiner Autonomie von Anfang an begrenzt wird. Unsere wichtige Aufgabe liegt darin, diese Autonomie zu fördern und zu unterstützen, damit dem Patienten mit einem Minimum an fremder Hilfe ein Maximum an eigener Autonomie erhalten bleibt.

Virginia Satir hat in mehreren Publikationen Familien als „offene" und „geschlossene" Systeme beschrieben (Satir 1972). Diese Modelle der Familiensysteme sind für uns im Umgang mit den schwerkranken Patienten und ihren Angehörigen von großem Wert, weil wir so Interaktionen, Verbindungen, Rollen und Kommunikationsmuster in der Familie besser verstehen.

Offene und geschlossene Familiensysteme (nach Satir)

Offene Familie
- Direkte, klare, kongruente Kommunikation, in der jedes Mitglied die Freiheit hat, über alles zu kommunizieren;
- flexible Verbindungen und Rollen;
- ein System in einem Gleichgewicht, in dem Interaktion gefördert wird;
- offene, moderne Regeln und Akzeptanz der Veränderung, die als normal und notwendig angesehen wird.

Geschlossene Familie
- Begrenzte Kommunikation, mit indirekten, unklaren oder inkongruenten Aussagen;
- zerstörte Verbindungen ohne eine angemessene Differenzierung der Familienmitglieder;
- Abhängigkeiten voneinander;
- starre Familienregeln;
- Untersysteme, in denen das Einzelmitglied unter Isolation, Unterdrückung oder ungleichem Zugang zur Macht leidet;
- verdeckte, altmodische und starre Regeln, unter denen Änderungen kaum möglich sind, die Bedürfnisse der Mitglieder nicht erfüllt werden und Wachstum nicht zugelassen wird.
- Das Hauptziel in einer geschlossenen Familie ist es, Änderungen zu verhindern.

Wenn ein Familienmitglied dem Tod nahe ist, ist das Gleichgewicht der Familie bedroht. Das Familiensystem wird sich gegen die Änderung wehren, um das alte Gleichgewicht wieder herzustellen.

Ein Witwer erzählte mir nach dem Tod seiner Frau: „Ich bin sehr bitter darüber, daß meine Frau vom Arzt über ihre Situation aufgeklärt wurde. Dadurch hat er ihr ihre letzte Hoffnung genommen." Kurz zuvor berichtete er aber auch, daß sich seine Frau durch diese Aufklärung offen mit ihrem Schicksal auseinandergesetzt hat, es annehmen konnte und würdevoll vom Leben und den Angehörigen Abschied genommen hat.

Er selbst kam mit dieser Situation nicht zurecht: Wütend suchte er nach sinnlosen „alternativen" Therapien und konnte lange Zeit die tröstenden Bemühungen seiner Frau nicht ertragen. Die Aufklärung ist die Grundlage für die Akzeptanz der notwendigen Veränderungen, damit eine Familie mit Diagnose und Krankheitsentwicklung zurechtkommen kann. Das Familienmitglied, daß diese Veränderung nicht akzeptieren kann, wird häufig versuchen, den notwendigen und offenen Informationsfluß zu den anderen zu unterbinden.

Familienprobleme sind nicht selten die Ursachen für belastende Symptome bei den Patienten. Schlaflosigkeit, Rollenkonflikte, Gefühlsprobleme, Schmerzen, Angst, Depression und Trauer sind häufig die Folgen (Lichtman et al. 1984). Wir wissen, wie sehr alte und scheinbar „vergessene" Konflikte und Krisen bei den Familienmitgliedern aktiviert werden, wenn neue entstehen. Jedes Familiensystem hat seine spezifische Dynamik, in dem die Rollen und Reviere unter den Familienmitgliedern über viele Jahre verteilt sind. Wenn ein Familienmitglied durch die Erkrankung eine neue Rolle bekommt, wird das ganze Familiensystem gezwungen, eine neue Rollenverteilung vorzunehmen. Besondere Belastungen können hierbei für die Kinder entstehen (s. Abschnitt 5)

Pflegende und betreuende Ärzte müssen Sensibilität besitzen, damit sie einem durch viele Jahre, Probleme und Reaktionen etabliertes Familiengleichgewicht durch ihre Informationen und ihr Vorgehen keinen zusätzlichen Schaden zufügen. Diese „Homöostase" dient häufig dem Schutz der gesamten Familie und des einzelnen Mitglieds. Wenn Ehepartner seit 20 Jahren oder länger große Schwierigkeiten haben, miteinander über schwierige Themen und Gefühle zu kommunizieren, wird es nur selten gelingen, dieses Verhalten in einer Lebenskrise zu ändern. Wenn eine erwachsene Tochter ein kompliziertes Verhältnis zu ihrer Mutter hat, wird sich diese Beziehung durch die entstandene Krankheit nicht plötzlich verbessern.

Ärzte und Krankenschwestern sind nur ausnahmsweise in der Lage, sich einen Einblick in eine solche Familiendynamik zu verschaffen. Trotzdem erleben wir, daß diese Fachgruppen häufig unvorbereitet in komplizierte Familienkonflikte hineingezogen werden, so daß sie oft mehr Schaden als Nutzen anrichten.

Im Umgang mit diesen Kranken und ihren Angehörigen ist ein Höchstmaß an Verantwortung geboten. Wir müssen uns vor Augen halten, daß der Kranke im Mittelpunkt unserer Maßnahmen und Informationen steht. Das Wohlergehen der Familie soll zwar auch unser Anliegen sein, aber diese Bemühungen müssen auch im Interesse des Patienten liegen und sollten mit ihm gemeinsam stattfinden.

Wenn ein Familienmitglied durch ein Aufklärungsgespräch ausführlicher und offener informiert wird als der Patient selbst, wird die Kommunikation in der Familie problematisch. Macht kann ausgeübt und mißbraucht werden durch das Zurückhalten oder das Geben von Information, Wahrheiten und Unwahrheiten.

Es ist ein besonderes Verdienst der modernen Hospizbewegung, daß man frühzeitig die Bedeutung der Familie und des sozialen Umfeldes bei schwerkranken Patienten erkannt hat. Die Teilnahme der Familie an Gesprächen und Kontakten wird bewußt gefördert. Auch im Krankenhaus wird die Familie in das Pflege- und Betreuungssystem eingebunden. Familiengespräche mit Beteiligung von Ärzten, Krankenschwestern und anderen Bezugspersonen haben sich bewährt (Rando 1984). In diesen Begegnungen können praktische Probleme angeprochen, Mißverständnisse verhindert oder beseitigt und das gegenseitige Vertrauen vergrößert werden.

Das etablierte Gesundheitswesen zeichnet sich häufig dadurch aus, daß der Patient und seine Angehörigen mit dem Betreten des Krankenhauses zur Passivität und Inaktivität aufgefordert werden. Das Essen wird gebracht, die Betten werden gemacht, die persönliche Hygiene wird vom Pflegepersonal verrichtet. Einige Patienten sind auf fremde Hilfe angewiesen, aber die Mehrheit kann viele Aufgaben selbst durchführen. Warum müssen Patienten, die mit Vorliebe selbst den Tisch decken und mit anderen Patienten die Mahlzeiten zu sich nehmen würden, im Bett essen? Gibt es nicht einen Angehörigen, der gerne Fürsorge übernimmt, sobald er sieht, daß seine Hilfe erwünscht ist?

Die Teilnahme der Angehörigen an der Pflege und Betreuung ist wichtig für den Patienten und für die Angehörigen, sobald dieses Engagement erlaubt und gefördert wird. Besonders deutlich ist dies bei schwerkranken Kindern. Es ist fast selbstverständlich, daß Eltern im Krankenhaus übernachten können, häufig im gleichen Zimmer gemeinsam mit ihrem Kind. Aber auch bei schwerkranken Erwachsenen sind die Erfahrungen mit dieser Integration der Angehörigen für die Versorgung der Patienten sehr positiv.

Patienten und Angehörige empfinden häufig eine große Distanz zu den Ärzten und Krankenschwestern im Krankenhaus. Dadurch kann eine große Barriere entstehen, die eine Einbindung des Patienten oder der Angehörigen in der Pflege verhindert. Umgekehrt erleben wir oft, daß wenig Besuch kommt, oder sehen Angehörige, die sich wenig kümmern. Wo liegt das Problem? Sind es die Angehörigen, die kein Interesse haben, oder sind wir es, die ihre Bemühungen verhindern?

„Ich sehe langsam ein, daß meine Mutter nicht mehr lange zu leben hat", sagte der Sohn einer sterbenden Frau. „Vielleicht ist sie bewußtlos, wie ihr sagt. Ich möchte aber gerade jetzt bei ihr bleiben, bis es vorbei ist. Vielleicht kann sie nicht länger hören, was ich sage. Ich gebe aber nicht auf. Ich hoffe, daß sie irgendwie vernehmen kann, daß ich bei ihr bin, daß ich mich jetzt um sie kümmere, daß ich es bin, der sie wäscht. Auch wenn sie es nicht mehr wahrnimmt, möchte ich es für mich tun. Sie hat sich das ganze Leben um mich gekümmert."

3 Wochen später starb die Mutter. Der Sohn war Tag und Nacht bei ihr geblieben. Er sagte dann:

> Diese Wochen waren die wichtigsten in meinem Leben. – Auch für meine Familie, meine Kinder: Daß sie gesehen haben, wie wichtig meine Mutter für mich ist; daß ich meine sonst über alles stehende Arbeit zur Seite schob, um bei Mutter zu sein; wie ich plötzlich schwach war und viel geweint habe. Sie haben beide wiederholt zu mir gesagt, daß sie jetzt einen anderen Vater bekommen haben.
> Ihr Ärzte und Schwestern müßt einsehen, wie schwer es uns im Krankenhaus an der Bettkante gemacht wird, wenn wir uns kümmern wollen. Wir haben Angst, uns aufzudrängen oder etwas falsch zu machen, im Weg zu sein für die wichtige Behandlung. Dabei war für mich das Wichtigste, nichts zu machen! Mich hinzusetzen und mir Zeit zu nehmen, für mich ein Weg zur Versöhnung mit dem bevorstehenden Tod meiner Mutter, eine wichtige Vorbereitung für die Zeit danach.

In einer breit angelegten Untersuchung hat Wilber (1988) zeigen können, daß Angehörige sowohl während der Erkrankung wie auch in der Zeit danach besser mit diesem Verlust zurechtkommen können, wenn sie in die Pflege mit Unterstützung integriert wurden. Ähnliche Beobachtungen dokumentieren, daß Angehörige besser mit dem Leben während der Erkrankung und nach dem Todesfall umgehen, wenn sie frühzeitig in Gespräche mit dem Kranken und den Ärzten eingebunden werden und auch praktische Aufgaben wie Pflege und Fürsorge übernehmen dürfen (Häggmark et al. 1987; Trijsburg et al. 1992).

Die Angehörigen brauchen wie wir Anerkennung und Erklärung. Sie haben Ängste und Gefühle, sie verstehen oder verstehen nicht, warum der Tod jetzt bevorsteht. Konflikte treten nicht selten auf, weil der Sterbende oder die Angehörigen nicht loslassen können. Häufig reagieren sie mit Eifersucht, Wut, Inkompetenz, Hilflosigkeit und Trennungsangst. In diesen Situationen dürfen wir weder Patient noch Angehörige ohne Unterstützung lassen (Wilson 1992).

Wir haben wiederholt gesagt, daß die „Aufklärungsgespräche" über Diagnose, Therapie und Prognose nicht ohne den Patienten stattfinden dürfen. Diese „goldene Regel" in der Kommunikation mit Schwerkranken darf aber keineswegs zu dem Irrglauben führen, daß wir nicht mit den Angehörigen alleine reden dürfen. Wir können sie ansprechen und begrüßen, fragen, wie es ihnen geht, und uns zu ihren Fragen und Kommentaren über ihre eigene Situation äußern. Wir können sie über Möglichkeiten der praktischen, finanziellen und pflegerischen Unterstützung aufklären, besonders wenn die Frage einer Entlassung des Patienten nach Hause besprochen wird. Selbstverständlich sollten wir immer vor Augen haben, daß diese Gespräche nicht ohne Zustimmung des Patienten stattfinden sollten. Aber der Patient kann selbst ein Signal geben, daß wir das eine oder andere praktische Problem direkt mit den Angehörigen besprechen können. Im Finalstadium der Erkrankung kann der Patient so mitgenommen sein, daß er oder sie nur wenig Kraft zu solchen Gesprächen hat.

Wenn Angehörige sich aktiv an der Pflege und Betreuung beteiligen wollen, brauchen sie mehr Unterstützung als zuvor. Vor allem müssen sie wissen, an wen sie sich rund um die Uhr wenden können, wenn nichtvorhersehbare Fragen oder Probleme entstehen.

2   Sollen wir immer einen „Strohhalm" anbieten?

Anhand einer aktuellen Untersuchung wollen wir diskutieren, wie Ethik und Kommunikation mit der psychosozialen Gesamtsituation verknüpft sind.

Slevin et al. (1990) führten eine Befragung über die Akzeptanz chemotherapeutischer Behandlung durch. Die Anworten folgender 5 Gruppen wurden miteinander verglichen:

1. Krebspatienten (Patienten mit einer neu diagnostizierten Tumorerkrankung),
2. onkologische Krankenschwestern,
3. Onkologen (inkl. niedergelassene Ärzte),
4. Hausärzte,
5. gesunde Vergleichspersonen.

Den Teilnehmern wurden folgende Fragen gestellt:

Sie haben die Wahl zwischen:

A. stark belastender Chemotherapie mit einer großen Anzahl von Behandlungen, Infusionen und Venenpunktionen, mit mehreren Krankenhausaufenthalten, Übelkeit, Erbrechen, Haarausfall, Müdigkeit und Minderung der Libido;

B. einer wenig belastenden Chemotherapie, bei der nur geringe Übelkeit und Müdigkeit zu erwarten sind.

1. Wie groß müssen die Heilungsaussichten (0–100%) sein, damit Sie A oder B akzeptieren können?

2. Wie stark muß eine mögliche Lebensverlängerung sein (3 Monate bis 5 Jahre), damit Sie A oder B akzeptieren können?

3. Wie groß muß die Reduktion (0–100%) von unangenehmen Symptomen (Schmerz, Atemnot etc.) sein, damit Sie A oder B akzeptieren können?

Die Antworten sind in Tabelle 1 zusammengefaßt.

Die Untersuchung läßt die Schlußfolgerung zu, daß Tumorpatienten fast jeden „Strohhalm" greifen würden. Im Durchschnitt sagen die Tumorpatienten: auch wenn nur 1% Wahrscheinlichkeit

Tabelle 1.   Chemotherapie: Akzeptanz und Erfolgsaussichten

	Krebs-patienten	Onko-logen	Haus-ärzte	Onkologische Krankenschwester	Gesunde Vergleichspersonen
A. Stark belastende Chemotherapie:					
1. Heilungs-aussichten [%]	1	10	25	50	50
2. Lebensverlängerung (Monate)	12	12	24	24	24–60
3. Symptomkontrolle [%]	10	50	75	50	75
B. Wenig belastende Chemotherapie:					
1. Heilungsaussichten [%]	1	10	10	10	25
2. Lebensverlängerung [Monate]	3	6	12	12	18
3. Symptomkontrolle [%]	1	25	25	25	50

einer Heilung besteht, wären sie bereit, sowohl eine sehr belastende als auch eine weniger belastende Behandlung durchführen zu lassen. Die Onkologen, die gemeinsam mit den Patienten diese Entscheidung treffen müssen, liegen in ihrer Antwort den Patienten am nächsten. Ihre Antwort „mit 10% Heilungsaussichten" entspricht der Minimalforderung der Statistiker bei klinischen Studien, damit die Wirksamkeit einer Therapie überhaupt angenommen werden kann.

Die Krankenschwestern, die am meisten mit den Nebenwirkungen und dem Verlust an Lebensqualität der Patienten nach der Chemotherapie konfrontiert werden, lehnen eine Therapie um „jeden Preis" zu einem hohen Prozentsatz ab. Während die Hausärzte bei der Erwartungshaltung zwischen den Onkologen und den Krankenschwestern liegen, ist diese bei gesunden Versuchspersonen am höchsten.

Die Ergebnisse dieser Untersuchung zeigen, wie schwer es ist, eine „gute" oder „richtige" Entscheidung zu treffen!

Ein Patient hat nur ausnahmsweise ausreichend gute Kenntnisse in bezug auf Forschung und Statistik, damit er selbst beurteilen kann, wie die Erfolgsaussichten einer Therapie einzuschätzen sind. Er ist weitgehend auf die Informationen und Empfehlungen seiner betreuenden Ärzte angewiesen.

Der Patient wird von der Situation geprägt, in der er sich befindet, und kämpft um sein Leben. So lange er glaubt, geheilt werden zu können, ist er bereit, viele Nebenwirkungen und Belastungen in Kauf zu nehmen.

Wir alle wollen bei einer Erkrankung die Autonomie des Patienten erhalten. Das ist aber nicht möglich, wenn der Patient nicht die Voraussetzungen für die zu treffenden Entscheidungen kennt.

Wenn die Wirksamkeit einer Therapie nicht nachgewiesen ist, sollen wir dennoch eine Therapie anbieten wenn:

a) der Patient es will?
b) die Nebenwirkungen sehr groß sind? (Was ist zumutbar?)
c) die Kosten sehr hoch sind?
d) andere wichtige Patientengruppen aufgrund der hohen Therapieausgaben nicht behandelt werden können?

Wie gehen wir interkollegial mit diesen Fragen um? Kann es passieren, daß ein anderer Kollege den Patienten behandelt, indem er unrealistische Hoffnungen weckt (oder fördert).

Die genannte Studie zeigt einerseits, daß der Patient bereit ist, viele Nebenwirkungen und Belastungen in Kauf zu nehmen, auch wenn der Therapieerfolg sehr gering ist. Andererseits ergeben sich folgende Fragen:

- Würde der Patient eine andere Entscheidung treffen, wenn der Arzt eindeutig von der Therapie abgeraten hätte?
- Wie ist der Patienten aufgeklärt worden?
- Weiß er, daß keine Heilungsaussichten mehr bestehen?
- Welches Signal geben wir dem Patienten?
- Ist unsere Hauptaufgabe, die Krankheit gemeinsam und mit allen Möglichkeiten zu bekämpfen?
- Ist das gemeinsame Ziel die Planung von guten Wochen, Monaten und evtl. Jahren?
- Wird die Familie besser mit dem bevorstehenden Leben zurechtkommen, wenn wir einen „Strohhalm" anbieten?
- Verhindert eine jetzige „Lebenslüge", daß Patient und Angehörige sich gemeinsam auf den bevorstehenden Abschied vorbereiten?

Wir müssen uns mit Offenheit und Sensibilität gemeinsam mit Patient und Angehörigen diesen Fragen widmen. Ihre Beantwortung entscheidet darüber, wie diese neue Lebenssituation bewältigt wird und eine Situation gekennzeichnet durch Last, Angst, Frustration und Depression vermieden wird. Eine heute ausgesprochene „Lebenslüge" kann nur scheinbar und vorübergehend hilfreich sein. Morgen allerdings fordert sie von den Betroffenen einen unbezahlbaren Preis (Fallowfield 1997).

Fallowfields Studien zeigen, wie eng das psychosoziale Wohlergehen und die Lebensqualität eines Patienten zusammenhängen mit medizinischen, ethischen und kommunikativen Fragen. Respekt vor der Autonomie und Integrität des Patienten soll unsere Leitschnur im alltäglichen Umgang sein. Dieses ist nicht möglich, wenn der Patient Entscheidungen treffen soll, für die ihm die fachlichen Voraussetzungen fehlen.

Um diesen Prozeß zu fördern, bedarf es einer medizinischen und ethischen Reife des Arztes. Diese Lebensphase des Patienten ist geprägt von Unsicherheit, Angst, Wut und Verzweiflung; in ihr müssen Fragen gestellt und beantwortet werden. Der Arzt muß erklären, welche Therapie er aus fachlicher und wissenschaftlicher Überzeugung anbieten kann und welche Nebenwirkungen dabei zu erwarten sind.

Wenn keine Dokumentation über die Wirksamkeit dieser Therapie vorliegt, darf der Arzt diese Behandlung nicht anbieten, besonders wenn die Kosten und Nebenwirkungen für den Patienten (und die Gesellschaft) eine große Belastung sein könnten.

Diese Diskussion über den Nutzen einer Therapie erhält in der medizinischen Fachliteratur einen zunehmenden Stellenwert. „Futility" ist der englische Ausdruck für „Erfolglosigkeit". Zahlreiche Publikationen zu „medical futility" zeigen uns, wie ernst dieser Begriff geworden ist (Younger 1988; Callahan 1991; Jecker u. Pearlman 1992). Folgende Kriterien für erfolglose medizinische Behandlung werden angegeben:

Unnütze medizinische Behandlung:
– Eine Heilung ist ausgeschlossen.
– Die Behandlung bringt für den Patienten keine Vorteile.
– Es ist unwahrscheinlich, daß der angestrebte Nutzen erreicht werden kann.
– Die Behandlung könnte begründbar sein, aber es fehlt an Validität.

Aus diesen Überlegungen sind medizinische Grundregeln entstanden, die es dem Arzt ermöglichen, die Autonomie und Integrität des Patienten mit ethischer und fachlicher Kompetenz zu fördern (Smith 1995).

Das Recht des Patienten ist es, die Vorschläge des Arztes zu akzeptieren oder abzulehnen. Weiterhin hat er das Recht, daß sich der Arzt die Zeit nimmt, Fragen zuzulassen und zu beantworten. Er hat das Recht zu erfahren, welche Alternativen vorliegen und welche Belastungen und Nebenwirkungen bei den verschiedenen Alternativen zu erwarten sind. Er hat das Recht zu erfahren, ob es nachgewiesen ist, daß er durch die empfohlene Therapie zusätzliche Lebenszeit gewinnen kann. Dabei ist er auf das Fachwissen, die Wahrhaftigkeit und das Beurteilungsvermögen seines Arztes angewiesen.

Rechte der Patienten und Pflichten der Ärzte vor schwierigen Therapieentscheidungen bei schwerkranken Patienten

1. Der Patient hat das Recht darauf, daß der Arzt sich für die Diskussion dieser Fragen die erforderliche Zeit nimmt.
2. Der Patient hat das Recht zu entscheiden, welche Therapie er in seiner Situation akzeptieren will.
3. Der Arzt hat die Pflicht, nach medizinischen und ethischen Kriterien zu entscheiden, welche Therapie in der gegebenen Situation angeboten werden muß.

4. Der Patient hat nicht das Recht auf eine Therapie ohne dokumentierte Erfolgsaussichten, besonders, wenn dabei Leid und Kosten vergrößert werden

5. Der Arzt hat die Pflicht, den Patienten vor sinnlosen Entscheidungen und Therapien in Schutz zu nehmen; er muß den Patienten vor unnötigen, unwirksamen und belastenden Therapieexperimenten schützen.

6. Wenn kein dokumentierter Nachweis einer Therapie vorliegt, darf der Arzt diese Behandlung nur innerhalb einer streng kontrollierten wissenschaftlichen Studie vorschlagen. Für diese Studien bestehen besondere Aufklärungspflichten.

Eine Behandlung ohne kontrollierte Studien findet immer noch zu häufig statt (American 1994; MacDonald 1995). Hierbei handelt es sich um Therapien, die auf Vermutungen ohne wissenschaftliche Grundlagen basieren. Es erscheint sehr fragwürdig, wenn die Patienten solchen „therapeutischen Experimenten" mit einer Reihe unnötiger Nebenwirkungen und Kosten ausgesetzt werden.

Solange sie an der Studie teilnehmen und ein Erfolg zu erwarten ist, werden Patienten oft mit viel Interesse und Kompetenz betreut. Obwohl diese Fragen in der Helsinki-Konvention über medizinische Forschung streng geregelt sind (Helsinki 1964), ist leider nicht selten eine Reduktion des Zeitaufwands und der Zuwendung des Arztes gegenüber den Patienten zu beobachten, wenn eine Studie beendet oder abgebrochen wird.

Die Beantwortung der Fragen „Wieviel und welche Therapie?" und „Wieviel und welche Information?" setzt nicht nur Fachkenntnisse in der Medizin voraus. Kompetenz in Ethik und Kommunikation ist gleichermaßen gefragt. Zusätzlich benötigen wir Informationen über den Patienten, sein Leben und Umfeld. Erst wenn wir den Patienten und sein soziales Umfeld gut kennen, wenn wir wissen, welche Familie und welche Belastungen vorhanden sind, werden wir besser beurteilen können, welche Fragen und Entscheidungen für den Kranken von Bedeutung sein werden.

Eine Mutter mit Kindern zu Hause kann eine belastende Therapie im Krankenhaus akzeptieren, obwohl sie dadurch von der Familie getrennt ist. Sie wird hoffen, durch die Behandlung für sich und die Kinder Zeit zu gewinnen. Aber wenn diese Hoffnung auf einem

Trugschluß beruht und sie durch die Information des Arztes hinters
Licht geführt wurde, wird der Patientin und ihrer Familie großer
Schaden zugefügt.

Die Entscheidung, einen Patienten nicht über die Prognose aufzuklären, widerspricht den Grundlagen moderner medizinischer Ethik
(Fallowfield 1997), auch wenn sie für den Arzt „das geringere Übel
und die bequemere Lösung" darstellt.

Die Studie von Slevin et al. (1990) zeigt uns, wie schwerkranke
Patienten am Leben hängen. In dieser Situation müssen Ärzte diese
Patienten unterstützen, absehbare Probleme zu sehen und zu verstehen. Erst dann können die Patienten die für sie wichtigen Entscheidungen gemeinsam mit dem Arzt treffen (Husebø 1997).

3   Zu Hause oder im Krankenhaus?

Eine weitere Frage hat für das Wohlergehen des Patienten eine zentrale Bedeutung:
- Wo hat es der Patient am besten – zu Hause oder im Krankenhaus?

Die Beantwortung dieser Frage hat nicht nur praktische Konsequenzen. Dieses Thema ist der Schlüssel zu einer Reihe ethischer, kommu-
nikativer und medizinischer Perspektiven und hat einschneidende
Konsequenzen für das Wohlergehen unserer Patienten.

„Wo fühlen Sie sich wohl? Wenn Sie ernsthaft erkranken und nicht
mehr geheilt werden können, wo möchten Sie ihre noch verbleibende
Zeit verbringen – zu Hause oder im Krankenhaus?"

Untersuchungen in der Bevölkerung zeigen, daß sich die große
Mehrheit der Menschen für zu Hause entscheiden würde. Selbstverständlich müssen wir uns mit den menschlichen, sozialen und
fachlichen Voraussetzungen für eine umfassende Betreuung Schwerkranker zu Hause beschäftigen.

In Skandinavien haben Modellprojekte gezeigt, daß eine Betreuung zu Hause ohne Verlust an Qualität in Pflege und Behandlung
möglich ist. Die schwedische Ärztin Barbro Beck-Friis zeigte in ihrer
Habilitation (Beck-Friis 1993), daß schwerkranke und sterbende
Patienten, die aus medizinischen Gründen an eine Krankenhaus-
behandlung gebunden sind, sowohl besser als auch billiger zu Hause
betreut werden können.

In Deutschland ist es nicht einfach, schwerkranke Patienten nach Hause zu schicken. Durch die starke Trennung in die ambulante und stationäre ärztliche Versorgung sind die Hürden hoch und der Widerstand zur Kooperation häufig sehr groß. Es gibt aber auch bei uns Modellprojekte, in denen eine gute Pflege terminal Kranker zu Hause organisiert wird. Voraussetzung ist eine gute Kooperation zwischen Patient, Angehörigen, Hausarzt, Krankenhausarzt, Sozialstation und Hausbetreuungsteam.

Beck-Friis nennt folgende Voraussetzungen für eine vernetzte Betreuung sterbender Patienten zu Hause:

Das Mottala-Projekt: Voraussetzungen für eine umfassende Betreuung sterbender Patienten zu Hause

1. Der Patient möchte aus eigener, freier Entscheidung zu Hause sein.
2. Ein oder mehrere Angehörige bejahen die Entscheidung und möchten an der Pflege teilnehmen.
3. Eine professionelle Pflege und medizinische Betreuung können bei Bedarf rund um die Uhr und an 7 Tagen in der Woche angeboten werden.
4. Eine hohe pflegerische Kompetenz unter ärztlicher Mitwirkung ist gesichert.
5. Eine stationäre Wiederaufnahme des Patienten ist, falls erforderlich, gewährleistet.
6. Notwendige technische Hilfsmittel stehen zur Verfügung.
7. Angehörige können für die Betreuung des Patienten krankgeschrieben werden oder finanzielle Unterstützung erhalten.
8. Eine zusätzliche Haushaltshilfe kann angefordert werden.
9. Es besteht eine gute Zusammenarbeit zwischen hochqualifizierten Fachkräften wie Onkologe, Chirurg, Anästhesist oder Seelsorger.
10. Das betreuende Fachteam (Arzt und Krankenschwestern) besitzt Ausbildung und Praxis im Bereich der Palliativmedizin.

Mit diesem Modell wurde erreicht, daß 89% der betreuten Patienten zu Hause sterben konnten. Dieser Prozentsatz liegt weit höher als in Deutschland, selbst dann, wenn man dies mit den Ergebnissen spezialisierter Hausbetreuungsdienste vergleicht. Bei uns ist von besonderem Nachteil, daß die notwendige Verbindung im Hausbetreuungsdienst zwischen kompetenten Ärzten und Krankenschwestern mangelhaft ist. In dem schwedischen Modell gaben über 90% der Patienten und Angehörigen an, daß die Schmerztherapie, Symptomkontrolle, Pflege, Sicherheit, Umsorgung und Betreuung ausgezeichnet waren.

Ein Problem in Deutschland besteht in der Vorstellung vieler Krankenkassen, Laien und Politiker, daß in der Terminalpflege Geld durch Senkung der Qualität gespart werden kann. Unter dem Motto: „Wer nicht mehr geheilt werden kann, ist für die Krankenhäuser, die Gesellschaft und die Krankenkassen uninteressant" werden schwerkranke, „hoffnungslose" Patienten entlassen. Die Betreuung und Behandlung sterbender Patienten ist keineswegs ein Aufgabengebiet, in dem wir mit dieser Argumentation Geld sparen können.

Dabei ist die qualitative Versorgung Grundvoraussetzung für eine Pflege und Behandlung zu Hause. Was uns die Modelle aus Skandinavien zeigen, ist, daß die Qualität zu Hause sogar gesteigert werden kann. Geld kann v. a. dadurch gespart werden, daß Angehörige in die Pflege eingebunden werden. Sowohl in Norwegen, Schweden und Dänemark können Angehörige oder Nachbarn bis zu 1 Monat mit vollen Gehaltsansprüchen krankgeschrieben werden. Interessanterweise zeigen diese Projekte, daß gerade die Mitbetreuung durch die Angehörigen zu der guten Lebensqualität zu Hause beitragen.

Diese Erfahrungen machen die Frage überflüssig, ob sich unsere Gesellschaft eine Finanzierung häuslicher Pflege sterbender Patienten leisten kann. Die aktuelle Frage ist eher umgekehrt: Wie lange können wir uns noch eine qualitativ minderwertigere und kostspieligere Betreuung im Krankenhaus leisten (Johansson 1991)?

Das wichtige Stichwort „Lebensqualität" ist angesprochen. Wo gibt es Qualität im Leben? Ist für die meisten von uns nicht gerade das Zuhause, das eigene Bett, die eigenen, privaten vier Wände, die Bücher und Blumen, die Bilder und Gewohnheiten der Inbegriff von Lebensqualität? Wird es uns im Krankenhaus je gelingen, den gleichen persönlichen Standard wie zu Hause bei den Patienten zu erreichen? Sollten wir die Herausforderung nicht dazu nutzen, zu überlegen, ob wir nicht vor einem neuen Konzept des Gesundheitswesens stehen, wo die Hauptbetreuung der chronisch und schwer Erkrankten zu Hause erfolgt und in dem die großen Institutionen nur zur Unterstützung der häuslichen Betreuung dienen sollten?

4   Trauer

Trauer ist die normale Reaktion, wenn wir einen Verlust erleben. Sie ist ein wichtiger Teil des menschlichen Lebens. Es kann der Verlust der Milchzähne sein, der meistens ohne großes Trauma bewältigt werden kann. Wenn wir aber im Alter Zähne verlieren, führt dieser Verlust nicht selten zu Trauerreaktionen. Wir können eine Freiheit verlieren oder eine Körperfunktion und erleben dabei Trauer. Häufig wird in der Kindheit der Verlust einer vertrauten Umgebung oder eines Freundes durch Umzug oder Schulwechsel erlebt. Heute werden viele mit Verlust und Trauer konfrontiert, weil die Eltern sich scheiden lassen. Eine besondere Belastung in der heutigen Zeit ist der Verlust der Arbeitsstelle. Es muß also keineswegs jemand sterben, damit ein Verlust und Trauer in unserem Leben existent werden und zu einer längeren Lebenskrise führen.

Bei einer ernsten (inkurablen) Erkrankung treten Verlust und Trauer lange vor dem Tod auf. Ausgelöst werden sie durch Verlust einer Körperfunktion oder Auftreten von Abhängigkeit von anderen. Scheinbar „kleine Verluste" können schwere Trauerreaktionen hervorrufen, die häufig nicht erkannt oder fehlinterpretiert werden. Es gibt aber Hinweise, daß sie als stufenweise Vorbereitung auf den „großen" Verlust, den Verlust des Lebens dienen. Die Reaktion auf Verluste ist individuell. Sie wird davon abhängen, welche Bedeutung der einzelne diesen Verlusten und dem Leben beimißt. Sie hängt auch davon ab, ob die Verluste vom sozialen Umfeld erkannt und zugelassen werden. Verluste, die allein getragen werden müssen, sind grundsätzlich schwerer zu ertragen.

Siegmund Freud (Ausgabe 1982) schrieb 1917 in seinen berühmten Aufsatz *Trauer und Melancholie*:

> Trauer ist regelmäßig die Reaktion auf den Verlust einer geliebten Person oder einer an ihre Stelle gerückten Abstraktion wie Vaterland, Freiheit, ein Ideal usw. [...] Es ist auch bemerkenswert, daß es uns niemals einfällt, die Trauer als einen krankhaften Zustand zu betrachten und dem Arzt zur Behandlung zu übergeben, obwohl sie schwere Abweichungen vom normalen Leben mit sich bringt. Wir vertrauen darauf, daß sie nach einem gewissen Zeitraum überwunden sein wird und halten eine Störung derselben für unzweckmäßig, selbst für schädlich.

Freud beschrieb 4 zentrale Charakteristika, die mit Trauer verbunden sind:
- ein tiefgreifendes Erlebnis von Schmerz,
- eine Isolation des Betroffenen von der Außenwelt,
- Verlust der Fähigkeit zu lieben,
- Aktivitätsverlust durch Zurückziehen von allen Aktivitäten, die nicht mit Gedanken an die vermißte Person in Verbindung stehen.

4.1   Stadien der Trauer

Es haben sich viele Autoren mit den Probleme der Trauer beschäftigt. Zwei hervorragende Fachkräfte auf diesem Gebiet – Bowlby und Parkes – haben ein Vierstufenschema des Trauerprozesses beschrieben (Parkes 1972; Bowlby 1980):
1. Schockphase,
2. Reaktionsphase,
3. Bearbeitungsphase,
4. Neuorientierungsphase.

1. Schockphase
Phase der Betroffenheit und des Schocks. Dies ist ein Stadium der unmittelbaren Betroffenheit, in dem verschiedene Grade der Verdrängung beobachtet werden können. Reaktionen wie „Es ist nicht wahr" und „Sie müssen sich geirrt haben" stehen im Vordergrund. Der Betroffene kann sich häufig nur in geringem Maße an die Information in dieser Phase errinnern. Diese Phase dient zum Schutz des Individuums und dauert normalerweise Stunden, Tage oder Wochen.

2. Reaktionsphase – Stadium des Suchens
Der Betroffene entwickelt eine Strategie, um das Verlorene wieder zu entdecken. Emotionelle Reaktionen wie z. B. Tränenfluß kennzeichnen den Übergang in diese Phase und werden mehr oder weniger offen gezeigt. Wut über den fehlenden Erfolg in dieser Suche richtet sich gegen die Person selbst oder andere. Angst und Depression sind häufig. Dieses Stadium kann sich über Wochen, Monate und seltener Jahre hinziehen.

3. Bearbeitungsphase

In dieser Phase kommt der Betroffene zunehmend in die Lage, bewußt oder unbewußt, sein Trauma zu bearbeiten. In diesem Stadium beobachten wir häufig Depression und die fehlende Fähigkeit, in der Gegenwart und Zukunft einen Sinn zu sehen. Hierbei wird stufenweise das Suchen nach dem Vermißten losgelassen, indem die Erinnerungen zunehmend ertragen werden können. Die Bearbeitungsphase kann lange dauern, nicht selten mehrere Jahre.

4. Neuorientierungsphase – Stadium der Reorganisation

In dieser Phase bricht der Trauernde die Bande zu den Verlusten und beginnt stufenweise neue Bindungen aufzubauen. Interesse und Appetit kehren wieder. Die Neuorientierung beinhaltet oft ein verändertes Selbstbild – und kann erlebt werden als eine persönliche Reife auf der Basis der bearbeiteten Erfahrungen.

Es wäre ein Fehler anzunehmen, die Trauerreaktionen verliefen stur nach diesen Phasenbeschreibungen. Jeder hat individuelle Reaktionen auf Trauer. Die Reihenfolge kann unterschiedlich sein. Ein Patient kann sich lange in der Reaktionsphase aufhalten, um dann wieder zu dem Verhalten der Schockphase zurückzukehren. Viele wechseln jahrelang zwischen den Stadien hin und zurück (Lamerton 1991).

Schon die „normale" Trauerarbeit kann sich in physischen und psychischen Störungen ausdrücken, die von der Umgebung als Krankheit empfunden werden (Stroebe u. Stroebe 1987). Das Wissen über Trauerreaktionen zeigt, daß es zu schweren Folgeerscheinungen kommen kann, wenn der Arzt akute Trauerreaktionen übersieht.

Affektive Symptome   Hier stehen Angst und Depression im Vordergrund, nicht selten in Kombination mit Schuldgefühlen und Wut. Gefühle der Einsamkeit und Isolation sind zentrale Faktoren selbst bei einem intakten sozialen Netzwerk.

Verhaltensstörungen   Die Trauer führt häufig zu Änderungen des Verhaltens im Alltag im Umgang mit anderen Menschen. Apathie, emotionale Labilität und sporadische Hyperaktivität sind typische Verhaltensweisen. Weinattacken oder eine spontane Aufräumaktion können gewöhnliche Reaktionen sein.

Änderungen des Selbstbildes   Das Selbstbild kann geprägt werden von Unsicherheit, Hilflosigkeit oder Hoffnungslosigkeit. Die Erinnerungen werden idealisiert. Unsicherheit oder Sehnsucht nach dem Vermißten steht im Vordergrund. Auch die Sypmtome, unter denen der Verstorbene in seiner letzten Lebensphase gelitten hat, können sich übertragen.

Kognitive Schäden   Kognitive Schäden zeigen sich als Konzentrationsschwächen und Bearbeitungsstörungen der eigenen Gedanken.

Psychophysiologische Symptome   Psychophysiologische Symptome entwickeln sich häufig und können von der Umgebung als somatische Krankheit wahrgenommen werden. Appetitlosigkeit, Gewichtsverlust, Energieverlust und Schlafstörungen gehören dazu. Änderungen der Lebensführung bewirken Folgeprobleme. Der Streß des Traumas kann zu erhöhter Anfälligkeit gegenüber Krankheiten wie Krebs führen (Spurrel u. Creed 1993).

4.2   Der Sinn des Trauerns

Worden (1982) beschreibt 4 Hauptaufgaben der Trauer:
1. Die Realität eines Verlustes akzeptieren.
2. Den Schmerz des Verlustes zulassen.
3. Anpassung an eine Welt, in die der Vermißte nicht zurückkommt.
4. Gefühle und Energien gegenüber dem Vermißten zurückziehen und in neue Beziehungen investieren.

Dem richtigen „Timing" der Unterstützung kann eine größere Bedeutung für das Ergebnis zukommen. Verständnis in der akuten Phase der Trauer ist wichtig und hilfreich. Dies konnte in 2 Studien gezeigt werden, aber auch, daß diese frühe Unterstützung kaum einen Einfluß auf die Langzeitsituation der Trauernden hat (Parkes 1980; Vachon et al. 1980).

Trauer und Trauerarbeit nehmen im Leben schwerkranker Patienten einen großen Raum ein. Trauer beeinträchtigt die Lebensqualität, führt zu Problemen in der Kommunikation und zu Symptomen, die evtl. falsch interpretiert oder behandelt werden. Trauer setzt auch Kräfte frei und hat eine Bedeutung, die bei Patienten und deren Angehörigen kaum überschätzt werden kann.

Wer gute Palliativmedizin vertreten möchte, muß fundierte Kenntnisse über Trauer und Trauerarbeit besitzen, damit zusätzlicher Schaden bei Patienten, Angehörigen, dem betreuenden Arzt und ihm selbst verhindert werden kann. Trauer dient dem Schutz des Individuums, sie unterdrücken oder „unsichtbar" machen zu wollen wäre eine Verhaltensweise, die unmöglich und unsinnig ist.

4.3   Vorbereitende Trauer – Trauer vor dem Tod

Der sterbende Patient trauert in dem Maße, wie seine Krankheit fortschreitet. Eine große Anzahl möglicher Verluste steht bevor:
- Verlust der Kontrolle,
- Verlust der Unabhängigkeit,
- Verlust der Arbeitsfähigkeit,
- Verlust von Geborgenheit,
- Verlust von Körperfunktionen,
- Verlust der sozialen Funktion,
- Verlust von Integrität,
- Verlust der vertrauten Umgebung,
- Verlust von Perspektiven,
- Verlust der Freude,
- Verlust der Familie und Freunde,
- Verlust von Identität,
- Verlust von Sinn,
- Verlust der Hoffnung.

Es geht nicht nur um die Verluste der Gegenwart und Zukunft. Wir wissen, daß frühere Verluste und deren Folgen bei akuten Lebenskrisen in Erinnerung gerufen werden und oft einen Schlüssel zu dem jetzt bevorstehenden Trauerprozeß darstellen. Ein solches Schlüsselerlebnis kann häufig zu einer Blockierung führen, wodurch ein Patient oder ein Angehöriger außer Stande gesetzt wird, die Situation, in der er sich befindet, zu erfassen. Die Folge ist häufig Verdrängung, der Betroffene bleibt in der 1. Phase der Trauer und ist nicht in der Lage, eine stufenweise Verarbeitung seiner Situation zuzulassen.

Die Trauer zulassen – ist es notwendig? Sollten wir nicht dem Kranken helfen, alles Traurige zu vergessen und zu verdrängen? Ist es nicht die Aufgabe des Arztes und der Schwestern, optimistisch zu bleiben, das Traurige zu übersehen, damit der Kranke zu seiner Fröhlichkeit zurückfindet?

So verhalten sich tatsächlich viele Kollegen. Dabei vergessen wir, daß Trauer wie Freude Eigenschaften sind,, ohne die ein Menschenleben undenkbar ist. Indem wir einem Todkranken die Möglichkeit nehmen, sich offen in seiner Trauer zu verhalten, verhindern wir auch, daß er Freude zeigen kann. Ohne die Möglichkeit zur Trauer erlischt die Fähigkeit zur Freude. Oder, wie Mark Twain es ausdrückt: „Trauer, nicht Freude, ist die Grundlage von Humor."

Die meisten Patienten mit chronisch-progressiver Krankheit erkennen früher oder später selbst, daß sie sterben werden, auch wenn dies der Arzt nicht direkt angesprochen hat (Kalish 1981).

Die vorbereitende Trauer, bedingt durch den stufenweisen Verlust von körperlichen und psychosozialen Funktionen und Beziehungen, ist für den Kranken und seine Angehörigen eine wichtige Vorbereitung auf den bevorstehenden Verlust des Lebens. Wenn der Kranke selbst stufenweise loslassen kann und die Angehörigen in diesen Prozeß integriert werden, kann der Abschied eine psychische und seelische Bereicherung für alle Beteiligten sein. Diese vorbereitende Trauer ist auch für den Lebenspartner und die Kinder von besonderer Bedeutung (Rando 1984). Rando findet in ihrer Studie über den Verlust eines Kindes, daß die vorbereitende Trauer, sowohl bei zu kurzer als auch zu langer Dauer, zu einer größeren Belastung werden kann. Sie konnte zeigen, daß bei einer Vorbereitungsphase zwischen 6 und 18 Monaten die Folgeprobleme am geringsten waren (Rando 1983).

Glick et al. (1974) zeigten in einer Studie, daß nur 3% der Witwen, die (z. T. tiefe) vorbereitende Trauerarbeit gemeinsam mit ihren verstobenen Ehepartnern erlebten, nach dem Todesfall längere, schwere Trauerreaktionen zeigten, während dies bei Witwen, die nicht diese Gelegenheit einer vorbereitenden Trauerarbeit hatten, bei 23% der Fall war.

4.4   Pathologische Trauer – starke Trauer

Verlust bewirkt Trauer. Wenn der Verlust „unerwartet" entsteht, ist die Belastung größer und von längerer Dauer, als wenn Vorbereitung möglich war. Der Verlust hat oft eine andere Bedeutung, wenn eine Urgroßmutter in der Mitte ihrer 80er Jahre stirbt, im Vergleich mit dem Todesfall eines Vaters der 40 Jahre jünger ist. Wir dürfen nicht daraus ableiten, es wäre einfach für ältere Menschen, Abschied vom Leben zu nehmen, aber die Trauerreaktionen sind meistens milder. Fulton (1970) spricht bei diesen 2 Typen der Trauer von „schwacher Trauer" („low grief") und „starker Trauer" („high grief"). Dabei muß berücksichtigt werden, daß Trauerreaktionen natürlich individuell gesehen werden müssen.

Gibt es „pathologische" oder krankhafte Trauer, Trauerreaktionen, wo wir spezielle Hilfe und Unterstützung anbieten sollten?

Welu (1975) gibt 7 Merkmale der pathologischen Trauer an:

1. selbstzerstörerisches Verhalten (Suizidversuche, Alkohol, Medikamente),
2. Selbstmordgedanken,
3. psychische Probleme,
4. soziale Isolation,
5. schwere Depression mit klinischen Symptomen,
6. stationäre Aufnahme in der Psychiatrie,
7. die Einnahme von Psychotherapeutika.

Devaul u. Zisook (1976) unterstreichen, daß Trauer v. a. dann ein psychisches Dauerproblem werden kann, wenn die Trauerreaktion vorzeitig abgebrochen wurde oder nicht stattgefunden hat. Die Folge davon sind Verhaltensweisen wie

- schmerzvolle Reaktion, wenn der Verstorbene erwähnt wird,
- die Angabe des Betroffenen über Probleme der Trauerverarbeitung,
- wiederholte, schwere depressive oder andere medizinische Reaktionen am Jahrestag des Verlustes.

Grundsätzlich ist es schwierig zu entscheiden, ab wann man von einer pathologischen Trauerreaktion sprechen sollte. Anthropologische Studien zeigen, daß einige der erwähnten Reaktionen in verschiedenen Kulturen als normal angesehen werden.

3 besondere Merkmale treten als Hinweise für eine starke Trauerbelastung hervor:

- Fehlende Reaktion eines Individuums auf einen schweren Verlust.
- Extreme Trauerreaktion, die weit über die in dieser Kultur zu erwartende hinausgeht.
- Fehlende Entwicklung im Trauerprozeß.

Diese starke Trauerbelastung sollte als eine Variante der „normalen" Reaktionsmuster bei Trauer angesehen werden. Der Begriff „pathologische" Trauer sollte durch „starke Trauer" ersetzt werden (Stephenson 1994).

Worden (1982) beschreibt folgende Faktoren, die zu starken Trauerreaktionen beitragen:

- Suizid.
- Tod eines Kindes.
- Der Verstorbene hinterläßt kleine Kinder.
- Plötzlicher, unerwarteter Todesfall.
- Der Hinterbliebene hat zuvor schwere Verluste erlebt.
- Schwere psychosoziale Probleme im Umfeld des Verstorbenen vor dem Todesfall.

In diesen Situationen, sagt Worden weiter, müssen wir mit verspäteten, verstärkten, verschleppten und unterdrückten Trauerreaktionen rechnen. In diesen Fällen muß es unsere Aufgabe sein, den Trauernden sowohl in der vorbereitenden Phase (wenn es Zeit zur Vorbereitung gibt) wie in der Zeit nach dem Verlust eine besondere Hilfe und Unterstützung anzubieten.

4.5   Trauerarbeit – Aufgaben für Ärzte und das Krankenpflegepersonal

Nach diesen Ausführungen stellt sich die Frage: Was ist die Aufgabe von Ärzten und Krankenschwester bei der Begegnung mit Trauernden?

Die zentrale Aufgabe ist es, Trauer zu kennen, damit wir die Folgesymptome und Reaktionen verstehen, wenn sie auftreten. Andererseits wird uns eine gute Betreuung von sterbenden Patienten und ihrer Angehörigen nicht gelingen, wenn wir diese Trauer nicht erkennen und verstehen. Sich auf ein Gespräch einzulassen, Trauerreaktionen zulassen und darauf hinzuweisen, daß Trauer etwas universelles ist und daß die Reaktionen, die Schlaflosigkeit, die Schuldgefühle, die Angst oder Depression etwas völlig normales sind, kann eine große Hilfe sein.

Oder, wie eine Mutter bei dem Nachgespräch nach dem Tod ihrer Tochter zu mir sagte: „Ich schlafe nicht, ich esse nicht, ich wasche mir nicht mehr die Haare, ich bleibe im Bett liegen, wenn mein Mann weg ist; ich dachte, ich bin verrückt, ich muß Pillen nehmen, ich muß mich in der Psychiatrie einsperren lassen. Aber nach dem, was Sie sagen, bin ich ziemlich normal. Danke, dann kann ich ein bißchen weiterleben."

Keine Schlaf- oder Beruhigungsmittel verschreiben!

Trauerreaktionen, wie von dieser Frau beschrieben, sind notwendige Voraussetzungen für die Bearbeitung des Verlustes. Wachsamkeit ist geboten, wenn die Angehörigen nach einem Todesfall den Arzt um Verschreibung von Schlaf- oder Beruhigungsmitteln bitten. Wer als Folge eines Verlustes nicht schlafen kann oder Unruhe verspürt, hat gute Gründe dafür. Aus Erfahrungen auf diesem Gebiet wissen wir, daß diese Schlaflosigkeit oder Unruhe am besten dadurch behandelt wird, daß sie zugelassen wird. Die Aufgabe des Arztes ist es, dann ein- oder mehrere Gespräche anzubieten, und nicht, diese Medikamente zu verschreiben.

Nicht weniger wichtig ist die Vorbereitung. Offene Gespräche mit den Betroffenen, in denen ihre Fragen und Sorgen bezüglich Diagnose, Prognose, Therapiemöglichkeiten und Entscheidungen zugelassen werden, sind fördernd für eine gemeinsame vorbereitende Trauerarbeit.

In den Situationen, wo starke oder verschleppte Trauer erwartet werden kann, sollte besondere Hilfe angeboten werden. In vielen Krankenhäusern gibt es Erfahrungen mit Nachgesprächen nach einem tragischen Todesfall. Die Hinterbliebenen kommen ein- oder mehrmals zu Gesprächen mit dem Arzt, der Krankenschwester oder dem Seelsorger. Es hat sich bewährt, daß die Initiative zu dem Gespräch vom Therapeuten ausgeht und diese Termine direkt festgelegt werden. Wenn wir sagen: „Rufen Sie bitte an, wenn Sie uns brauchen", wird sich derjenige, der die Hilfe besonders braucht, nicht melden. Wer sich in tiefer Trauer befindet, wird häufig keine Kraft haben, um selbst die Initiative zu solchen Kontakten zu ergreifen.

In Großbritannien, aber auch vielerorts in Deutschland, hat man gute Erfahrungen mit „Selbsterfahrungsgruppen" für Trauernde. In diesen Gruppen können Hinterbliebene über kürzere oder längere Zeit Rat und Unterstützung finden von anderen, die vergleichbare Verluste durchgemacht haben.

In Zweifelsfällen oder in Situationen, wo verstärkte Trauerreaktionen beobachtet werden, sollten die betreuenden Ärzte oder das

Krankenpflegepersonal Rat und Hilfe bei geschultem Fachpersonal suchen. Dies kann ein Psychologe, Psychotherapeut oder ein Seelsorger sein. In vielen Fällen werden die Ärzte oder das Krankenpflegepersonal mit wenig Unterstützung weiterhin in der Lage sein, eine gute Hilfe für die Betroffenen anzubieten Es gibt aber Situationen, da braucht der Trauernde über kürzere oder längere Zeit Unterstützung durch einen geschulten Psychotherapeuten.

Ärzte und das Krankenpflegepersonal müssen auch erkennen, daß sie selbst oft trauern und Trauerarbeit zu verrichten haben. Besonders, wenn Kinder oder jüngere Patienten sterben oder bei tragischen Todesfällen oder bei Patienten, die viel gelitten haben, wissen wir, wie stark die Trauerreaktionen des Personals sein können. In diesen Fällen muß Zeit , Raum, Verständnis und Kollegialität vorhanden sein, damit der Arzt oder die Krankenschwester ihre Trauer zulassen können. Besonders wichtig ist es, einen geeigneten Gesprächspartner zu haben, bei dem der einzelne und das Behandlungsteam über die berufliche und private Belastung durch die Arbeit sprechen dürfen. Die Voraussetzungen dafür fehlen leider sehr häufig (s. auch Kap. 6, „Die Rolle des Arztes").

5   Die Rolle der Kinder

Die Erfahrungen aus vielen Ländern haben gezeigt, wie eine umfassende Betreuung Schwerkranker zu Hause organisiert und erreicht werden kann. Das wahrscheinlich wichtigste Argument, Sterbende zu Hause zu betreuen, sind die Kinder.

Wenn die Eltern der Kinder als Patienten im Krankenhaus betreut werden, führt dies zu erheblichen Belastungen im Alltag der Kinder. Die Rolle der Kinder bei schwerer Erkrankung eines Familienmitgliedes wird nur selten angesprochen. Dabei zeigen eine Reihe von Studien, wie sehr die Kinder leiden, wenn ein Todesfall die Familie erschüttert (Bifulco et al. 1987).

Etwa 20% der Tumorpatienten haben Kinder unter 20 Jahren. Jedes Jahr sterben etwa 7 000 Kinder unter 18 Jahren in Deutschland. Im gleichen Zeitraum erleben etwa 40 000 Kinder im gleichen Alter, daß ihre Mutter oder ihr Vater eine Krebsdiagnose bekommt. Wahrscheinlich verlieren mehr als 80 000 Kinder jedes Jahr ihre Mutter oder ihren Vater. Wir hören erstaunlich wenig darüber, wie es den Kindern geht und wie wir uns zu den Kindern verhalten sollen, die mit der Erkrankung oder dem Verlust eines Elternteils zurechtkommen müssen.

Sollten die Kinder nicht vor dem Krankenhaus, vor den Untersuchungen und Behandlungen der Mutter oder des Vaters geschützt werden? Das Krankenhaus, die weißen Kittel, die vielen Geräte, Schläuche, Flaschen und Medikamente, lange, monotone Korridore, fremde Zimmer und Betten können die Kinder erschrecken. Verstärkt wird dieses Erlebnis durch geschäftige, fremde Erwachsene, die scheinbar alles beurteilen können und im Griff haben. Vor 20 Jahren waren die Kinder als Angehörige grundsätzlich, angeblich zu ihrem eigenen Schutz, im Krankenhaus ungern gesehen, und dann nur zu festen, vorgeschriebenen Zeiten. Langsam hat sich diese Haltung geändert. Wir haben inzwischen erkannt, daß die Kinder viel besser mit der Erkrankung ihrer Eltern zurechtkommen, wenn sie frei kommen und gehen können und sich mit dem Krankenhaus und den Menschen und Einrichtungen, die dort zu finden sind, vertraut machen dürfen (Gray 1987).

Damit Kinder ihre Fähigkeiten als Kinder entfalten können, müssen sie Informationen erhalten, die für ihr Alter verständlich sind. Durch den Umgang mit leukämiekranken Kindern wissen wir, wie gut sie mit Offenheit zurechtkommen. Ein 6jähriges leukämiekrankes Kind sagte, als die Krankenschwester das Mittagessen brachte: „Fisch, spinnst du, ich kann keinen Fisch essen! Meine weißen (Blutkörper) sind doch viel zu niedrig!"

Untersuchungen über Erfahrungen von Kindern mit ernsten Erkrankungen und Lebenskrisen in der Umgebung des Kindes (Earls et al. 1988; Yule u. Williams 1990) haben gezeigt, daß die Erwachsenen unterschätzen, was Kinder sehen, hören, verstehen und fühlen und wie sie reagieren.

Das Ideal für viele Erwachsene ist der plötzliche Tod. „Ich möchte irgendwann einschlafen und von dem Schlaf niemals wieder aufwachen." „Ich möchte beim Spazierengehen tot umfallen." Die Liste kann beliebig verlängert werden. Für Kinder dieser Erwachsenen ist ein solcher plötzlicher, unerwarteter Tod eine Katastrophe, womit sie nur schwer im späteren Leben zurechtkommen können. Das beste für Kinder wäre ein Prozeß, wo sie sich gemeinsam mit ihrer Mutter und ihrem Vater auf die bevorstehende Trennung vorbereiten können. Das schlimmste für Kinder ist, wenn sie von diesem Prozeß ausgeschlossen werden.

Kinder kommen besser zurecht mit traurigen und belastenden Nachrichten, wenn sie frühzeitig in den Informationsprozeß eingeschlossen werden. Sie kommen besser zurecht mit Reaktionen der Erwachsenen – Gefühle, Tränen, Wutausbrüche und stille Verzweiflung –, wenn sie die Ursachen für diese Reaktionen kennen. Womit sie nicht gut zurechtkommen, ist das Vakuum, in dem sie leben müssen, wenn die Erwachsenen ihre Gründe und Reaktionen für sich behalten wollen.

Auf unserer Intensivabteilung lag ein 2jähriges Kind. Die letzten Untersuchungen zeigten, daß das Kind hirntot sei. In einem Prozeß, der 3 Tage in Anspruch nahm, wurde es den Eltern verständlich, daß das beste für ihr Kind und für sie das Abbrechen der Intensivtherapie sei. Das Kind hatte einen 5jährigen Bruder, den die Eltern in dieser Situation zu Hause bei den Großeltern lassen wollten. Wir haben die Situation für den 5jährigen Bruder mehrere Male gemeinsam besprochen.

Wie wird es für ihn sein, wenn die Eltern ohne seinen 2jährigen Bruder nach Hause kommen? Welche Gelegenheit hat er, zu verstehen, daß sein Bruder jetzt sterben wird? Welche Möglichkeit hat er, die Reaktionen und Motive der Eltern kennenzulernen? Wo (oder wie?) kann er in dieser Situation am besten trösten und getröstet werden?

Die Eltern einigten sich dann, den 5jährigen zu holen. In den folgenden Tagen war er ein normales Familienmitglied wie zuvor, er nahm an allen Gesprächen teil und bekam die Möglichkeit, mit seinem sterbenden Bruder Zeit zu verbringen, bis dieser starb. Auf diese Weise hat er nicht nur Reaktionen und Gefühle der Eltern, Krankenschwestern und Ärzten erlebt, er hat auf seine Weise Erklärungen bekommen für den Tod seines Bruders. Er war dabei, als der Bruder starb, und bei einer Messe im Krankenhaus am nächsten Tag. Er konnte trösten und getröstet werden.

Die Alternative wäre, daß er mit den trauernden Eltern ohne diese gemeinsamen Erfahrungen konfrontiert würde. Bei einem Todesfall sehen wir, daß Kinder darunter leiden, wenn sie keine ausreichenden oder nur unvollständige Informationen erhalten.

Erschwerend ist es auch zusätzlich, wenn die Kinder bei den darauffolgenden Ritualen nicht teilnehmen dürfen, wie z. B. den Toten zu sehen oder zurechtzumachen, bei einer Messe oder bei dem Begräbnis (Weller et al. 1987). Oft versuchen die Eltern, aus guten aber fehlerhaften Motiven, die Kinder zu schützen, indem sie Teile der Geschehnisse verschweigen oder umschreiben. „Wie kann ich weinen", sagte ein Kind, „wenn ich nie gesehen habe, daß ihr geweint habt?"

Die Kinder können auch erleben, daß die Eltern ihre ganze Aufmerksamkeit auf ihren Verlust richten und dabei wenig Aufmerksamkeit für sie übrigbleibt und sie sich längere Zeit selbst überlassen bleiben. „Meine Mutter sitzt im Sofa und weint und weint. Ich gehe auf mein Zimmer und weine für mich allein ..."

Ein Todesfall in der Familie führt oft zu Verdrängung. Es wird kaum oder gar nicht über den Verstorbenen gesprochen, die Gefühle, Orte und Erinnerungen werden vermieden, um nicht mit dem Verlust konfrontiert zu werden. Im schlimmsten Fall bricht die Kommunikation über den Verlust in der Familie zusammen, worunter Kinder besonders leiden. Die Maske, die Eltern sich in solchen Situationen aufsetzen – im guten Glauben, die Kinder schützen zu können – kompliziert die Trauerarbeit des Kindes.

Besondere Probleme müssen für weiterlebende Geschwister erwartet werden, wenn der Verstorbene ein Kind war. Das Familiensystem wird über längere Zeit extrem belastet, und Familienmitglieder, besonders Kinder, bekommen neue Rollen.

Auch in der sonstigen Umgebung der Kinder, z. B. bei Freunden und in der Schule, wird es vermieden, den Verlust zu erwähnen, weil die Umwelt unsicher ist und sich nicht traut, dieses sensible Thema anzusprechen. Von den Lehrern müßten wir allerdings Kompetenz erwarten können, aber das Gegenteil trifft zu. Die Schule und ihre Lehrer meiden die (lebens)wichtigen Themen Sterben, Tod, Rituale und Trauer im Unterricht.

Da kein Konzept existiert, kann auch kein gemeinsames Verständnis erarbeitet oder erwartet werden. In der Regel beobachten wir, daß der Verlust entweder verschwiegen oder nur oberflächlich erwähnt wird. Es ist ein Symptom der Tabuisierung des Todes, daß dieses Thema nur ausnahmsweise oder überhaupt nicht in der Aus- und Weiterbildung der Lehrer zu finden ist.

5.1   Trauer bei Kindern

Nagy hat bereits 1948 beschrieben, daß die Vorstellungen der Kinder über den Tod altersabhängig sind. Vor dem 5. Lebensjahr halten sie den Tod für eine reversible Veränderung, wie das Schlafen. Im Alter zwischen 5 und 9 Jahren wird der Tod mit Personen verknüpft. Mit 9 Jahren fängt das Kind an zu verstehen, daß der Tod etwas Endgültiges ist. Dieser chronologische Verlauf variiert innerhalb verschiedener Kulturen.

Piaget hat eine wichtige Theorie zur Entwicklung des Intellekts (Piaget 1964) erarbeitet. Er weist dabei darauf hin, daß kleine Kinder (2–7 Jahre) zu magischen Vorstellungen, Träumen und Phantasien neigen, die sie kaum von Erlebnissen der realen Welt unterscheiden. Dies entspricht dem 1. Stadium bei Nagy. Vom 12. Lebensjahr an verstehen und empfinden Kinder zunehmend wie Erwachsene und sind im Stande, einen tieferen Sinn in dem, was passiert ist, zu suchen. Kinder entwickeln in diesem Alter Selbständigkeit und beginnen mit der Loslösung von ihrem Elternhaus; dies kann zu besonderen Problemen bei der Trauerarbeit führen.

Im normalen Leben wird jedes Kind mit dem Tod konfrontiert: eine tote Fliege, eine tote Maus, ein toter Vogel oder der Tod eines geliebten Haustieres. Bei diesen Erfahrungen fragen die Kinder sich und andere: „Was ist passiert? Schläft das Tier? Kann es wieder wach werden?" In diesen Situationen werden die Kinder auch Antworten und Erklärungen von der Umgebung bekommen, von Freunden oder Erwachsenen, und ihre Vorstellungen von Tod und Sterben entwickeln sich aus ihren Erfahrungen.

Was sind die spezifischen Probleme bei der Trauerarbeit der Kinder?

1. das Fehlen einer Bezugsperson,
2. mangelhafte Information,
3. fehlende eigene Kontrolle,
4. fehlende Reife,
5. Schuldgefühle,
6. Testen, ob jemand gestorben ist,
7. die Reaktionen der Erwachsenen,
8. die Reaktionen der Schule.

5.1.1 Das Fehlen einer Bezugsperson

Wir haben bei trauernden Erwachsenen die Bedeutung der Tatsache beschrieben, ob sie in ihrer Nähe Personen haben, die erreichbar sind und zum richtigen Zeitpunkt ihre Unterstützung und Hilfe anbieten können. Was für Erwachsene wichtig ist, ist für Kinder von noch größerer Bedeutung. Erwachsene wissen, daß sie in verschiedenen Phasen des Lebens auch ohne die kontinuierliche Hilfe von anderen zurechtkommen können, eine Erfahrung, die Kinder nicht besitzen. Sollten Kinder aufgrund eines Todesfalles bei den Eltern nun über längere Zeit ohne elterliche Aufmerksamkeit leben müssen, können dabei große Probleme bei der Trauerarbeit des Kindes entstehen.

5.1.2 Mangelhafte Information

Viele Probleme entstehen durch die mangelhafte Information der Kinder. Die Erwachsenen sind oft vor, während und nach dem Todesfall anwesend, sie bekommen dabei Antworten auf die Fragen, die sie stellen, während das Kind auf die Weiterinformation durch die Erwachsenen angewiesen ist. Sie haben kaum Möglichkeiten, sich notwendige Informationen zu verschaffen, wenn die Erwachsenen sich entschließen sollten, die Tatsachen vor den Kindern zu verbergen.

5.1.3 Fehlende eigene Kontrolle

Erwachsene können selbst entscheiden, zu wem und zu welchem Zeitpunkt sie sich an jemanden wenden wollen, falls sie mit ihrem Leben nicht zurechtkommen. Kinder müssen sich weitgehend darauf verlassen, daß die Erwachsenen, daß heißt in der Regel der verbliebene Elternteil oder andere in der Familie oder Lehrer in der Schule, zum richtigen Zeitpunkt sehen, welche Hilfe das Kind braucht, um mit seinen Gedanken und seiner Trauer zurechtzukommen. Kinder kommen nicht an das Sterbebett oder zu dem Verstorbenen oder zu dem Begräbnis ohne Erlaubnis und Initiative der Erwachsenen. Alle diese „Plätze des Todes und der Trauer" würden mit großer Wahrscheinlichkeit dem Kind den notwendigen „Einstieg" zu seiner Trauerarbeit geben, aber die Erwachsenen haben den Schlüssel, den sie leider oft falsch benutzen, indem sie die Kinder fernhalten.

5.1.4 Fehlende Reife

In den Fällen, in denen Kinder keine Einstellung zum Todesfall der Mutter oder des Vaters entwickeln können, liegt das Hauptproblem bei den Erwachsenen, die nicht in der Lage waren, in einer kindgerechten Sprache zu schildern, was passiert ist. Erwachsene neigen auch dazu, spielende oder fröhliche Kinder als nicht trauernde einzuschätzen. Sie übersehen dabei, daß Kinder – mehr als Erwachsene – einen intensiven Wechsel zwischen Trauer und Heiterkeit in ihrem Alltag erleben.

5.1.5   Schuldgefühle

Der erfahrene Psychologe Brice (1982) schreibt: „Ich kenne keinen einzigen Fall von Trauer bei Kindern, wo das Kind nicht geglaubt hat, es wäre mitverantwortlich für den Tod des Verstorbenen." Es besteht Einigkeit darüber, daß Schuldgefühle ein wichtiges Merkmal der Trauer bei Kindern ist, besonders, wenn eine Schwester oder ein Bruder gestorben ist.

5.1.6   Testen, ob jemand gestorben ist

Besonders bei kleineren Kinder spielt in ihren Gedankenabläufen Magie eine wichtige Rolle. Diese Kinder werden über längere Zeit nicht sicher sein, ob der Verstorbene wirklich tot ist. Sie werden aufmerksam die Äußerungen und das Verhalten der Erwachsenen beobachten, um zu erfahren, daß der Verstorbene bald wiederkommt, oder warum er wirklich für immer weg ist. Bei Kindern haben die Wortwahl und die Erklärungen der Erwachsenen andere Auswirkungen, als sie von diesen gemeint waren. „Er ist eingeschlafen" kann dem Kind die Vorstellung geben, selbst auf keinen Fall einschlafen zu dürfen. „Sie ist im Himmel" kann für das Kind bedeuten, daß sie bald wiederkommt oder daß sie von den Vögeln aufgefressen werden könnte. Wir sollten mit solchen Metaphern, auch mit religiösem Inhalt, dem Kind gegenüber vorsichtig umgehen.

5.1.7   Die Reaktionen der Erwachsenen

Wenn jemand in der nächsten Umgebung stirbt, hängen Probleme der Kinder von den Reaktionen der Erwachsenen ab. Wir können in der Regel davon ausgehen, daß Kinder mit Verlusten zurechtkommen, wenn die Erwachsenen damit zurechtkommen. In einer Befragung von 64 Geschwistern verstorbener Leukämiekinder fanden Stehbens u. Lascari (1974), daß 70% dieser Kinder diese Situation nach relativ kurzer Zeit sehr gut bewältigen konnten. 12 Kinder litten unter Problemen wie Enuresis, Bauchschmerzen, Depression, Schlafstörungen, aber diese Störungen waren nur von kurzer Dauer. 7 hatten für einige Monate Schulprobleme. Aber nur bei 2 Kindern (3%) wurden längere Zeit emotionale Störungen nachgewiesen.

5.1.8   Die Reaktionen der Schule

Mit Entwicklung der modernen Gesellschaft hat die Schule Aufgaben übernommen, die früher in der Familie gelöst wurden. Die frühere Großfamilie ist durch die Kernfamilie ersetzt worden, wo es nur wenig „Reserven" gibt, wenn jemand stirbt. Wenn diese Familienreserven bei einem Todesfall oder einem Verlust zusammenbrechen, könnte der Lehrer mit wenig Aufwand viel retten. Sehr oft vergessen wir, daß Trauer bei Kindern bei jedem Verlust vorkommt. Das heißt, für Kinder besonders bei Scheidungen der Eltern. In einer vielzitierten Studie fanden Bendiksen u. Fulton (1975), daß die Belastung für Kinder nach der Ehescheidung der Eltern größer ist als nach einem Todesfall der beiden.

Die Schule verpaßt eine große Chance, einen Beitrag zur Entwicklung ethischer und menschlicher Werte der Kinder und unserer zukünftigen Gesellschaft zu leisten, wenn sie nicht Tod und Trauer in ihre Aufgaben integriert und den Kindern Unterstützung anbietet. Die Konsequenzen für die Kinder können schwerwiegend sein.

5.2   Aufgaben der Ärzte und des Krankenpflegepersonals bei nicht heilbarer Krankheit oder beim Todesfall in der Familie mit Kindern

5.2.1   Offenes Krankenhaus

In einem offenen Krankenhaus haben die Kinder freien Zugang zu ihren erkrankten Eltern oder Geschwistern. Dies trägt zur Genesung von Kindern und Eltern bei und ist besonders wichtig bei erkrankten Geschwistern. Bisher sind unsere Krankenhäuser zu wenig auf diese Situation eingerichtet, weil sie von grundsätzlich falschen Vorstellungen ausgehen.

5.2.2   Offene Information

Wie bereits mehrfach erwähnt, können Kinder mit Krisen in der Umgebung zurechtkommen, wenn sie ausreichende Informationen über die Ursache dieser Krise besitzen. Deshalb sollten wir frühzeitig die Frage stellen, welche Informationen die Eltern ihren Kindern über die Situation gegeben haben, und wir sollten die Eltern auffordern, sehr offen und sehr früh mit den Kindern zu sprechen. Wir können auch die Initiative zu einer Besprechung mit der gesamten Familie ergreifen. Diese Familiensitzungen haben sich sehr bewährt. Offene Information bedeutet auch, daß wir uns Gedanken machen, wer noch keine Informationen erhalten hat, wie z. B. die Lehrer und die Schule.

5.2.3   Angebot an die Eltern, über die Situation der Kinder zu sprechen

In der heutigen Zeit haben Eltern kaum Erfahrung, wie man mit Kindern kommunizieren soll, wenn eine Mutter, ein Vater, eine Schwester oder ein Bruder im Sterben liegt. Sie haben wenig Einblick in das Leben und die Probleme, die vor dem Tod entstehen können, und noch weniger, wie Kinder am besten mit der Krankheit, mit dem Todesfall und mit der Trauer überleben. Diese Eltern benötigen viel Information und Anteilnahme. Sie empfinden große Erleichterung, wenn die Fragen gestellt werden:
– Machen Sie sich sorgen um Ihre Kinder?
– Brauchen Sie Hilfe, um mit Ihren Kindern zu sprechen?

5.2.4   Hausbesuch bei Patient und Kindern

Zu Hause erleben die Familienmitglieder in den meisten Fällen ein Höchstmaß an Autonomie und Integrität. Dies trifft besonders auf Kinder zu. Ich habe wiederholt erfahren müssen, daß Gespräche mit Kindern, die Angehörige sind, im Krankenhaus sehr schwierig sein können, auch wenn wir gute Absichten haben und gut vorbereitet sind. Wenn wir mit den gleichen Kindern zu Hause reden, ist es viel einfacher, ein offenes Gespräch zu führen.

5.3   Aufgaben der Eltern bei nicht heilbarer Krankheit und beim Todesfall in der Familie mit Kindern

5.3.1   Offenes Krankenhaus

Die Eltern sollten die Kinder mit zu ihrem Elternteil oder ihren Geschwistern ins Krankenhaus nehmen. Es trägt zur Genesung des Kindes und Elternteils bei. Wenn die Erwachsenen keine Angst vor der Krankenhausatmosphäre haben, haben auch die Kinder viel weniger Angst. Die Kinder kommen selbst gut mit Situationen zurecht, die für sie bedrohlich erscheinen, wie z. B. Infusionen, technische Geräte, Blut, Monitore u. a. Die Kinder glauben durch unser Verhalten, der Tod sei gefährlich. Wie sollen sie erfahren, daß der Tod zum Leben dazugehört, wenn nicht durch uns?

5.3.2   Offene Familie

In jeder Familie haben wir ganz eigene Familienmuster bezüglich Kommunikation, Rollenverteilung, Offenheit oder Verschlossenheit. Wenn Verschlossenheit ein ausgeprägtes Verhalten in der Familie ist, werden Kinder Probleme haben, sich in dieser Krise adäquat zu verhalten. Die Kinder sollten an Gesprächen über die Krankheit teilnehmen, auch beim Arzt. Die Eltern sollten dabei gut zuhören, welche Fragen die Kinder offen ansprechen, und überlegen, welche wichtigen Fragen sie nicht zu stellen in der Lage sind, wo sie auf ihre Hilfe angewiesen sind.

5.3.3   Suche nach Rat oder Hilfe beim Arzt, der Krankenschwester oder dem Lehrer, zu dem Vertrauen besteht

Das wichtigste für das Kind ist die gesunde Familie. Wenn die Erwachsenen in einer schweren Lebenskrise leiden, leiden die Kinder mit. Es wird nur schwer gelingen, solchen Kinder zu helfen, wenn die Erwachsenen nicht die notwendige Unterstützung bekommen, um in ihrem Leben die Alltagsprobleme zu lösen. Oft ist nicht das Problem, daß keine Unterstützung da wäre, sondern daß der Betroffene selbst nicht in der Lage ist, sich an die naheliegenden Helfer zu wenden. Es zeigt sich wiederholt, daß die wichtigste Hilfe in der nächsten Umgebung zu finden ist. Für das Kind kann es besonders wichtig sein, daß die Helfer bekannt sind.

5.3.4   Die Kinder brauchen die Gefühle und Reaktionen der Erwachsenen

Wenn Kinder sehen, daß die Erwachsenen weinen und Trauer zeigen, trauen sich sich, ihre eigenen Gefühle und Reaktionen zuzulassen.

Wenn Kinder sehen, daß die Erwachsenen kämpfen, um ihre Maske zu bewahren, glauben sie, es wäre auch ihre Aufgabe, alles, was schmerzt und weh tut, zu unterdrücken. Dabei wissen wir, daß genau das Gegenteil das richtige ist.

5.4 Aufgaben der Schule bei nicht heilbarer Krankheit und beim Todesfall in der Familie eines Schülers

5.4.1 Tod und Trauer ist in der Lehrerweiterbildung eine hohe Priorität einzuräumen

Die Schule hat eine zentrale Rolle als Vermittler von Werten in der Gesellschaft. Lehrer haben, wie wir alle, Angst vor dem Tod. Ihr Umgang mit trauernden Kindern ist geprägt von Unsicherheit und fehlender Kompetenz. Diese Themen werden selten oder nie in ihrer Ausbildung angesprochen. Dabei muß jeder Lehrer ein Weiterbildungsangebot bekommen, um dieses Defizit abzubauen. Dadurch können die Kompetenz und das Bewußtsein zu diesen Fragen verbessert werden.

5.4.2 Unterricht über Tod, Trauer und Rituale

Kinder machen sich viele Gedanken über den Tod, denn sie haben durch Verluste Trauer erlebt. In jeder Klasse werden einige Kinder den Verlust ihrer Mutter oder ihres Vaters innerhalb der Schulzeit erleben. Deswegen müssen diese Themen in die Lehrpläne verschiedener Altersstufen integriert werden.

5.4.3 Tod in der Familie des Schülers

Anzustreben wäre, daß der Lehrer frühzeitig von der Ernsthaftigkeit einer Erkrankung oder vom bevorstehenden Tod informiert würde. Erst danach sollte die Klasse informiert werden.

Für die Mitschüler ist wichtig zu wissen, wie sie sich in der folgenden Zeit verhalten sollen, sei es, daß sie initiativ werden oder vorsichtig abwarten. Die Teilnahme am Begräbnis, wenn eine Mutter oder ein Vater (oder ein Kind) gestorben ist, hat hohen Symbolwert und wird hoch geschätzt. Die Schulleitung hat eine besondere Verantwortung gegenüber betroffenen Lehrern, denen auf jeden Fall ein Gesprächspartner (evtl. der Rektor) angeboten werden soll.

5.4.4 Ernsthafte Erkrankung oder Tod eines Schülers

Auf diese Situation sollte eine Schule vorbereitet sein. Besonderen Stellenwert nehmen die Informationen an die Klasse, die Erinnerung an den Verstorbenen und die Verabschiedung ein.

Während man bei einem chronischen Verlauf Vorbereitungen treffen kann, ist dies beim unerwarteten Tod nicht möglich. Hier ist es wichtig, sich Klarheit darüber zu verschaffen, was wirklich passiert ist. Folgende Fragen müssen beantwortet werden:
– Wann, wo und wie ist das Ungück oder der Todesfall passiert?
– Waren andere Schüler anwesend?
– Wo befindet sich der Verletzte oder Tote jetzt?

Beim Suizid ist die Belastung für die Hinterbliebenen extrem groß. Auch hier gilt für die Lehrer und Mitschüler, die Schmerzen und Trauerreaktionen zuzulassen und zu fördern.

Es ist nicht nachgewiesen, daß offene Information die Gefahr weiterer Suizide erhöhen kann, ganz im Gegenteil (Brent 1989).

5.4.5 Die Bedeutung der Rituale

Durch Rituale können wir gemeinsam mit anderen Gefühle und Gedanken ohne viele Worte zulassen (Oates 1993). Viele Rituale reduzieren Angst und unangenehme Phantasien. Die teilnehmende Gruppe kann daraus Kraft schöpfen. Folgende Rituale im Rahmen einer Gedenkfeier haben sich beim Tod eines Schülers oder Lehrers bewährt:
– Gedenkworte des Rektors,
– Gedenkworte des Lehrers,
– Schweigeminute,
– Gedicht oder Gruß, von einem Schüler gelesen,
– kurzes Musikstück (Lieblingsstück des Verstorbenen?),
– Schüler können den Raum mit Blumen, Kerzen, Bildern schmücken,
– Mitschüler, Freunde, Familie und andere können eingeladen werden.

6   Angst, Depression, delirantes Syndrom und Verwirrtheitszustände

In der Begegnung mit inkurablen Tumorpatienten fällt es auf, daß viele Patienten psychische Beschwerden haben. Diese Patientengruppe ist besonderen Belastungen ausgesetzt. Die Häufigkeit von Schmerzen, Depression und psychosozialen Problemen nimmt mit Fortschreiten der Erkrankung deutlich zu. (Bukberg et al. 1984). Die Wahrscheinlichkeit, daß Tumorpatienten schwere psychische Probleme entwickeln, sind besonders zu erwarten bei jungen Patienten (40 Jahre und jünger), Frauen, unsicherer Prognose und aggressiver Antitumortherapie oder wenn die Patienten wegen der Symptomkontrolle an das Krankenhaus gebunden sind (Casileth et al. 1985).

Aber sind diese Reaktionen auf diese Belastungen nicht grundsätzlich „normal"?

Bereits im Kapitel „Trauer" und „Kommunikation" haben wir über einige menschliche Reaktionen gesprochen, die bei einer ernsten Erkrankung zu erwarten sind. Wut und Angst, Isolation und Trauer, Schweigen und Aggressivität, Verdrängung und Verhandlung würden bei den meisten von uns zu finden sein, die mehr oder weniger offen oder versteckt ausgelebt werden.

Derogatis et al. (1983) wiesen in ihrer Studie nach, daß bei 47% der Tumorpatienten psychische Veränderungen gefunden werden konnte. Von den 272 Patienten litten 68% unter reaktiver Angst oder Depression, 13% unter schwerer Depression, und bei 8% konnte ein delirantes Syndrom nachgewiesen werden.

Eine wichtige Aufgabe des Arztes ist es, die Reaktionen und Gefühle dieser Patienten zu verstehen und zu wissen, wer Hilfe braucht und welche Unterstützung am besten helfen kann. Dabei sollte die Möglichkeit einer pharmakologischen Behandlung der Symptome zwar erwogen werden, aber nur zum Einsatz kommen, wenn der zu erwartende positive Effekt die zu erwartenden negativen Nebenwirkungen bei weitem übersteigt. Die wichtigste Hilfe wird immer in der menschlichen und fachlichen psychosozialen Betreuung liegen.

6.1   Angst

Viele schwerkranken Patienten haben Angst vor einem Fortschreiten der Erkrankung, davor, die Kontrolle über den Verlauf zu verlieren oder daß ihre Autonomie oder Integrität verletzt oder begrenzt wird. Diese Ängste versetzen uns in die Lage, eine Barriere aufzubauen, Distanz zu etablieren und Zeit zu gewinnen, damit die drohende Gefahr bekämpft werden kann.

Eine Betreuung dieser Patienten mit ihrer Angst setzt voraus, daß wir Kenntnisse über die Krankheitsentwicklung des Patienten und sein soziales Umfeld besitzen. Was ist das Hauptproblem:

– die Krankheitsentwicklung?
– mangelhafte Information?
– Symptome, die erkannt und behandelt werden müssen?
– Probleme in der Familie?
– Unsicherheit bezogen auf Diagnose, Prognose oder Behandlung?
– unerwünschte Nebenwirkungen der Behandlung?
– die Vorgeschichte des Patienten?

Die Angst dieser Patienten steht meist im Zusammenhang mit den medizinischen Problemen. Oft können diese Faktoren direkt angesprochen und dadurch eine Verminderung der Angst erreicht werden. Wir dürfen aber nicht die zusätzlichen psychischen Belastungen vergessen, denen diese Patienten ausgesetzt sind. Deswegen brauchen sie auch eine psychosoziale Betreuung. Sich Zeit zu nehmen, zuzuhören und Vertrauen zu entwickeln sind wichtige Grundlagen dieser Betreuung. Die Angehörigen benötigen immer wieder unsere Bestätigung, daß sie das Allerbeste für den Patienten gemacht haben.

6.1.1 Medikamentöse Therapie der Angst

Der Arzt wird immer wieder vor die Frage gestellt, ob eine medikamentöse Therapie der Angst durchgeführt werden soll (Twycross 1995). Wir wissen, daß die Gefahr der Medikamentenabhängigkeit in diesen Situationen äußerst gering ist. Medikamente der ersten Wahl sind Benzodiazepine, die wegen ihrer guten Verträglichkeit, geringen Nebenwirkungen und großen therapeutischen Breite vorgezogen werden.

Kurzwirkende Substanzen wie Lorazepam, Midazolam und Oxazepam sind bei diesen Patienten oft von Vorteil. Ein Nachteil dieser kurzwirkenden Medikamente ist, daß Angstzustände bereits wieder auftreten können, bevor die nächste Dosis eingenommen wird. Wenn dies der Fall ist, sollte zu langwirkenden Benzodiazepinen übergegangen werden, wie z. B. Diazepam oder Clonazepam.

Tabelle 2.   Medikamentöse Therapie der Angst

Medikament	Tagesdosierung [mg]	Verabreichungsform
Diazepam	5(–50)	p.o., rektal
Midazolam	10(–100)	s.c., i.m., i.v., rektal
Lorazepam	2(–10)	p.o., s.l., i.v., i.m.,
Oxazepam	10(–60)	p.o.
Haloperidol	0,5(–10)	p.o., i.v., s.c., i.m.
Chlorpromazin	12,5(–200)	p.o., i.m., i.v.
Amitryptilin	10(–150)	p.o., i.m.

Einige Palliativmediziner haben gute Erfahrungen mit der rektalen Gabe von Diazepam gemacht. Das wasserlösliche Midazolam ist besonders wertvoll beim Einsatz in den letzten Tagen der Patienten. Es kann gut subkutan verabreicht werden.

Auch Neuroleptika haben gute anxiolytische Eigenschaften (Massie 1989). Vor allem mit Haloperidol haben wir in der Palliativmedizin gute Erfahrung, besonders wenn der Patient zusätzlich unter Verwirrtheit oder Halluzinationen leidet. Trizyklische Antidepressiva haben ihren Stellenwert, wenn Angst verbunden ist mit Depression (s. Abschnitt 6.2, „Depression").

Wenn Angst durch Schmerzen oder Dyspnoe hervorgerufen wird, sollten zunächst diese Symptome mit Opioiden (z. B. Morphin) therapiert werden und die Patienten, falls nötig, zusätzlich Anxiolytika erhalten.

In Tabelle 2 sind die wichtigsten Medikamente und Dosierungen wiedergegeben. Bei den meisten Patienten genügen niedrige Dosierungen. Die Dosierung der Medikamente sollte auf ein Minimum reduziert bleiben. Falls in diesem Prozeß auch ein Absetzen der Anxiolytika (speziell der Benzodiazepine) erwogen wird, sollte dies stufenweise innerhalb von 2–3 Tagen erfolgen, um eine unangenehme Abstinenzreaktion zu verhindern.

6.2   Depression

Depressionen sind bei Patienten, die unter Schmerzen leiden, etwa doppelt so häufig anzutreffen wie bei Patienten ohne Schmerzen. Bei einer fortgeschrittenen Krankheit und im höheren Alter ist noch häufiger damit zu rechnen. Eine englische Studie fand bei 6% der Patienten schwere Depressionen (Hinton 1980), während eine vergleichbare Studie aus den USA auf 22% kam (Mor 1986). Dieser Anteil stieg bei reduzierter Lebensqualität und fortschreitender Krankheitsentwicklung mit körperlichen Veränderungen bis auf 77% an (Bukberg et al. 1984).

Die Diagnostik einer Depression bei diesen Patienten ist problematisch, besonders weil kein Konsens über die diagnostischen Kriterien einer Depression bei somatischer Grunderkrankung vorliegt (Brown et al. 1986). Viele der vegetativen Symptome, die häufig bei einer Depression zu beobachten sind – Insomnia, Appetit- und Gewichtsverlust, Anorexie, Verlust der Konzentrationsfähigkeit und Energie, Hoffnungslosigkeit und Angst –, sind normale und zu erwartende Folgen einer lebensbedrohlicher Krankheit.

Die Diagnostik muß auf einer Gesamtbeurteilung der Situation beruhen, wobei der Arzt besonders den Kommunikationsprozeß in seinen Überlegungen berücksichtigen muß. Die Frage, ob für diese Diagnostik ein Psychiater oder Neurologe hinzugezogen werden soll, muß aus der Situation heraus beurteilt werden. In den allermeisten Fällen wird der behandelnde und erfahrene Arzt, der seinen Patienten über längere Zeit kennt, selbst die besten Voraussetzungen für eine solche Beurteilung besitzen.

Wichtige Kriterien für das Vorliegen einer Depression, verbunden mit der Wahrscheinlichkeit eines guten Effekts von Antidepressiva, sind über längere Zeit bestehendes niedriges Selbstwertgefühl und Schuldgefühle (Stedeford 1984).

Ist die Indikation gegeben, dann sind trizyklische Antidepressiva die Medikamente der ersten Wahl (Massie u. Holland 1990). Die Dosierungen sollten niedrig gewählt werden (z. B. Amitryptilin 10–25 mg zur Nacht). Diese Dosierungen reichen oft aus, um einen guten Schlaf zu bewirken. Nebenwirkungen sind dabei kaum zu befürchten. Um eine Depression zu behandeln, muß die Dosis häufig auf 75–150 mg gesteigert werden, bevor ein antidepressiver Effekt erwartet werden kann. Höhere Dosierungen sind bei Tumorpatienten selten notwendig und können zu toxischen Nebenwirkungen führen. Es dauert 2–4 Wochen, bevor ein antidepressiver Effekt erreicht wird.

Unerwünschte Nebenwirkungen der Antidepressiva sind insbesondere die anticholinergen Effekte wie Mundtrockenheit und Müdigkeit.

Tabelle 3.   Antidepressiva

Medikament	Tagesdosierung [mg]	Verabreichungsform
Amitriptylin	10–150	p.o., i.m., rektal
Imipramin	12,5–150	p.o., i.m.
Bupropion	200–450	p.o.
Mapropilin	50–75	p.o.
Dextroamphetamin	5–40	p.o.
Lithium	600–1200	p.o.

Tabelle 3 gibt einen Überblick über die wichtigsten Antidepressiva.

Grundsätzlich sollte hier festgehalten werden, daß in erster Linie die menschliche und psychosoziale Betreuung im Mittelpunkt stehen muß; die Angst vor Trennung und Isolation sollte nicht durch Antidepressiva bekämpft werden. Durch gezielte menschliche Hilfe erübrigt sich der Einsatz dieser Medikamente.

Im Spätstadium, die letzen Wochen oder Monate vor dem Tod, ist der Nutzen von Antidepressiva begrenzt. Die Nebenwirkungen, v. a. Sedierung und Mundtrockenheit, sind jetzt dominanter und der Nutzen einer antidepressiven Therapie fraglich.

6.3   Delirantes Syndrom und Verwirrtheit bei Patienten mit fortgeschrittener Erkrankung

Beim Fortschreiten einer inkurablen Krankheit nehmen kognitive Probleme zu. Bei Sterbenden ist das regelmäßig zu beobachten, wobei Verwirrtheit, Verständnisprobleme, Bewußtseinsstörungen usw. besonders häufig vorkommen (Bruera et al. 1992).

Die internationale Diagnoseliste für mentale Störungen, DSM-III (Diagnostic and Statistic Manual of Mental Disorders), beschreibt folgende Kategorien dieser organischen Störungen: Delirium, Demenz, Amnesie, organische Halluzinose, organische Gefühlsstörungen, organische Angststörungen, organische Persönlichkeitsstörungen, Intoxikationen und Abstinenz.

Eine wesentliche mentale Störung ist das delirante Syndrom. Es ist charakterisiert durch eine unspezifische, globale zerebrale Dysfunktion mit Störungen des Bewußtseins, der Aufmerksamkeit, der Gedankenprozesse, der Wahrnehmung, der Erinnerung, der Gefühle und des Schlafes und auffälligem psychomotorischem Verhalten (Lipowski 1987).

Das delirante Syndrom ist im Gegensatz zur Demenz oft ein reversibler Zustand. Das Problem ist, daß zwar eine organische Ursache vermutet werden kann, aber diese ist multifaktoriell und kann nur in seltenen Fällen eindeutig festgestellt werden.

Eine Studie der Palliativabteilung der Universitätsklinik in Edmonton (Fainsinger et al. 1994) zeigte, daß ein delirantes Syndrom vor der Finalphase ein häufiges Problem ist; es wurde bei 83% der Patienten beobachtet, eine medizinische Behandlung war bei 40% indiziert, und durch Sedierung allein konnten die Symptome nur bei 10% der Patienten gelindert werden.

In einer prospektiven Studie fanden Bruera et al. (1992), daß bei 44% der Patienten eine Ursache festgestellt werden konnte. Die häufigsten Ursachen waren Medikamente (9%), Sepsis (6%) und Hirnmetastasen (6%). Bei 33% der Patienten konnte eine Verbesserung erreicht werden, sei es durch Änderung der Medikamente (9%), Behandlung einer Hyperkalzämie (3%) oder Sepsis (3%). Bei den meisten dieser Patienten konnte die Ursache der Verbesserung der Symptome nicht zugeordnet werden. Auch Fainsinger et al. (1994) konnten in ihrer Untersuchung bestätigen, daß Medikamente häufig Ursache des deliranten Syndroms sind; deswegen empfehlen sie als erste Maßnahme eine Änderung der Medikamente.

Die Untersuchungsgruppe von Fainsinger hat auch gute Erfahrungen mit dem Wechsel von einem Opioid zum anderen gemacht. Da auch eine Dehydrierung Ursache dieses Syndroms sein kann, sehen Fainsinger u. Bruera (1994) hier eine Indikation für die Rehydrierung schwerkranker Patienten.

Haloperidol ist Medikament der Wahl beim deliranten Syndrom, das verbunden ist mit Agitation und Hyperaktivität (Fainsinger et al. 1994). Initial werden 1–2 mg peroral oder subkutan 2mal täglich gegeben, es kann bis 10 mg 3mal täglich gesteigert werden. Bei unzureichender Wirkung kann die Gabe der mehr sedierenden Phenothiazine erwogen werden. Auch die Gabe von Midazolam (5–50 mg) hat sich in diesen Situationen als wirksam erwiesen.

Tabelle 4 gibt eine Übersicht über diese Medikamente.

Bei sterbenden Patienten, d. h. in den letzten 2–3 Tagen des Lebens, sollte die Behandlung einer kognitiven Störung oder eines deliranten Syndroms anders beurteilt werden, als in einem früheren Stadium. Viele werden sagen, daß es schwer vorauszusagen ist, wann

Tabelle 4. Medikamentöse Behandlung von delirantem Syndrom und Verwirrtheit bei schwerkranken Patienten

Medikament	Tagesdosierung [mg]	Verabreichungsform
Haloperidol	1–40 mg	p.o., s.c., i.m.
Chlorpromazin	25–200 mg	p.o., s.c., i.m.
Midazolam	5–50 mg	s.c., i.m., i.v.

dieses finale Stadium erreicht ist, aber in einigen Fällen ist es doch möglich anzunehmen, daß der Tod jetzt zu erwarten ist. In dieser Zeit sind kognitive Veränderungen das Normale und nicht die Ausnahme. Das Ziel darf hier nicht mehr eine aufwendige Diagnostik oder belastende Therapie sein. Die Aufgabe liegt v. a. darin, mit einem Minimum an klinischer Diagnostik und therapeutischen Maßnahmen dem Patienten und seinen Angehörigen ein Maximum an Autonomie und Integrität zu ermöglichen. Im Vordergrund steht die Leidenslinderung und die Unterstützung der Angehörigen, damit sie bei dem Patienten bleiben können oder in der Lage sind, den Kranken zu Hause zu versorgen (s. auch Abschnitt 10).

7   Suizid bei schwerkranken Patienten

Der Gedanke, sich das Leben zu nehmen, ist bei Menschen weit verbreitet. Fast jeder hat irgendwann in seinem Leben Suizidgedanken gehabt. Auch ist die Suizidrate in der westlichen Gesellschaft erschreckend hoch. Die Angaben schwanken zwischen 0,5% und 2,5% aller Todesfälle in jedem Jahr.

Praktisch jeder Arzt, der unheilbar Kranke behandelt, wird mit dem Problem suizidaler Gedanken und/oder aktiver Sterbehilfe konfrontiert. Ist wirksame Hilfe möglich, möchten diese Patienten wieder leben und ihr Leben gestalten.

Schwere Depression ist auslösende Ursache bei etwa 50% aller Selbstmorde. Dies betrifft auch Krebspatienten (Guze u. Robins 1970). Selbstmord wird eher im fortgeschrittenen Stadium der Krankheit verübt. In einer Studie machte dies 86% der Selbstmorde aus (Farberow et al. 1963). Eine Untersuchung von Hospizen in Kanada zeigte, daß 10 von 44 sterbenden Tumorpatienten suizidale Gedanken hatten oder sich eine Beschleunigung des Sterbeprozesses herbeiwünschten.

Alle 10 litten unter schweren Depressionen (Brown et al. 1986). Suizidale Gedanken scheinen mit der Diagnose und mit der Ausbreitung der Erkrankung zusammenzuhängen. Dementsprechend wurden bei 146 Patientinnen mit Brustkrebs nur 3 Patientinnen mit suizidalen Gedanken gefunden (Silberfarb et al. 1980).

Selbstmordgedanken sind häufig bei Tumorpatienten mit weit fortgeschrittener inkurabler Erkrankung. Sie scheinen die Funktion eines Ventils zu haben: „Falls es zu schlimm wird, nehme ich mir das Leben."

- Sollen diese Fragen angesprochen werden oder sollten wir diese Auseinandersetzung meiden?
- Wie soll der Arzt oder die Krankenschwester vorgehen, wenn ein schwerkranker Patient Selbstmordgedanken äußert?
- Sollen wir einen Psychiater rufen oder in die Psychiatrie einweisen?
- Können wir uns vorstellen, daß es Situationen gibt, wo der Arzt akzeptieren muß, daß sein Patient aus dem Leben scheidet?

Erfahrene Psychologen und Psychiater haben nachweisen können, daß wir das Leben einiger gefährdeter Patienten retten können, wenn wir das Problem eines Suizids zum richtigen Zeitpunkt ansprechen (Breitbart 1994). Wenn der Arzt aus Angst dieses Thema nicht anspricht, bedeutet dies für den Patienten eine zusätzliche Belastung, denn er kann seine Ängste mit seinem vertrauten „Fachmann" nicht teilen, und er fühlt sich allein gelassen mit seinen Gedanken und Problemen.

Unsere Hauptaufgabe liegt darin, ein solches Gespräch zu fördern und zuzulassen und den Patienten offen darlegen zu lassen, welche Gedanken ihn bedrücken, warum er sich jetzt das Leben nehmen möchte. In einem solchen Gespräch gibt es immer die eine oder andere Frage, die ausführlich besprochen werden kann. Vielleicht kann eine Lösung gefunden werden, die Schmerztherapie kann verbessert werden, oder das, was das Leben unerträglich oder unwürdig macht, kann gelindert werden. Häufig geben Patienten an, daß sie anderen nicht länger eine Last sein möchten; sie sehen, wie die Angehörigen unter dem Krankheitsverlauf leiden, und sie möchten als Lösung das eigene Leben beenden.

Bolund (1985) hat Suizidfälle bei Tumorpatienten in Schweden untersucht. 1974–1977 wurden unter diesen Patienten 88 Suizide gemeldet. 94% dieser Patienten litten unter ungelinderten Schmerzen. 62% der Patienten befanden sich im fortgeschrittenen Stadium der Erkrankung und hatten eine infauste Prognose. 50% der Patienten litten unter schwerer Depression. Signifikant erhöht war die Wahrscheinlichkeit eines Selbstmordes bei Patienten mit früheren Suizidversuchen oder belastender Familienanamnese mit psychischen Problemen.

In Deutschland gibt es etwa 14 000 Suizide pro Jahr, das macht etwa 1,5% der Verstorbenen in der Gesamtbevölkerung aus. In Skandinavien finden wir vergleichbare Zahlen. Die Anzahl der Suizide in Schweden macht 0,1% der verstorbenen Krebspatienten in dieser Zeitperiode aus. Diese Untersuchung zeigt, daß die Wahrscheinlichkeit eines tatsächlich vollzogenen Selbstmordes bei einer fortgeschrittenen inkurablen Tumorerkrankung abnimmt.

Im *Oxford Textbook of Palliative Medicine* schreibt der Psychiater Breitbart (1994):

> Es gibt Situationen, wo der Arzt den Suizid nicht um jeden Preis verhindern sollte. Dabei muß er Alternativen und Unterstützung anbieten, damit Selbstmord als Impulshandlung vorgebeugt werden kann. Bei diesen schwierigen Situationen sollte der Arzt auf jeden Fall folgende Fragen berücksichtigen:
> - Liegt ein klarer mentaler Prozeß ohne psychologische Krankheit. (z. B. Depression) vor?
> - Ist die Einschätzung der Situation (von Seiten des Patienten) realistisch?
> - Sind die Motive auch für Außenstehende klar und verständlich?

S. auch Kap. 2, „Ethik", Abschnitt 3.4, „Ärztliche Beihilfe zum Suizid".)

8   Nähe–Distanz und Sexualität

Stellen Sie sich vor, Sie leiden an einer schweren lebensbedrohlichen Krankheit. Sie liegen in einem Krankenhaus. In den vergangenen Tagen haben sie einsehen müssen, daß Sie aufgrund der Krankheitsentwicklung die Ihnen verbleibende Zeit – Tage, Wochen oder Monate – im Krankenhaus verbringen müssen.
- Was wäre für Sie wichtig?
- Welche Personen möchten Sie in ihrer Nähe haben?
- Was möchten Sie bis zuletzt selbst machen können?
- Wer soll Sie pflegen, wenn Sie selbst dazu nicht mehr in der Lage sind?
- Sollten Ihre Angehörigen einen Teil der Pflege übernehmen?

– Wäre es für Sie von Bedeutung, daß Sie allein und ungestört mit Ihren Angehörigen sein können?
– Wäre für Sie wichtig, Ihren Ehepartner allein in der Nacht bei sich zu haben?
– Übersteigt es Ihre Phantasie, daß Ihre sexuelle Beziehung noch wichtig ist?

8.1   Physische Nähe

Im beruflichen Alltag glauben wir, daß Fragen von menschlicher Nähe oder Sexualität Privatangelegenheiten sind. Wir dürfen nicht vergessen, in welcher Situation sich schwerkranke Patienten befinden. Ärzte und Krankenschwestern haben unendlich viel Macht. Die Patienten kommen zu uns, in eine für sie fremde Umgebung. Unsere Betten, Zimmer und das Personal sind für sie fremd. Unsere Konzepte, Diagnosen, Therapien, Pflegemaßnahmen und Behandlungen sind für sie eine fremde Welt. Meistens stellen wir die Fragen, und wir liefern die Grundlagen für die Antworten.

Für uns ist es selbstverständlich, mit Patienten umzugehen. Für den Patienten ist es keineswegs selbstverständlich, sich von Fremden waschen oder pflegen zu lassen oder daß andere für ihn wichtige Entscheidungen treffen.

Dabei geht es keineswegs nur um die Fragen „welche Operation?" oder „welche Therapie?", es geht um Fragen der Intimsphäre, der Hygiene und der Nähe. Diese Fragen besprechen wir – wenn überhaupt – nur mit unseren Nächsten.

Im medizinischen Alltag erleben wir immer wieder, wie der Arzt oder eine Krankenschwester ohne zu fragen die Bettdecke wegnimmt, ohne darüber nachzudenken, wie der Patient dadurch bloßgestellt wird. Wir untersuchen, entkleiden, drehen oder waschen, ohne eine vorherige Aufklärung oder Nachfrage bei dem betroffenen Patienten, ob dies für ihn in Ordnung ist.

Fragen der persönlichen Hygiene sind für jeden Menschen ein empfindliches Thema. Auch zu Hause schließen wir die Tür, bevor wir auf die Toilette gehen. Für viele Menschen ist körperliche Berührung etwas kaum Erträgliches, außer unter ganz bestimmten, für sie privaten Umständen.

Bei der Behandlung, Untersuchung und Pflege von kranken Menschen ist Körperkontakt oft notwendig. Der angemessene Umgang

mit der Notwendigkeit, in die Intimsphäre des Patienten einzudrin-
gen, setzt berufliches und ethisches Bewußtsein voraus (Randall u.
Downie 1996; Barnard 1995)

Wenn Untersuchungen, Behandlung und Pflege notwendig sind,
zeigen Patienten viel Geduld und Toleranz. Aber unser höfliches Be-
nehmen ist geboten!
- Grüßen wir freundlich?
- Sagen wir grundsätzlich, wer wir sind?
- Wird unser Vorhaben verständlich erklärt?
- Wird anschließend höflich gefragt, ob der Patient mit unserem
  Vorhaben einverstanden ist?

Uns wurde selten vorgeführt, wie diese Aufgaben respektvoll ausgeführt werden können. Wenn Patienten vorsichtig protestieren, sind wir
schnell verletzt. Dabei protestieren die meisten Patienten nicht. Sie
beklagen sich fast nie. Dadurch werden wir zu der Annahme verleitet,
daß alles in Ordnung ist.

Bennet (1987) beschreibt eingehend, was und wieviel Menschen
ertragen ohne zu klagen, wenn jemand einen weißen Kittel trägt.

Das Problem ist nicht, daß Ärzte, Krankenpflegepersonal oder
Therapeuten viel Macht haben. Das Problem ist mehr das fehlende
Bewußtsein über unsere Macht. Wir sollten nicht denken „Ich habe
nichts Böses getan", sondern uns fragen „Was habe ich Gutes getan?"

Diese spontane Berührung als normaler Bestandteil unserer Pfle-
ge oder Behandlung sollte nicht unterschätzt werden. Patienten be-
merken, wie sie angefaßt werden. Auch ein einfaches Puls- oder
Blutdruckmessen sind Rituale, die für viele Ärzte und Pflegende
Routine sind. Patienten empfinden es oft mit Aufmerksamkeit als
Berührung.

Durch Berührungen kommunizieren wir mit ihnen, wir zeigen
Interesse und Respekt oder das Gegenteil davon. In bestimmten
Situationen ist Berührung eine Wohltat, einen Beitrag zur Heilung
oder zu einer Erhöhung der Lebensqualität. Eine heilsame Berüh-
rung kann gezielt eingesetzt werden, wie z. B.:
- Fußmassage,
- Haare waschen,
- Baden und Trocknen,
- einen Arm als Gehstütze anbieten,
- Hände, die sich berühren,
- eine Umarmung.

Diese „therapeutische" Berührung kann geplant oder spontan sein. Wichtige Voraussetzung ist die Akzeptanz des Patienten und unsere fachliche Kompetenz. Wie die Berührung durchgeführt wird, das richtige Maß an Respekt oder Vorsicht, ist entscheidend für die Wirkung. Die meisten Berührungen erfolgen unbewußt und spontan. Teils ist es kulturell bedingt, auf welche Weise die Mitglieder einer Gruppe sich begrüßen und berühren. Jeder von uns hat eine soziale Prägung, die viel über unsere Kindheit und die Muster, die wir dort gelernt haben, aussagt. Hier kommt der frühkindlichen Berührung durch Mutter und Vater eine besondere Bedeutung zu. Auch spätere Erfahrungen tragen zum persönlichen Berührungsstil bei. Es ist leicht zu beobachten, wie einige häufig und spontan, andere selten und zögernd die Initiative zur Berührung ergreifen.

Es sind immer 2 Personen, die sich berühren. Das heißt, bei der Berührung ist die eigene Empfindlichkeit gegenüber der Bereitschaft und Reaktion des anderen für das Ergebnis maßgebend. In unserer heutigen multikulturellen Gesellschaft muß die Besonderheit der Kultur des einzelnen berücksichtigt werden. Obwohl diese Empfindlichkeit ein Teil unserer Persönlichkeit ist, zählt es zu unseren beruflichen Aufgaben, behutsam vorzugehen. Die Patient-Helfer-Beziehung setzt voraus, daß wir uns dessen bewußt sind, welche Bedeutung es für den anderen haben kann, berührt zu werden, und wo die Grenze zwischen Nähe und Distanz, Respekt und Integritätsverlust verläuft.

Die Perspektiven sollten in unserer beruflichen Ausbildung theoretisch wie praktisch berücksichtigt werden. In einigen Berufsgruppen (Psychologen, Krankenschwestern) finden wir z. T. ein hohes Bewußtsein und berufsspezifische Regeln, die die Grenze zwischen einer respektvollen und integritätsverletzenden Berührung aufzeigen. Andere Berufsgruppen im Gesundheitswesen haben sich zu diesen Themen wenig Gedanken gemacht.

8.2   Psychische Nähe

Im Umgang mit Schwerkranken ist die körperliche Pflege und die Linderung von Schmerzen und „physischer" Symptome eine wichtige Aufgabe. Meistens haben wir ein Mandat, diese Aufgaben wahrzunehmen. Wie weit wir in unserem Bestreben gehen, um gute Linderung zu erreichen, ist aber nicht immer klar definiert.

Noch weniger definiert ist unser Verhalten gegenüber den psycho-sozialen Problemen unserer Patienten. Welche Fragen dürfen wir über ihr Privatleben stellen? Wir halten es für selbstverständlich, offene Auskunft über Problemgebiete wie Lebenserfahrungen, Fami-lienverhältnisse, Beruf, finanzielle Probleme, persönliche Beziehun-gen und Konflikte, Trauererlebnisse, Sexualität zu erhalten.

Oft ist diese Information eine Voraussetzung, um respektvoll mit Problemen und Möglichkeiten des Patienten umzugehen. Dabei dür-fen wir nicht übersehen, wie selektiv jeder Mensch für sich mit die-sen Informationen umgeht.

Wenn überhaupt, sind wir nur gegenüber engsten Freunden und Angehörigen bereit, Wunden, Krisen und Niederlagen zu beleuch-ten. Wir wollen selbst entscheiden, wann und wo wir darüber spre-chen.

Die Voraussetzung für Offenheit über persönliche Fragen ist eine persönliche Beziehung. Die Beziehung zwischen Arzt oder Schwester einerseits und Patient und Angehörigen andererseits muß auf einer professionellen Grundlage ruhen. Nur in Ausnahmefällen werden wir in der Lage sein, wirklich persönliche Beziehungen zu den Pati-enten aufzubauen, und wenn dies der Fall ist, ist es nicht immer un-problematisch.

Persönliche Beziehungen zwischen Ehepartnern, Freunden, inner-halb einer Familie beinhalten nicht nur eine große Offenheit, son-dern auch eine große Verletzbarkeiten. Innerhalb der vertrauten Um-gebung fließen Informationen und Kommentare über den Alltag und die Welt. Wir zeigen auch Reaktionen gegenüber anderen Mitglie-dern der Familie. Hier können eigene Gedanken und Gefühle gezeigt werden. Nur in diesem engsten Kreis trauen wir uns, Konflikte, Wut, Kritik und Auseinandersetzungen auszutragen.

Zu Hause oder unter Freunden sind wir darauf vorbereitet. Wir besitzen hier die notwendige Erfahrung und sind trotzdem gegen-über denjenigen, die am meisten für uns bedeuten, sehr verletzbar. Diese Nähe und diese Verletzbarkeit sind die Grundlagen für Offen-heit und innere Reife.

Im Gegensatz dazu werden nur selten Gefühle und Ängste in fremder Umgebung gezeigt. Zorn, Wut und Verzweiflung werden im engen Familienkreis gehalten. Diese Reaktionen brauchen wir, um mit dem Alltag zurechtzukommen. Fehlt dieser Schutz, wie in einem fremden Krankenhaus, besteht große Gefahr, daß unsere Integrität gekränkt wird.

Die Bewältigung früher erlebter Krisen und Konflikte trägt zu Gesundheit oder Krankheit bei, aber:

- Wollen wir über diese „Wunden" sprechen?
- Kann eine kritische Situation verstärkt werden, wenn jemand von außen in diese Wunde hineindrängt?
- Ist die Krankenschwester oder der Arzt kompetent als „Psychotherapeut"?
- Haben sie Zeit und Kraft, sich zu kümmern und uns beizustehen, wenn die offengelegte Wunde uns zu vernichten droht?
- Sind sie bereit, unsere Verzweiflung und unseren Zorn zu ertragen?

Viele gutgemeinte Versuche, Konflikte bei den Patienten und ihren Familien zu lösen, führen zu einer Verstärkung dieser Probleme, weil es im Behandlungs- und Pflegeteam an psychotherapeutischer Kompetenz und Erfahrung fehlt.

Mit Menschenverstand und Lebenserfahrung können wir für schwerkranke Patienten gute Zuhörer sein. Wir können, wenn darum gebeten, Rat und Hilfe geben. Schwerkranke Patienten brauchen Mitmenschen, die darauf vorbereitet sind, auch Gefühle und Ängste zu ertragen. Sie wünschen sich Partner, zu denen sie über Gedanken und Ideen sprechen dürfen, in der Gewißheit, nicht unvorbereitet empfindliche Fragen zu erhalten.

Gute palliative Behandlung und Pflege sind nicht möglich ohne diese Voraussetzungen (Randall 1994).

Wünschenswert ist die regelmäßige Anleitung und Weiterbildung des Personals. Wenigstens ein Teammitglied sollte Kompetenz und Ausbildung in der Psychotherapie haben. Viele haben gute Erfahrungen mit regelmäßiger externer Supervision des Teams, in der psychosoziale Aspekte der Betreuung angesprochen werden. Wichtige Aspekte im Umgang mit Nähe und Distanz, Offenheit und Respekt können zur Sprache kommen.

8.3   Sexualität

David Roy, Herausgeber des *Journal of Palliative Care* und Professor für medizinische Ethik machte in einem Plenumsvortrag auf der Weltkonferenz für Palliativmedizin in Montreal (Kanada) 1986 vor mehr als 1500 internationalen Zuhörern folgende Aussage:

Wir sagen so oft: wir verstehen. Aber verstehen wir wirklich? Sehen wir, welche Fragen für die Patienten wichtig sind? Ist es für uns ein wichtiges Anliegen, auch empfindliche Fragen zuzulassen? Viele hier im Saal betreuen sterbende Aids-Patienten. Kann es sein, daß die Sexualität für diese Patienten eine wichtige Frage ist? In meinen Augen sollte derjenige, der von einem Patienten folgendes gefragt wird: „Kann ich heute Nacht meinen homosexuellen Freund nackt bei mir im Bett haben?" und bei der Beantwortung der Frage mit den Augenbrauen zuckt, sich selbst folgende Frage stellen: „Ist es Zeit für mich, einen neuen Beruf zu suchen?"

Sexualität ist für jeden privat und schwer ansprechbar. Für viele ist das Thema so privat, daß wir auch zu Hause Probleme haben, mit dem Partner darüber zu reden. Aber ist es deswegen unwichtig? Warum fehlt uns scheinbar die Phantasie zu denken, daß unsere Patienten ein Sexualleben haben?

Viele sagen, Sexualität ist eine private Angelegenheit, und deshalb müssen wir es den Patienten überlassen, diese Frage anzusprechen.

Damit haben sie nicht ganz unrecht. Es wäre eine Katastrophe, wenn wir vor jeder Operation oder Untersuchung den Patienten intime Fragen stellen würden. Aber bei chronischen oder lebensbedrohlicher Erkrankungen des Patienten wäre eine Bereitschaft, diese Fragestellung zuzulassen, sehr begrüßenswert.

Nur wenige Patienten oder Angehörige kämen von sich aus, ohne unsere aktive Unterstützung, auf den Gedanken, daß es erlaubt sein könnte zu fragen: „Kann ich heute Nacht meine Frau nackt bei mir im Bett haben?"

Wer bei seiner Arbeit niemals diese Frage gehört hat, darf dadurch nicht in den Irrglauben fallen, sie wäre unwichtig. Sie sollten sich lieber selbst fragen, ob nicht persönliche Sperren vorhanden sind. Nur außerordentliches Vertrauen wird den Kranken ermöglichen, diese Fragen anzusprechen.

Ist es denkbar, daß der Arzt oder die Krankenschwester sich zu den Patienten setzt und die Möglichkeiten einer ungestörten Nähe zu seinen Angehörigen erläutert?

9   Seelsorge

Die meisten Menschen stellen sich in verschiedenen Lebensabschnitten existentielle Fragen. Viele haben eine Religion. Einige glauben fest

an ein Weiterleben nach dem Tode, während andere sich mit den wichtigen Fragen beschäftigen, die mit dem hiesigen Leben verbunden sind:
- Wer bin ich?
- Wozu lebe ich?
- Was macht das Leben so wichtig?
- Was muß ich tun, um nicht zu verschwinden?
- Was ist Liebe?
- Wer wartet noch auf eine Versöhnung mit mir?
- Gibt es einen Seelenfrieden?
- Was ist „der Sinn" für mich?
- Gibt es für mich noch einen Gott?

Die Religion und Gedanken zur menschlichen Existenz spielen eine besondere Rolle in schwierigen Lebenssituationen. Dies betrifft natürlich Patienten, die an einer unheilbaren Krankheit leiden. Für den Patienten bedeutet das Erkennen des bevorstehenden Todes eine Verstärkung seiner Einsamkeit und Ohnmacht. Gedanken über den Sinn des Lebens und die vor ihm stehende Trennung erhalten eine immer zentralere Bedeutung.

Gehören seelische Probleme und Nöte in die Hände des hauptamtlichen Seelsorgers? Viele Sterbende wünschen und benötigen den seelsorgerisch-religiösen Beistand angesichts ihres bevorstehenden Todes. Dies gilt nicht selten auch für Menschen, die zeitlebens ohne engere Beziehung zu einer Religion gelebt haben.

In vielen Krankenhäusern bemühen sich Seelsorger um den Kontakt zu diesen Kranken. Aber die Zeit der vorhandenen Seelsorger reicht häufig nicht aus, um sich um die seelischen Konflikte aller Patienten zu kümmern. Seelsorgerische Hilfe bei Sterbenden darf nicht bedeuten, den Versuch zu unternehmen, noch in letzter Minute eine Bekehrung zu erzwingen. Anders ist es, wenn der Wille, sich mit Gott auszusöhnen, vom Sterbenden selbst ausgeht.

Die theologische Seelsorge kann viel anbieten. Katholische Patienten legen wert auf die letzte Ölung, verbunden mit der sakralen Beichte. Andere Religionen und Kulturen haben ähnliche Bräuche (Pera 1995). Der Wunsch nach einem Sterben in Frieden kann Ordnung in das noch verbleibende Leben bringen. Aber Seelsorge ist mehr als sakramentale Handlung. Seelsorgerischer Trost, Sterbegebete, Gespräche über Gott, den Menschen und die Welt vermitteln dem, der dafür offen ist, innere Ruhe und ein Gefühl von Geborgenheit und Frieden, von Aufgehobensein in einer höheren Ordnung.

In dem Nachwort zu seinem Buch *Ich und Du* schreibt Martin Buber 1957 (Ausgabe 1994):

> Man muß sich aber überhaupt davor hüten, das Gespräch mit Gott, das Gespräch, von dem ich in diesem Buch und in fast allen die darauf folgten, zu reden hatte, als etwas lediglich neben oder über dem Alltag sich begebendes zu verstehen. Gottes Sprache an die Menschen durchdringt das Geschehen in der Welt um uns her, alles Biographische und alles Geschichtliche, und macht es für dich und mich zu Weisung, zu Forderung, Ereignis um Ereignis, Situation um Situation ist durch die Personsprache befähigt und ermächtigt, von der menschlichen Person Standhalten und Entscheidung zu heischen. Wir meinen gar oft, es sei nicht zu vernehmen, und haben uns doch vorlängst selber Wachs in die Ohren gesteckt.
>
> Die Existenz der Mutualität zwischen Gott und Mensch ist unbeweisbar, wie die Existenz Gottes unbeweisbar ist. Wer dennoch von ihr zu reden wagt, legt Zeugnis ab und ruft das Zeugnis an, zu dem er redet, gegenwärtiges und zukünftiges Zeugnis.

Die Hospizbewegung hat von Anfang an Seelsorge als eine wichtige Aufgabe angesehen. Hierbei wurde Seelsorge nicht nur im religiösen oder existentiellen Sinne gesehen.

Den besten Zugang zu den Patienten haben diejenigen, die sich täglich um sie kümmern und für die Pflege und Behandlung verantwortlich sind. Das betrifft die Angehörigen ebenso wie das Krankenpflegepersonal und die Ärzte, die für den Patienten zuständig sind.

Unheilbar krank mit begrenzter Lebenserwartung zu sein heißt, Abschied von Menschen nehmen zu müssen, die einem viel bedeuten. Es heißt aber auch, Abschied zu nehmen von dem Leben, das gelebt worden ist und den Lebensinhalt gegeben hat, von Orten, Gegenständen, Erinnerungen, Gewohnheiten, Körperfunktionen und Tieren. Der Patient wird mit den Lebensaufgaben konfrontiert, die gelungen sind, und den Narben, die entstanden sind. Verluste, die im Leben durchlebt wurden, werden in der Erinnerung wachgerufen.

Sowohl die Patienten wie die Angehörigen sind oft überfordert, wenn sie diese Eindrücke allein bearbeiten sollen. Wir müssen ihnen mit Verständnis und Vertrauen begegnen. Dieses Verständnis setzt nicht nur Fachkenntnisse voraus, sondern auch das Vermögen, sich mit Empathie in die Lage des Patienten versetzen zu können.

Viele haben keine Schwierigkeiten zu trennen zwischen der Seelsorge, die sich auf die religiösen Fragen, Gedanken und Traditionen der Patienten bezieht, und derjenigen, die sich zwischenmenschlich aus der Lebenssituation ergibt. Wenn der Patient es wünscht, kann der Krankenhausseelsorger oder ein anderer „professioneller" Seelsorger für die religiösen Fragen gerufen werden.

Aber *alle* Patienten haben in den Grenzsituationen des Lebens das Bedürfnis, Probleme, Fragen, Befürchtungen, Gefühle und Ängste mit jemandem zu teilen. Diesen Dingen Raum zu geben, ist eine Aufgabe für alle, die diese Patienten betreuen, und dies ist unabhängig von deren religiösen Einstellungen.

Die Aufgabe von Ärzten und Schwestern ist, durch gute Kommunikation und Unterstützung diesen Prozeß innerhalb der Familie und des sozialen Umfelds des Patienten zu ermöglichen. Darüber hinaus werden sie selbst als Gesprächspartner gefordert und zum Abladen von Problemen benötigt. Arzt zu sein heißt hier auch Seelsorger zu sein.

Die Aufgabe der Ärzte ist auf diesem Gebiet größer und wichtiger, als es ihnen bewußt ist. Weil sie während des Krankheitsverlaufes der Patienten die Rolle des Vermittlers von schlechten und guten Nachrichten hatten, haben sie Zugang zu ihnen und Kenntnisse über sie, die kein anderer besitzt. Auch wenn es immer wieder Zeiten geben kann, wo das Verhältnis zwischen Arzt und Patient angespannt ist, wird der betreuende Arzt immer eine besondere Bedeutung für den Patienten haben.

Nur derjenige, der das Selbstbild des Patienten verletzt oder zerstört hat – das passiert häufig bei der Mitteilung „schlechter Nachrichten" –, ist in der Lage, es zurückzugeben. Von Ärzten wird leider häufig unterschätzt, wie wichtig sie für den Patienten sind. Sie verzeihen uns, daß die Krankheit trotz unserer Bemühungen fortschreitet. Aber sie verzeihen uns nicht, wenn sie von uns allein gelassen werden.

Die britische und sehr gläubige Ärztin Sheila Cassidy widmet sich seit vielen Jahren der Hospizarbeit. In ihrem Buch *Die Dunkelheit teilen* (1995) schreibt sie:

> Psychologische Arbeit mit Todkranken hat vieles mit anderen Formen der Beratung und Psychotherapie gemeinsam, doch die Beziehung verändert sich durch zwei Faktoren: Der erste ist die kurze Lebenserwartung des Klienten, der andere das Ausmaß des Verlustes, den er erleidet. Nach meiner Erfahrung, und ich bin weder Psychotherapeut noch ausgebildete Beraterin, haben Menschen, die auf den Tod zugehen, ein besonderes und dringendes Bedürfnis nach menschlicher Wärme und ehrlicher, direkter Kommunikation. Mein

persönlicher Stil hat sich im Laufe meiner Arbeit auf diesem Gebiet entwickelt und ist von einem Maß an Direktheit und Informalität gekennzeichnet, der in der normalen medizinischen Praxis ungewöhnlich ist. Im Laufe von zehn Jahren bin ich von einer großen Schüchternheit, was körperliche Kontakte angeht, dazu übergegangen, es als ganz natürlich zu empfinden, Patienten die Hand zu halten oder sie an meiner Schulter weinen zu lassen: Ich finde, daß dieser körperliche Aspekt des Tröstens wie selbstverständlich aus einer ehrlichen Kommunikation über schmerzliche Wahrheiten hervorgeht und keineswegs von der Dauer der Beziehung abhängig ist.

Langsam lerne ich im Laufe der Jahre die Bedeutung der Machtlosigkeit kennen. Ich erfahre sie in meinem eigenen Leben, und ich erlebe mehr in meiner Arbeit. Das Geheimnis liegt darin, sich nicht vor ihr zu fürchten – nicht davonzulaufen. Die Sterbenden wissen, daß wir nicht Gott sind. Sie nehmen es hin, daß wir das Fortschreiten des Krebses nicht aufhalten können, den unaufhaltsamen Marsch jener schrecklichen Armee, die einen menschlichen Körper wie eine Besatzungsmacht überzieht und ohne Rücksicht und ohne Erbarmen plündert, vergewaltigt und schändet.

Alles, was von uns erwarten, ist, daß wir sie nicht im Stich lassen: Daß wir unsere Stellung am Fuße des Kreuzes halten. In diesem Stadium der Reise da zu sein, einfach zu sein: Das ist in vieler Hinsicht das Schwerste.

Seelsorge für diese Patienten bedeutet keineswegs, daß wir immer eine Lösung für die Probleme der Patienten bereit haben müssen. Für die meisten bedeutet es sehr viel, wenn jemand sich ein wenig Zeit nimmt, um zuzuhören, oder Anteilnahme zeigt. Diese menschliche Zuwendung zum Kranken ist auch „Seelsorge". Das fruchtbare gemeinsame Schweigen ist von größerer Bedeutung, als wir uns vorstellen: Das bis zum Ende faktisch gelebte Miteinander mit dem Sterbenden, die Möglichkeit dessen Ängste, dessen Traurigkeit, dessen Verzweiflung, aber auch dessen Hoffnungen mit ihm zu teilen.

Cicely Saunders hat sich besonders hervorgetan, weil ihr die Sorge um das Seelenwohl ihrer Patienten immer wichtig war. Das St. Christopher's Hospice hat auf diesem Gebiet den Maßstab gesetzt. Patienten, die früher das Gefühl hatten, „aufgegeben" zu sein, geben deutlich zu verstehen, daß sie die medizinische Kompetenz, die Fürsorge, Geborgenheit und Seelsorge im St. Christopher's Hospice besonders schätzten.

Hier liegt ein Grundstein des Hospizkonzeptes. Als Fürsprecher der Leidenden bedeutet es, daß Krankheiten mit Worten erklärt werden, die sie verstehen können, und daß man die Behandlung mit ihnen abspricht. Die Bewahrung der Würde der Person und der Kontrolle über ihr Leben sind weitere wichtige Bausteine des Konzeptes.

Den Patienten nicht allein zu lassen, nicht im Stich zu lassen, wenn „nichts mehr gemacht werden kann" und wenn der letzte Weg bevorsteht, sich nicht wieder dazu verleiten zu lassen, doch noch etwas zu machen, sondern sich hinzusetzen und die gemeinsame Ohnmacht zuzulassen, sind Merkmale hospizlicher Fürsorge.

10   Der Augenblick des Todes – und die Rechte der Sterbenden

Fallbeispiel

Vor einigen Jahren wurde ich zu einem Konsilium gerufen. Es ging um eine schwerkranke 78jährige Frau, die innerhalb der letzten 3 Jahren 2 schwere Herzinfarkte erlitten hatte. Sie war im letzten Jahr 4mal wegen dekompensierter Herzinsuffizienz stationär aufgenommen worden. Es bestand die Frage, ob jetzt eine Beatmungstherapie durchgeführt werden sollte. Die Frau war im kardiogenen Schock, nicht ansprechbar. 2 erfahrene Internisten, die diese Patientin gut kannten und jetzt die Verantwortung für weitere Therapiemaßnahmen hatten, stimmten mit mir überein, daß diese Frau im Sterben lag und daß die Respiratortherapie lediglich das Sterben verlängern würde. Wir beschlossen, sie nicht zu intubieren. Uns war bewußt, daß sie so innerhalb der nächsten Stunden sterben würde.

4 Stunden später war ich wieder auf dieser Abteilung, um eine andere Patientin zu besuchen. Jetzt sah ich, wie dieselbe Patientin, die zuvor von Ärzten und Krankenschwestern umringt war, verlassen hinter einem Schirmbett ihre letzten Atemzüge machte. Keiner war bei ihr, sie war schweißgebadet, bei hoher Atemfrequenz war ihr Todesrasseln über eine große Entfernung zu hören.

Warum mußte diese Frau, die zuvor medizinisch und menschlich kompetent betreut wurde, so qualvoll allein sterben? War sie für uns nur von Bedeutung, solange wir dachten, wir können den Krankheitsverlauf beeinflussen?

Über die Jahre habe ich erlebt, daß dies keineswegs ein Einzelfall ist. Norbert Elias hat in einem eindrucksvollen Essay die Einsamkeit der Sterbenden in der heutigen Zeit beschrieben (Elias 1982). Viele sterben allein, aufgegeben und verlassen. Dies ist nicht nur eine

Frage, wie Krankenhäuser oder Ärzte mit dem Tod umgehen, es zeigt, welchen Stellenwert wir Tod und Leiden in unserer Gesellschaft einräumen.

Dieses Jahrhundert ist gekennzeichnet durch zuvor undenkbare Fortschritte der Medizin. Wo die Ärzte früher machtlos waren, können heute eine Reihe diagnostischer und therapeutischer Maßnahmen angeboten werden. Krankheiten können unter Kontrolle gehalten werden, die früher als unheilbar galten. Die bedeutenden Fortschritte v. a. auf naturwissenschaftlichem Gebiet haben der modernen Medizin einen neuen Inhalt und neue Strukturen gegeben.

In der Bevölkerung ist weitgehend das Gefühl entstanden, jede Krankheit könne geheilt oder unter Kontrolle gehalten werden. Unter den Ärzten ist die Einstellung verbreitet, daß es unsere Pflicht ist, alles zu unternehmen, um die Krankheit des Patienten zu bekämpfen. Dabei nimmt der Kampf um ausreichend Personal und Geld einen immer größeren Raum ein.

Trotz aller Fortschritte können wir nicht hoffen, daß die moderne Medizin uns vor Alter, Krankheit, Sterben und Tod bewahren wird. Wir können hoffen, einen friedvollen und würdevollen Sterbeprozeß zu erleben, wo Schmerzen und Leid im Hintergrund stehen.

Die wichtigste Quelle für den Hospizgedanken ist ohne Zweifel in der Begegnung mit dem Tod zu finden. In unserer Geschichte, für Schriftsteller, Künstler, Philosophen und jeden einzelnen ist der Tod eine bleibende Quelle, die Grundlage für Kultur und Religion. Wie wir mit dem werdenden und scheidenden Leben umgehen, sagt viel aus über die Reife unserer Kultur.

Die enormen Fortschritte der Diagnostik und Behandlung haben zunächst zu einer Verschlechterung und zunehmenden Vereinsamung der Sterbenden geführt. Die Ärzte zogen sich von den Sterbenden zurück, ein Phänomen, das uns bekannt ist aus früheren Jahrhunderten. Im Mittelalter war es wichtig für die Ärzte, daß sie nicht in Verruf kamen, Sterbende zu betreuen (Condrau 1991). Natürlich war für den Menschen die Entdeckung, daß sein Ende bevorsteht, stets ein unangenehmer Augenblick. Die Einsamkeit der Sterbenden spiegelt eine allgemeine Entwicklung in unserer Gesellschaft, wo Tod und Sterben entfremdet werden.

Veränderungen in unserer Gesellschaft wurden durch die Entwicklung der Antibiotika und der großen Fortschritte in der Diagnostik und Therapie verstärkt. Das naturwissenschaftliche Wissen und die medizinische Ausbildung wurden jedes Jahr von neuen Kenntnissen überflutet. Die ärztliche Kunst, wie wir mit Patienten umgehen und kommunizieren und wie wir uns um den Menschen kümmern, der unheilbar krank ist, ging zunehmend verloren und wird nur selten im Medizinstudium angesprochen.

In der Mitte der 50er Jahre wurde einer kleinen Gruppe von Medizinern, Soziologen und Psychologen klar, daß die Sterbenden die Verlierer gewesen sind bei der Entwicklung der naturwissenschaftlich orientierten modernen Medizin. Die zunächst kleine, aber wachsende Gruppe entwickelte ein Betreuungs- und Behandlungskonzept für diese „aufgegebenen" Patienten, das sich als notwendige Ergänzung innerhalb der etablierten Schulmedizin erwies. Es kann gesagt werden, daß die Hospizidee und die moderne Palliativmedizin sich aus den Defiziten der modernen Medizin entwickelt haben.

Vor einem Jahr hielt ich an einer deutschen Universitätsklinik vor ca. 200 Kollegen ein Referat zu diesem Thema. In der Diskussion nach der Vorlesung fragte ich, welche Möglichkeiten es in dieser Klinik für Angehörige gäbe, mit dem Verstorbenen allein zu sein. Die Antwort war, daß es dazu kaum Möglichkeiten gäbe. Selbst für Angehörige, die großen Wert auf eine solche Möglichkeit legten, wäre es schwierig, dies zu realisieren, und es würde davon abhängen, wie die Krankenzimmer belegt seien; evtl. müßte das Badezimmer dafür herhalten. Es gab an diesem Universitätsklinikum kein einziges Zimmer, in dem die Angehörigen Abschied von dem Toten nehmen konnten. Manchmal wurden die Angehörigen mit in den Leichenkeller genommen!

Obwohl es Krankenhäuser gibt, die ein Verabschiedungszimmer haben, bestehen im Gesundheitswesen große Probleme im Umgang mit dem Tod und mit der Leiche.

Fallbeispiel

Als ein kleines Kind unerwartet starb, beobachteten wir, daß der Vater den Körper des Kindes an seine Brust drückte und mit sich herumtrug. Er schien, als wäre es für ihn nicht möglich, sich von dem Kind zu trennen. Da nach einigen Stunden die Situation noch unverändert war, ging ich in das Zimmer und fragte die Eltern, ob sie ihr totes Kind mit nach Haus nehmen wollten. Nach kurzer Beratung stimmten sie zu.

Der Vater hat mir später erzählt, daß er fast die ganze Nacht das Kind in seinen Armen gehalten hat, bevor es für ihn möglich war, es aus den Armen zu legen. Die Mutter sagte, sie bügelte am nächsten Morgen viele Hemden, bevor ein Hemd für ihr Kind schön genug war. Sie haben gemeinsam mit den Geschwistern das Kind am nächsten Vormittag gebadet, gewaschen und zurechtgemacht. Es wurde für Freunde und Familie am gleichen Tag eine Messe gehalten. 4 Tage später war das tote Kind im offenen Sarg zum Begräbnis in der Kirche aufgebahrt.

In den Gesprächen in den nächsten Wochen und Monaten unterstrichen die Eltern immer wieder, wie wichtig es für die Familie war, daß sie ausreichend Zeit zum Abschied bekommen hatten. Die Mutter machte dabei folgende Aussage:

Fallbeispiel

Auch in der zweiten Nacht nach dem Todesfall ging ich 4- bis 5mal zu dem verstorbenen Kind, weil ich nicht glauben konnte, daß es wirklich tot war. Wir haben Zeit gebraucht, private Zeit. Es war unser Kind. Das dieses Kind tot sein sollte, war für uns unverständlich und unbegreiflich. Erst in den darauffolgenden Tagen haben wir zunehmend begriffen, was passiert war. Dabei war das tote Kind greifbar nahe; die entscheidende Voraussetzung, um das zu begreifen, war das greifbar tote Kind.

Inzwischen ist in einigen Krankenhäusern eine Änderung dabei zu beobachten, wie Krankenschwestern und Ärzte mit Toten umgehen. Die Angehörigen werden häufiger gefragt, ob sie im Zimmer bleiben wollen und bei der Versorgung helfen möchten. Oft bekommen Angehörige die Möglichkeit, mit dem Verstorbenen allein im Zimmer zu bleiben. Leider ist die Zeit oft sehr kurz, um sich von einem nahestehenden Menschen zu verabschieden. Die Angehörigen sollten selbst entscheiden dürfen, wann sie ausreichend Zeit mit dem Toten verbracht haben. Jedes Krankenhaus sollte in Zukunft ein Verabschiedungszimmer haben, um den Angehörigen diese Möglichkeit einzuräumen.

Am 10. Oktober 1948 wurden die Menschenrechte in einer Deklaration der vereinten Nationen festgehalten. Der Europarat verfaßte am 4. November 1950 eine weitergehende „Europäische Konvention zum Schutze der Menschenrechte und Grundfreiheiten", die 1953 in Kraft trat und von allen 18 Mitgliedstaaten ratifiziert wurde. Sie ist rechtsverbindlich. Schließlich legte der Europarat 2 Dokumente vor mit dem Titel *Die Rechte des Kranken und des Sterbenden* (1967), in welchen das Selbstbestimmungsrecht des Patienten als „fundamentales Menschenrecht" festgehalten wird (Condrau 1991).

Zu den 5 Rechten möchten wir eines hinzufügen – das Recht des Patienten, nicht allein sterben zu müssen. In vielen Situationen werden die Sterbenden, wie im ersten Beispiel in diesem Abschnitt, weggeschoben und allein gelassen. Es muß als fundamentales Menschenrecht gesehen werden, daß die Sterbenden in der letzten Phase ihres Lebens nicht von uns im Stich gelassen werden. Zum einen muß es unser Bestreben sein, den Angehörigen die notwendige Unterstützung anzubieten, damit sie in der Lage sind, in der letzen Zeit bei ihrem sterbenden Verwandten zu bleiben. Wo dies nicht möglich ist, müssen wir diese Aufgabe übernehmen.

Aus Berichten bekannte Situationen in Pflegeheimen oder Krankenhäusern, wo aus Personalmangel keine Zeit da ist, um Sterbende auf ihrem letzten Leidensweg zu betreuen, sind unwürdig und dürfen nicht akzeptiert werden.

Die 6 Rechte der Kranken und Sterbenden

1. Das Recht auf Freiheit (Annahme oder Ablehnung einer medizinischen Behandlung).
2. Das Recht auf persönliche Würde und Integrität (Diskretion).
3. Das Recht auf Information (Diagnose, Therapie, Prognose).
4. Das Recht auf angemessene Behandlung (auch in der menschlichen Betreuung).
5. Das Recht, nicht leiden zu müssen.
6. Das Recht, nicht allein sterben zu müssen.

„Recht" ist eine Option. Der einzelne kann selbst entscheiden, ob er dieses Recht in Anspruch nehmen will oder darauf verzichten möchte. Diese Rechte müssen auch im Zusammenhang betrachtet werden. Ohne Information wird z. B. der Patient kaum in der Lage sein zu beurteilen, ob er eine Behandlung ablehnen soll oder nicht.

Diese Rechte sind in allen 18 Mitgliedsstaaten (auch in Deutschland) rechtsverbindlich. Das heißt, jeder Bürger in diesen Staaten hat einen Anspruch auf diese Rechte.

Neben den Rechten der Patienten gibt es das Recht der Angehörigen, den Toten, auch wenn der Verstorbene im Krankenhaus gestorben ist, mit nach Hause zu nehmen und dort bis zu 36 Stunden aufzubewahren (Tausch-Flammer u. Bickel 1995). Nur eine kleine Anzahl von Familien machen von dieser Möglichkeit Gebrauch. Eine Ursache kann darin liegen, daß nur in Ausnahmefällen gefragt wird, ob die Angehörigen den Wunsch haben, von dem Toten zu Hause Abschied zu nehmen.

– Wann haben Sie das letzte Mal einen Angehörigen gefragt, ob er
den Verstorbenen zu Hause aufbahren will?
– Welche Gründe haben Sie, diese Frage nicht zu stellen?

Und hier schließt sich der Kreis. Heute sterben mehr als 80% der Menschen in Deutschland in Krankenhäusern, Alters- oder Pflegeheimen.
Oft ist die Familie nicht anwesend. Früher fand der Tod in der Familie
statt, und darunter waren sehr viele Kinder, vor 1920 mehr als 50%!
Das heißt, daß damals jede Familie, jeder Erwachsene und jedes Kind,
einen Sterbenden und einen Toten gesehen hatte.

Aus verschiedenen Gründen ist der Tod in unserem Jahrhundert
unsichtbar gemacht worden.

Unsere Kinder erleben den Tod durch die Medien, wo die Kata-
strophen, Unfälle, Überfälle und Morde geschildert werden. Es gehört zu den Ausnahmen, daß sie dabei sind, wenn Angehörige sterben. Sie erleben dadurch nicht die letzte Zeit der Eltern, Großeltern
oder andere Verwandten als würdevoll und friedlich. Sie bekommen
dabei nicht die Erfahrung, die sie brauchen, um uns ein würdevolles
Sterben, falls möglich zu Hause, zu ermöglichen.

Welche Bedeutung diese scheinbar unüberbrückbare Distanz zum
Tode für uns und unsere Verwandten haben kann, erleben wir täglich
im Umgang mit den Hinterbliebenen.

„Ich verstehe nicht, warum keiner mit meinem Mann und mir
darüber gesprochen hat, daß wir nur noch kurze Zeit hatten. Wir
hatten noch so viel zu besprechen. Ich und die Kinder würden alles
dafür geben, wenn er in seinen letzten Wochen von uns zu Hause ge-
pflegt worden wäre, statt dieser Kälte im Krankenhaus. Als er tot war,
wurde er fast mit Gewalt von uns gerissen und in den Keller geschoben, bevor wir Abschied nehmen konnten.“

Diese Worte einer Witwe sind symptomatisch für die Erfahrungen
vieler Hinterbliebenen.

Diese fehlende Wahrnehmung ist nicht nur ein Problem für die
Angehörigen nach einem Todesfall. Die moralischen, ethischen, religiösen, menschlichen und kulturellen Grundwerte in unserer Gesellschaft bauen auf eine andauernde Auseinandersetzung mit der
menschlichen Sterblichkeit auf. Wenn diese Auseinandersetzung aus-
bleibt, folgt schnell ein moralischer und sittlicher Verfall. Diese Entwicklung zu Materialismus ist in unseren Ländern im letzten Jahrhundert parallel zu einem zunehmenden Abstand zum Tod zu
beobachten. Wurde der Tod verdrängt, um uns nicht in unserer von

fehlenden Werten und materiellen Sammelmanien geprägten Existenz zu stören?

Abschied zu nehmen und sich von einem nahestehenden Menschen zu trennen, gehört zu den schwierigsten aber großen und wertvollsten Aufgaben der Menschen. Sich Zeit zu geben, Gefühle und Schwächen zuzulassen, und sich mit den Folgen des Todes eines Nahestehenden auseinanderzusetzen, sind Voraussetzungen, diesen Anforderungen gerecht zu werden.

Diese Aufgaben wurden von Anfang an von Cicely Saunders und ihren Kollegen in den Hospizen wahrgenommen. Der wiedergewonnene Blick für die Bedeutung des Todes und die Würde von Sterbenden ist der reiche Inhalt der Betreuungskonzepte und der Behandlungsphilosophie der Palliativmedizin.

Philipp Aries, der bedeutende französische Historiker und Soziologe, hat 1976 seine Studie zur Geschichte des Todes veröffentlicht (Aries 1981). Sein Schlußwort beendet er mit folgendem Kommentar:

> Was macht man dann mit dem Tod? Auf diese Frage gibt die Gesellschaft heute zwei Antworten, eine banale und eine aristokratische. Die erste ist ein massives Eingeständnis der Ohnmacht: nur ja nicht die Existenz eines Skandals zugeben, den man nicht hat verhindern können, lieber so tun, als gäbe es ihn gar nicht, und folglich die Umgebung der Sterbenden und der Toten mitleidlos zum Verstummen bringen. So hat sich ein dumpfes Schweigen über den Tod gebreitet. Wenn es gebrochen wird, wie heute gelegentlich in Nordamerika, so lediglich, um den Tod auf die Bedeutungslosigkeit eines beliebigen Ereignisses zu reduzieren, von dem man gleichgültig und unbeteiligt zu sprechen vorgibt. Das Resultat ist in beiden Fällen das gleiche: Weder das Individuum noch die Gemeinschaft sind stark und stabil genug, den Tod anzuerkennen.
> Gleichwohl hat diese Einstellung weder den Tod noch die Todesangst ausgelöscht. Im Gegenteil, sie hat, unter der Maske der medizinischen Technik, die alten Wildheits- und Grausamkeitsvorstellungen unmerklich wieder Fuß fassen lassen. Der Tod im Krankenhaus, der bewußtlos an Schläuchen und Drähten hängende Moribunde wird heute immer mehr zum volkstümlichen Bild, das schreckenerregender ist als der „transi" oder das Skelett der makabren Rhetorik. Eine Korrelation zwischen der „Ausbürgerung" des Todes als dem letzten Schlupfwinkel des Bösen und der Rückkehr dieses wieder grausam gewordenen Todes beginnt sich abzuzeichnen. Und sie überrascht uns auch nicht mehr: Der Glaube an das Böse war notwendig gewesen, um den Tod zu zähmen. Die Abschaffung des Bösen hat den Tod in den Zustand der Wildheit zurückversetzt.

Dieser Widerspruch hat eine kleine Elite von Anthropologen mobilisiert, eher Psychologen und Soziologen als Mediziner und Geistliche. Sie schlagen vor, den Tod weniger zu „evakuieren" als, wie sie es nennen, zu „humanisieren". Sie möchten festhalten an einem notwendigen Tod, der jedoch akzeptiert und nicht mehr schambesetzt sein soll. Auch wenn sie dabei auf alte Volksweisheiten bezug nehmen, geht es ihnen keineswegs darum, in die Vergangenheit zurückzugreifen und das ein für allemal begrabene Böse wieder hervorzuholen. Man ist immer noch darauf aus, den Tod mit dem Glück zu versöhnen. Er soll lediglich zum diskreten, aber würdigen Ende eines befriedigten Lebens werden, zum Abschied von einer hilfreichen Gesellschaft, die nicht mehr zerrissen, noch allzu tief erschüttert wird von der Vorstellung eines biologischen Übergangs ohne Bedeutung, ohne Schmerz noch Leid und schließlich auch ohne Angst.

Die Betrachtungen von Aries sind auch heute zutreffend. Sie beschreiben deutlich die Kluft in der Gesellschaft und in der modernen Medizin gegenüber der Existenz des Todes. Sie sollte in Zukunft doch Hoffnung geben, weil sie eine geeignete Basis herstellt für die notwendige Diskussion, wie wir den Tod wieder sichtbar machen können in unserem Leben und wie wir im Gesundheitswesen uns dazu einstellen sollen.

Das Hauptproblem hierbei ist vielleicht weniger der Umgang der Ärzte und Krankenschwestern mit dem Tod, sondern wie wir in der Gesellschaft insgesamt diese Frage bewerten. Die oben beschriebene Universitätsklinik ohne Räumlichkeiten für Angehörige und Verstorbene nach einem Todesfall ist eine Armut der Gesellschaft. Wir wollten lange den Tod nicht und dachten möglicherweise, wir würden damit zurechtkommen können.

Wir im Gesundheitswesen müssen erkennen, wieviel Macht wir besitzen. Wir haben die Macht über Diagnostik, Therapie und Informationen bis jemand gestorben ist. Nach dem Todesfall haben wir die Macht über Informationen und den Körper des Verstorbenen (die Leiche – dieses Wort verwenden wir nur ungern). Das Sterben und der Tod sind grundlegend keine Aufgabe für das Gesundheitswesen. Beim Sterben erlischt unsere Aufgabe gegenüber den Verstorbenen. Aber wir haben sehr häufig den Schlüssel zu der Situation, weil der Tote sich im Krankenhaus befindet (unser „Besitz" ist) und wir darüber entscheiden, wie, wo und wie lange die Angehörigen zu dem Verstorbenen Zugang haben. Der Beginn und das Ende des Lebens sind Schlüsselpunkte der menschlichen Existenz, für viele heilige Augenblicke.

Wir können zu den Angehörigen sagen:

„Ihre Mutter ist tot. Sie liegt hier in unserem Verabschiedungszimmer. Sie können bei ihr bleiben, so lange Sie wollen. Wir würden empfehlen, daß Sie Ihre anderen Angehörigen benachrichtigen, damit sie kommen können. Wir wissen aus Erfahrung, daß es auch für Kinder wichtig ist, diese Möglichkeit wahrzunehmen und Abschied zu nehmen."

Meistens fehlt uns der Blick, um zu verstehen, wie „privat" das Sterben ist.

Fallbeispiel

Nach einem Busunglück in Norwegen, wo Schüler aus Schweden einen Klassenausflug nach Bergen machten, sind 13 Kinder und 3 erwachsene Begleiter gestorben. Wir standen im Krankenhaus nach dem Unglück vor der Frage, ob die aus Schweden anreisenden Angehörigen die toten und teils sehr verunstalteten Kinderleichen sehen sollten. Die Meinungen unter den „Fachleuten" gingen weit auseinander. Zuletzt wurde doch beschlossen, diese Entscheidung den Angehörigen selbst zu überlassen.

Eine Mutter hat mir nochmals zeigen können, wie begrenzt unser Horizont vor diesen Fragen sein kann. Ihre verstorbene Tochter, 12 Jahre alt, war vom Unglück sehr entstellt. Ich erklärte der Mutter, was sie zu erwarten habe, und beschrieb u. a. die schweren Kopfverletzungen. Dabei fragte ich, ob sie nicht lieber darauf verzichten wolle, sie anzusehen, und vielleicht nur die Hand der Tochter halten wolle. Sie sagte, es sei ihre Tochter, sie wolle sie sehen. In den darauffolgenden Minuten wurde mir zunächst klar, daß ich sie vor dieser Besichtigung hätte schützen sollen. Sie brach restlos zusammen. Nach etwa 10 Minuten drehte sie sich um und stellte mir folgende Frage: „Siehst du, wie schön sie ist?"

Wieder mußte ich einsehen: Ich hatte nicht die Voraussetzung verstehen zu können, wie schön dieses Mädchen war oder wie wichtig diese Minuten für die Mutter waren. Ich war nicht die Mutter.

Im Umgang mit Sterbenden, mit dem Tod, mit Verstorbenen und Hinterbliebenen ist es hilfreich, daß wir gute fachliche Voraussetzungen haben. Aber unsere Fachkompetenz ist nichts wert, wenn wir nicht gleichzeitig vor Augen haben, welche enorme Kraft und Bedeutung diese Fragen für die Betroffenen haben und daß sie, nicht wir, die Hauptpersonen sind. Hier ist v. a. die menschliche Kompetenz gefragt, die Fähigkeit, offen zu sein, wie oft nur Kinder es sein können.

Fallbeispiel

Vor einigen Jahren wurde ich von den Eltern eines schwerkranken Kindes angerufen. Die Mutter sagte: „Wir wissen, daß er nicht mehr lange leben wird, aber wir wagen nicht, dies anzusprechen." Wir vereinbarten, daß ich am nächsten Abend vorbeikommen würde.

Der sterbende Junge war 8 Jahre alt. Seine neurologische Grunderkrankung hatte dazu geführt, daß er seit mehreren Jahren bettlägerig und seit einem Jahr blind war.

Zuerst habe ich mit den Eltern im Wohnzimmer bei einer Tasse Kaffe zugehört und einige Fragen mit ihnen erörtert. Als wir zu dem Jungen gehen wollten, ging der 4jährige Bruder zuerst. Er setzte sich an die Bettkante, nahm die Hand des Kranken und sagte:

„Du, Nils, wenn der Jesus jetzt kommt, um dich zu holen, wie kommst du in den Himmel hinein? Hat er eine Leiter bei sich?"

Die beiden Brüder sprachen dann in unserer Anwesenheit mehrere Minuten. Sowohl der sterbende Junge als auch sein Bruder zeigten, daß sie nicht das erste Mal ein Gespräch über den bevorstehenden Tod führten. Wieder einmal hatten wir „Erwachsene" die Möglichkeit, von Kindern zu lernen.

Die Fragen, die jeder von uns zulassen sollte, sind etwa:
- Wo und auf welche Weise können wir mit unseren Kindern das Leben der Alten, der Einsamen und der Sterbenden kennenlernen?
- Wo dürfen sie Abschied nehmen, wenn jemanden gestorben ist?
- Wenn unsere Kinder es nicht von uns lernen, wie sollen sie sich dann um uns kümmern, wenn es soweit ist?
- Sollten wir nicht mit gutem Beispiel vorangehen?
- Ist es möglich, daß ich meine Mutter oder meinen Vater in der letzten Zeit zu Hause versorge?
- Wenn es nicht möglich ist, wie kann ich dazu beitragen, daß der Abschied von dem Kranken und von dem Verstorbenen würdevoll in Erinnerung bleibt?

Literatur

American Medical Association Council on Ethical and Judicial Affairs (1994) Ethical issues in health care system reform – The provision of adequate health care. JAMA 272: 1056–1062

Aries P (1981) Studien zur Geschichte des Todes. Deutsche Taschenbuch Verlag, München (Reihe Wissenschaft Nr. 4369

Barinaga M (1989) Can psychotherapy delay cancer death? Science 246: 448–449

Barnard D (1988) Love and death: Existential dimensions of physicians' difficulties with moral problems. J Med Phil 13: 393–409

Barnard D (1995) The promise of intimacy and the fear of our own undoing. J Palliat Care 11: 22–26

Bates T et al. (1993) A statement of assumptions and principles concerning psychological care of dying persons and their families. J Palliat Care 9: 29–32

Beck-Friis B (1993) Hospital based homecare of terminal ill cancer patients. The Motala Model. Uppsala University (Comprehensive summaries of Uppsala dissertations from the Faculty of Medicine 309)

Bendiksen R, Fulton R (1975) Death and the child: A retrospective test of the childhood bereavement and later behaviour disorder hypothesis. Omega 6: 45–59

Bennet G (1987) The wound and the doctor. Warburg, London

Bifulco AT, Brown GW, Harris TO (1987) Childhood loss of parent, lack of adequate parenteral care and adult depression: a replication. J Affect Disord 12: 115–128

Bolund C (1985) Suicide and cancer: II. Medical and care factors in suicide by cancer patients in Sweden 1973–1976. J Psychosoc Oncol 3: 17–30

Bowlby J (1980) Loss, anxiety and depression. Hogarth Press, London

Breitbart W, Passik S (1994) Psychiatric aspects of palliative care. In: Doyle D, Hanks J, Macdonald N (eds) Oxford textbook of palliative medicine, pp 609–626

Brent DA (1989) An outbreak of suicide and suicidal behaviour in a high school. J Am Acad Child Adol Psychiatry 28: 918–924

Brice CW (1982) Mourning throughout the life cycle. Am J Psychoanal 42: 315–325

Brown JH, Henteleff P, Barakat S, Rowe JR (1986) Is it normally for terminally ill patients to desire death? Am J Psychiatry 143: 208–211

Bruera E, Miller L et al. (1992) Cognitive failure in patients with terminal cancer; a prospective study. J Pain Symptom Manage 7: 192–195

Bruera E (1994) Ethical Issues in palliative care research. J Palliative Care 10/3: 7–9

Buber M (1965) The knowledge of man. Harper & Row, New York, p 85

Buber M (1994) Ich und Du. Reclam, Frankfurt am Main

Bukberg J, Penmann D, Holland J (1984) Depression in hospitalized cancer patients. Psychosom Med 43: 199–212

Callahan D (1991) Medical futility, medical necessity: the problem without a name. Hastings Center Report 21: 30–35

Casileth BR, Lusk EJ, Miller DS, Brown LL, Miller C (1985) Psychosocial correlates of survival in advanced malignant disease. N Engl J Med 312: 1551–1555

Cassel EJ (1982) The nature of suffering and the goals of medicine. N Engl J Med 306: 639–645

Cassidy S (1995) Die Dunkelheit teilen. Herder, Freiburg i. Br.

Condrau G (1991) Der Mensch und sein Tod. Kreuz, Zürich, S 413

Conno FD, Saita L, Ripamonti C, Ventafridda V (1993) On the „last days of life". J Palliat Care 9: 47–49

Derogatis IR et al. (1983) The prevalence of psychiatric disorders among cancer patients. JAMA 249: 751–757

Devaul RA, Zisook S (1976) Unresolved grief. Postgrad Med 59: 267

Dyregrov A (1989) Sorg hos barn. En håndbok for voksne. Sigma, Bergen/Norway

Earls F, Smith E, Reich W, Jung KG (1988) Investigating psychopathological consequences of a disaster in children. J Am Acad Child Adol Psychiatry 27: 90–95

Elias N (1982) Über die Einsamkeit des Sterbenden. Suhrkamp, Frankfurt am Main (Bibliothek Suhrkamp)

Fainsinger R, Tapper M, Bruera E (1994) A perspective on the management of delirium in terminally ill patients on a palliative care unit. J Palliat Care 9/3: 4–8

Fainsinger R, Bruera E (1994) Management of dehydration in terminally ill patients. J Palliat Care 10: 55–59

Fallowfield L (1997) Truth sometimes hurts, but deceit hurts more. In: Surbone A, Zwitter M (eds) Communication with the cancer patient. Information and truth. Ann N Y Acad Sci 809: 525–537

Farberow NL, Schneidman ES, Leonard CV (1963) Suicide among general medical and surgical patients with malignant neoplasmas. US Veterans Adm., Washington/DC (Medical Bulletin 9)

Freud S (Ausg 1982) Trauer und Melancholie. In: Die Freud Studienausgabe 1969—1979, Bd III, S 193—213. Fischer Taschenbuchverlag, Frankfurt am Main

Fulton R (1970) Death, grief and social recuperation. Omega 1: 27

Ganz PA, Lee JJ, Siau J (1991) Quality of life assessment: an independent prognostic variable for survival in lung cancer. Cancer 67: 3131–3135

Glick IO, Weiss RS, Parkes CM (1974) The first year of bereavement. Wiley, New York, p 256

Goodwin JS, Hunt WC, Key CR, Samet JM (1987) The effect of marital status on stage, treatment, and survival of cancer patients. JAMA 258: 3125–3130

Gray RE (1987) Adolescent response to the death of a parent. J Youth Adol 16: 511–525

Guze S. Robins E (1970) Suicide and primary affective disorders. Br J Psych 117: 437–438

Häggmark C, Theorell T, Ek B (1987) Coping and social activity patterns among relatives of cancer patients. J Soc Sci Med 25: 1021–1025

Hinton J (1980) Whom do patients tell? BMJ 281: 1328-1330

Holland JC, Rowland J (eds) (1989) Handbook in psychooncology: Psychological care of the patient with cancer. Oxford Univ Press, New York

Husebø S (1997) Communication, autonomy and hope. How can we treat serious ill patients with respect? In: Surbone A, Zwitter M (eds) Communication with the cancer patient. Information and truth. Ann N Y Acad Sci 809: 440–460

Jecker NS, Pearlman RA (1992) Medical futility: Who decides? Arch Intern Med 152: 1140–1144

Johansson L (1991) Caring to the next of kin. On informal care of the elderly in Sweden. Uppsala Universitet (Akademiska Avhandling 330)

Kalish RA (1981) Death, Grief and the caring relationsships. Brooks/Cole, Monterey/CA

Kearney M (1992) Palliative medicine – just another speciality? Palliat Med 6: 39–46

Kovacs M, Beck AT, Weissman A (1975) Hopelessness: An indication of suicidal risk. Suicide 5: 98–103

Lamerton R (1991) Sterbenden Freund sein. Herder, Freiburg i. Br (Spektrum 4004)

Lichter I, Hunt E (1990) The last 48 hours of life. J Palliat Care 6: 7–15

Lichtman RR et al. (1984) Relations with children after breast cancer: the mother-daughter relationship at risk. J Psychosoc Oncol 2: 1–9

Lipowski ZJ (1987) Delirium (acute confusional states). JAMA 285: 1789–1792

MacDonald N (1995) Suffering and dying in cancer patients. Western J Med 163: 278–286

Massie MJ, Holland JC (1990) Depression and the cancer patient. J Clin Psych 51 (Suppl): 12–19

Massie MJ (1989) Anxiety, panic and phobias. In: Holland JC, Rowland J (eds). Handbook in psychooncology: Psychological care of the patient with cancer. Oxford Univ Press, New York, pp 300–309

Mor V (1986) Assessing patient outcomes in hospice: what to measure? In: Psychosocial assessment in terminal care. Haworth, New York

Mor V (1987) Cancer patients quality of life over the disease course: lessons from the real world. J Chronic Dis 40: 535–544

Mount B (1986) Dealing with our losses. J Clin Oncol 4: 1127–1134

Nagy M (1948) The childs theories concerning death. J Genet Psychol 73: 3–27

Oates MD (1993) Death in a school community. A handbook for counselors, teachers and administrators. American Counseling Association, Alexandria/VA

Parkes CM (1972) Bereavement. Studies of grief in adult life. Tavistocks, London

Parkes CM (1980) Beravement counseling: Does it work? Br Med J 281: 3–6

Pera H (1995) Sterbende verstehen. Herder, Freiburg i. Br.

Piaget J (1964) Six études de psychologie. Gonthier, Paris

Randall F, Downie RS (1996) Palliative care ethics. A good companion. Oxford Medical Publ, Oxford

Rando TA (1983) An investigation of grief and adapiton in parents whose children have died from cancer. J Pediatr Psychol 8: 3–20

Rando TA (1984) Grief, dying and death. Research Press, Champaign/IL

Rando TA (1986) The parenteral loss of a child. Research Press, Champaign/IL

Razavi D, Delvaux N, Farvacques C (1990) Screening for adjustment disorders and major depressive disorders in cancer in-patients. Br J Psychol 156: 79–83

Satir S (1972) Peoplemaking. Science & Behavior Books, Palo Alto/Ca

Soelle D (1975) Suffering. Philadelphia Fortress Press, Philadelphia, p 76

Silberfarb PM, Maurer LH, Cronthamel CS (1980) Psychosocial aspects of breast cancer patients during different treatment regimens. Am J Psychiatry 137: 450–455

Slevin M, Subbs L, Plant H et al. (1990) Attitudes to chemotherapy: comparing views of patients with cancer with those of doctors, nurses, and general public. Br Med J 300: 1458–1460

Smith GP (1995) Restructuring the principle of medical futility. J Palliat Med 11/3: 9–16

Spiegel D, Bloom JR, Kraemer HC, Gottheil E (1989) Effect of psychosocial treatment on survival of patients with metastatic breast cancer. Lancet II: 888–891

Spurrel MT, Creed FH (1993) Lymphocyte response in depressed patients and subjects anticipating bereavement. Br J Psychyatry 162: 60–64

Stedeford A (1984) Facing death: patients, families and professionals. Heinemann, London

Stehbens JA, Lascari AD (1974) Psychological follow up of families with childhood Leukemia. J Clin Psychol 30: 394–397

Stephenson JS (1994) Grief and mourning. In: Fulton R, Bendiksen R (eds) Death and identity. Charles Press, Philadelphia, pp 136–177

Stroebe W, Stroebe WS (1987) Bereavement and health. Cambridge Univ Press, Cambridge

Tausch-Flammer D, Bickel L (1995) Wenn ein Mensch gestorben ist – wie gehen wir mit dem Toten um? Herder, Freiburg i. Br.

Trijsburg RW, Knippenberg FCE, Rijpma SE (1992) Effects of psychosocial treatment on cancer patients: a critical review. J Psychosom Med 54: 489–517

Twycross R (1993) Symptom management. The problem areas. Palliat Med 7: 1–8

Twycross R (1995) Introducing palliative care. Radcliffe, Oxford

Younger SJ (1988) Who defines futility? JAMA 260: 2094–2095

Vachon MLS, Lyall WAL, Rogers J, Freeman SJJ (1980) A controlled study of self-help intervention for widows. Am J Psychiatry 137: 1384

Vachon MLS (1987) Occupational stress in the care of the critically ill, the dying and bereaved. Hemisphere Publ, New York

Vanier J (1970) Tears of silence. Griffen House, Toronto, p 40

Weisman AD, Worden JW (1976) The existential plight in cancer. Significance of the first 100 days. Int J Psychol Med 7: 1–15

Weisman AD (1989) Vulnerability and the psychological disturbances of cancer patients. Psychosomatics 30: 80–85

Weller EB, Weller RA, Fristad MA, Cain SE, Bowes JM (1987) Should children attend parents funeral? J Am Acad Child Adol Psychiatry 27: 559–562

Welu TC (1975) Presenting pathological bereavement. In: Schoenberg B et al. (eds) Bereavement: its psychological aspects. Columbia Press, New York

Wilber K (1988) On being a support person. J Transperson Psychol 20: 141–159

Wilson SA (1992) Family as caregivers. Hospice home care. Fam Commun Health 15: 74–77

Worden JW (1982) Grief counseling and grief therapy: A handbook for mental health practioner. Springer, New York Berlin Heidelberg

Wortman CB (1984) Social support and the cancer patient. Cancer 53: 2339–2362

Younger SJ (1988) Who defines futility? YAMA 260: 2094–2095

Yule W, Williams RM (1990) Post traumatic and stress reactions in children. J Trauma Stress 3: 279–295

6   Die Rolle des Arztes

S. Husebø

1   Wenn Ärzte an ihre Grenzen stoßen

An der täglichen Morgenbesprechung in der Anästhesie- und Intensivabteilung nehmen alle Ärzte teil. Es werden Patienten und Situationen
besprochen, die in den letzten 24 Stunden außergewöhnlich waren oder
von der Routine abwichen.

Fallbeispiel

Die Oberärztin, die für den Dienst am Abend und in der Nacht die Verantwortung getragen hatte, gab ihren Bericht. Sie erzählte dabei, daß ein
6jähriges Kind nach einem Verkehrsunfall schwerverletzt in der Nacht
aufgenommen worden sei.

Trotz massiven Therapieeinsatzes nach der Aufnahme starb das Kind
nach 4 Stunden. Zu diesen und anderen Teilen ihres Berichtes hatten
einige Kollegen eine Frage oder einen Kommentar. Die Besprechung dauerte insgesamt wie gewöhnlich etwa 15 Minuten. Als die Ärztin fertig war,
war es selbstverständlich, der Kollegin folgende Frage zu stellen: „Und
wie war es für dich, als das Kind starb?"

Die junge, aber erfahrene Oberärztin zeigte eine Reaktion, die zwar
gut verständlich war, die aber alle Anwesende zutiefst betroffen machte.
Sie schluckte einige Sekunden. Dann konnte sie die Gefühle und den
Schmerz nicht mehr verbergen und brach in Tränen aus. Es fiel uns an
diesem Morgen schwer, die Sitzung zu beenden.

Eine Stunde später saß sie allein bei mir.

„Ich war fertig und erschöpft", sagte sie. „Die Eltern waren angekom-
men, ich hatte kurz mit ihnen gesprochen. Für kurze Zeit war es möglich,
den Kreislauf des Kindes zu stabilisieren. Dann kam es zu einer dramatischen Verschlechterung, die nicht mehr therapiert werden konnte. Ich
mußte zu den Eltern gehen und sagen, das Kind sei tot. Meine Tochter ist
im gleichen Alter.

Sie sagten nichts, nichts.

Und ich? Die ganze Zeit denke ich: Was habe ich falsch gemacht? Warum passiert es gerade mir.

Heute morgen war es nicht leicht für mich, den Ablauf zu beschreiben, und es wurde nicht besser durch die Fragen und Kommentare der Kollegen. Wie du dann gefragt hast, wie es mir geht, konnte ich meine Fassung nicht bewahren. Ich denke: Ich möchte nie wieder Dienst machen. Ich suche einen anderen Beruf ...

Wir halten uns selbst für stark und nicht hilfsbedürftig. Wir werden nicht krank, wir bekommen kein Burn-out, wir fallen nicht auf die Schnauze. Es ist schwer für uns zu erkennen, daß wir in Problemen stecken, und noch schwerer, dieses vor uns selbst zuzugeben.“

Ein besonderer und seltener Fall? Eine außergewöhnliche Geschichte, die nicht häufig vorkommt? Gespräche zu diesem Thema mit vielen Kollegen haben mich vom Gegenteil überzeugt.

Ein Freund und Kollege, gynäkologischer Oberarzt, nahm sich unter tragischen Umständen das Leben. Der Kollege war anerkannt und gewissenhaft in seinem Arbeitsalltag. Seine Kollegen berichteten, daß er sich in den letzten Monaten wiederholt Vorwürfe machte, unter anderem deshalb, weil ein Kind bei einer spät erkannten Indikation zu Sectio gestorben war.

Was kostet es uns, Patienten beizustehen, wenn ihr Leben nicht mehr zu retten ist? Wie kommen wir mit dem Gedanken zurecht, daß wir eine Diagnose vielleicht früher hätten erkennen müssen oder früher eine suffiziente Therapie hätten duchführen können? Wie ist das Verhalten der Kollegen bei solchen Problemen?

Dies ist keineswegs ein isoliertes Problem, das sich nur bei der Behandlung schwerkranker Patienten ergibt. Zwischen Arzt und Patient entstehen immer Gefühle, Bindungen, Freude und Trauer. Der Arzt trauert um seinen unheilbar kranken oder gestorbenen Patienten. Der Arzt leidet, wenn die Behandlung keinen Erfolg hat. Nicht selten werden wir überwältigt, weil das Schicksal des Patienten für uns eine Niederlage bedeutet. Gleichzeitig wird von uns erwartet:

- Wir dürfen keine Fehler machen.
- Eigene gefühlsmäßige Reaktionen sind zu verbergen.
- Wir halten es für unsere Pflicht, in allen Situationen den Überblick zu bewahren und eine Lösung bereit zu haben.
- Sind wir uns darüber im klaren, wieviel uns das kostet? Sprechen wir darüber?

2   Der ärztliche Alltag

Zum Beruf des Arztes gehört es, wie zu anderen Berufen auch, daß der Tagesablauf nicht immer vorhersehbar ist. Manchmal sind es Kleinigkeiten: Die Arbeitszeit dauert oft länger als geplant. Eine Mittagspause gibt es wegen der Arbeitsbelastung nicht. Schon auf diesem Gebiet gibt es Besonderheiten, die sich von den meisten anderen Berufen unterscheiden.

Dabei haben Ärzte zusätzliche berufsspezifische Belastungen. Nach 7 und mehr Jahren Berufsausbildung werden wir über viele Jahre verpflichtet, regelmäßig Dienste zu leisten: abends, in der Nacht und an Wochenenden. Unsere Arbeitstage sind oft länger als geplant, meist ohne eine entsprechende Vergütung. Die Anzahl der Überstunden können in einer Woche 20, 30, 40 oder mehr betragen. Bei vielen ist es eine Ausnahme, zu wissen, wann sie abends nach Hause kommen. Wir müssen uns lebenslang weiterbilden und an Unterricht und Fortbildung teilnehmen.

Unsere Auftraggeber sind Patienten, Menschen, die häufig mit ihrer Gesundheit und mit ihrem Leben nicht zurechtkommen. Von uns wird Verständnis, Behandlung und Heilung erwartet, Erwartungen, die häufig nicht erfüllt werden können. In den letzten Jahrzehnten haben wir Ärzte selbst dazu beigetragen, daß Patienten mit unrealistischen Vorstellungen und Hoffnungen über die Möglichkeiten unserer Heilkunst zu uns kommen. Menschliche Enttäuschungen und Tragödien gehören zu unserem Alltag.

Im Gegensatz zu einer Autowerkstatt wird die Diagnose und die Therapie dadurch erschwert, daß wir keine Maschinen vor uns haben, sondern Menschen. Wenn wir keinen Erfolg haben oder Fehler begehen, ist die Folge eine menschliche Tragödie. Nicht selten werden wir für das Übersehen einer Diagnose oder das Versagen einer Therapie verantwortlich gemacht. Häufiger machen wir uns aus diesen Anlässen selbst Vorwürfe.

Von vornherein sind wir eine besonders belastete Berufsgruppe. Wir „nehmen unsere Patienten mit nach Hause". Gedanken und Reaktionen als Folge dieser Menschenschicksale aus unserer Berufspraxis werden zu einem Teil unseres Privatlebens. Einige von uns finden Verständis und Trost in der Familie. Andere schweigen, weil es schwerfällt, darüber zu sprechen, oder weil sie die Familie nicht belasten wollen.

Häufig müssen wir und unsere nächsten Angehörigen einen Preis dafür zahlen:

> Ärzte, die im Bezug auf ihren beruflichen Streß vorwiegend auf die Unterstützung und das Verständnis der eigenen Familie bauen, werden nicht selten herausfinden, daß die Familie sich von dieser Belastung abwendet, gerade wenn sie am meisten benötigt wird. Dies kann den Arzt vereinsamen lassen und tragische Konsequenzen oder auch Selbstmord zur Folge haben (SARGENT 1977).

Margaretha Andrae, eine schwedische Gynäkologin und Psychiaterin, hat in ihrer Habilitation prospektiv die Probleme und Reaktionen ihrer ärztlichen Kollegen untersucht (Andrae 1994). 3 Jahre begleitete sie 20 Kollegen, die alle eine größere Anzahl schwerkranker Tumorpatienten betreuten. Andrae hat selbst langjährige Erfahrung als Fachärztin für gynäkologische Onkologie.

Jeder Arzt führte regelmäßig Gespräche mit Andrae, ergänzt durch eine Reihe von Persönlichkeitstests. 18 von 20 Kollegen fanden es schwer, mit den Patienten zu kommunizieren, besonders wenn deutlicher wurde, daß eine kurative Therapie nicht mehr möglich war. Noch schwieriger war es für sie, mit den Reaktionen der Patienten zurechtzukommen. Eine besondere Belastung war es für viele, während der Nacht- und Wochenenddienstzeit schwerkranke Patienten betreuen zu müssen, die sie vorher nicht kannten.

Die Studie zeigte, daß die Ärzte selbst das Gefühl hatten, über ein ausreichendes medizinisches Wissen bei der Behandlung der Früh- und Spätstadien einer Krankheit zu verfügen. Große Probleme wurden erlebt, wenn die Therapie nicht den erwarteten Erfolg hatte. Fast sämtliche (17) Kollegen empfanden es als eine große Belastung, wenn der Patient selbst das Versagen der Therapie und das Fortschreiten der Krankheit nicht akzeptieren konnte. Diese Ärzte gaben an, sie würden die Therapie fortsetzen obwohl sie wüßten, daß es dafür keine Indikation gäbe. Einige gaben offen zu, dadurch ihre eigenen Ängsten zu therapieren. Die Hälfte der Ärzte fanden sogar Zeiten der Remission belastend, weil sie den Optimismus mit den Patienten teilen mußten, obwohl sie aus Erfahrung wußten, daß diese Phase der scheinbaren Besserung nur von kurzer Dauer sein würde.

Obwohl organisatorische Mängel im klinischen Alltag die Belastungen verstärkten, (zu viele Patienten, zu wenig Zeit, fehlende Kollegialität,) standen für die Ärzte Probleme mit den eigenen Reaktionen im Vordergrund. Die 20 Ärzte zeigten unterschiedliche Verhaltensweisen, um mit der beruflichen Belastung und den Konflikten überleben zu können. Einige (8) mieden den Kontakt zu den Patienten oder verdrängten das Fortschreiten der Erkrankung. Es war nicht überraschend, daß alle Ärzte der Meinung waren, sie müßten immer eine kompetente Lösung für die Probleme und Konflikte des Patienten anbieten können.

3   Der hilflose Helfer

Es gibt nur wenige Publikationen zu diesen Themenkomplex. Extrem selten ist er Gegenstand von Fachtagungen oder Fachgesprächen. Wer kennt einen Klinikchef, der diese Themen regelmäßig und verständnisvoll im klinischen Alltag angesprochen hat? Es gibt so gut wie keinen Arbeitgeber im Gesundheitswesen, der eine Strategie zur Vorbeugung des Verschleisses der menschlichen Reserven in solchen Situationen durchgesetzt hat.

Eine Ausnahme stellt der englische Arzt Glin Bennet dar. Früher war er erfolgreicher Neurochirurg. Dann wechselte er aus persönlichen Gründen zur Psychiatrie. Er ist Verfasser zahlreicher Publikationen zu diesen Themen. In seinem Buch *Der Arzt und die Wunde* (*The Wound and the doctor,* Bennet 1987) beschreibt er das Leben, Leiden und Sterben der Ärzte. Bennets Hauptbotschaft an uns ist, daß unsere persönliche Verwundbarkeit zu großem Leiden des Arztes beitragen kann.

Viele entwickeln einen besonderen Lebensstil, um sich zu schützen und mit diesen Belastungen fertig zu werden. Im typischen Arzt-Patient-Gespräch sitzt der Arzt hinter einem großen Schreibtisch, umgeben von Dokumenten und Röntgenbildern, oder er steht mit Kollegen und Schwestern oberhalb des im Bett liegenden Patienten. Dabei setzt der Arzt eine soziale Barriere zwischen sich und den Patienten.

Der medizinische Beruf verleiht Macht. Auch der einzelne Arzt übt Macht aus; vor seinen Patienten tritt er in einer Weise auf, die es ihm ermöglicht, Macht zu entfalten und eigene Ängste zu verbergen. Es ist den Ärzten dabei weitgehend nicht bewußt, wie sie ihre Herrschaft über diejenigen ausüben, die sie gerufen haben, ihnen zu helfen (BENNET 1987).

McCue (1982) beschreibt, wie Arzt und Patient gemeinsame Interessen verfolgen, um sich vor den Unsicherheiten, der Vielfalt, den Begrenzungen der therapeutischen Möglichkeiten und den daraus resultierenden Tragödien zu schützen. Eine Myriade von Labortests und diagnostischen Maßnahmen werden zum Schutz gegen Angst und Unsicherheit angeordnet. Sinnlose Therapieversuche werden durchgeführt, um unangenehme Fragen und Gespräche zu umgehen (Søderstrøm 1990).

McCue beschreibt auch, wie der Arzt seine Sprache und seine Barrieren entwickelt

> Ärzte umgeben sich mit einer zynischen und gefühllosen Sprache, die für den Patienten unverständlich ist und dazu dient, sich selbst vor den eigenen Reaktionen und Gefühlen zu schützen. Der Prozeß des Sichzurückziehens beginnt im Medizinstudium und weitet sich schließlich so weit aus, daß alle Situationen, die mit den Beruf nicht im Zusammenhang stehen, vermieden werden.

Eine typische Schutzreaktion des Arztes ist, sich gefühlsmäßig zurückzuziehen. Eine seelische Verarmung kann die Folge sein (Seravelli 1989). Angst vor Fehlern und davor, von Kollegen kritisiert zu werden, veranlaßt viele Ärzte, lange am Arbeitsplatz zu verbringen und nicht nach Hause zu gehen.

Der britische Psychiater Peter Maguire, der über viele Jahre Unterrichtsprogramme zur Kommunikation für Kollegen, die in der Palliativmedizin tätig sind, durchgeführt hat, beschreibt, welche Technik die Ärzte verwenden, um zu verhindern, daß sie vom psychologischen Unbehagen ihrer Patienten belastet werden (Maguire 1989). Typische Verhaltensweisen, so Maguire, sind gefälschte positive Botschaften und eine Gesprächsführung, die Themen vermeidet, die zu Angst und Unsicherheit führen können. Weitere Studien zu den Themen Schuld, Versagen, Trauer, Leugnen (Fain et al. 1989) und Impotenz, Frust, Isolation und niedriges Selbstwertgefühl (Gorlin et al. 1983) bestätigen diese Aussagen.

Eine Aufstellung von zuverlässigen Daten über die seelische Verfassung des Arztes ist problematisch (Tishelman 1993). Die wenigen Publikationen bestätigen jedoch, daß wir einen außergewöhnlichen Beruf haben. Murray (1977) zeigte in einer Studie, daß Ärzte in Schottland häufig psychiatrische Behandlung aufsuchen. Ärzte wurden wegen Psychosen 1,8mal, Neurosen 3,1mal, Alkoholismus 3,3mal,

Tabelle 1. Langzeitkontrollergebnisse des Vergleichs von Ärzten und anderen Akademikern (in %)

	Ärzte	Kontrolle
Gesundheit	besser	schlechter
Schlechte Ehe/Scheidung	47	32
Alkohol/Medikamente	36	22
Beim Psychiater	34	19

Medikamentabhängigkeit 10,8mal häufiger behandelt als andere in einer vergleichbaren Kontrollgruppe.

Ein ähnliches Bild zeigt eine prospektive amerikanische Studie (Vaillant et al. 1972). 268 Studenten wurden über einen längeren Zeitraum begleitet. 25 Jahre nach der ersten Befragung ergab der Vergleich zwischen Ärzten und anderen Akademikern die in Tabelle 1 aufgeführten Daten.

Interessant ist, daß die große Mehrheit der Ärzte ihre Gesundheit als „besser" beurteilen, obwohl sie mehr Probleme als die anderen Akademiker haben.

Der deutsche Psychologe und Psychoanalytiker Wolfgang Schmidbauer hat in einer Reihe von Publikationen die Probleme der Helferberufe dargestellt. Er beschreibt, wie das Berufsleben der Ärzte von Omnipotenz und Sich-verantwortlich-Fühlen geprägt wird. Die Folgen sind umfassend: Sich entziehen, Angst vor Nähe, Angst vor Schwäche, Angst vor Mitgefühl, Angst vor Liebe, Alkohol und Suizid (Schmidbauer 1994, 1995). Schmidbauer gibt eine grundlegende Analyse, beleuchtet durch viele Fallbeispiele die Ursachen und Hintergründe des „Helfersyndroms" und zeigt, wie wir damit zurechtkommen können.

Alle diese Wissenschaftler sind der Überzeugung, daß die beschriebenen Verhaltensformen wohletablierte Überlebensstrategien der Ärzte darstellen. Wenn die Ärzte vor beruflichem Streß, vor Wunden und Niederlagen stehen, werden kompensatorische Schutzmechanismen aktiviert. Das kann bewußt oder unbewußt sein. Diese Mechanismen werden von der Persönlichkeit des Arztes geprägt und von der beruflichen Ausbildung und den Strukturen am Arbeitsplatz verstärkt. Wichtiger ist, daß sie folgenschwere Konsequenzen für den Arzt, seine Patienten und seine Familie haben. Dies können sein: Reizbarkeit, Müdigkeit, Erschöpfung, Schlaflosigkeit, Unzufriedenheit oder das Gefühl, nicht zu genügen (Whippen 1991; Stedeford 1994).

Noch verhängnisvoller sind in solchen Fällen oft die seelischen und psychischen Belastungen in der näheren Umgebung des Arztes. Wie viele zerstörte eheliche Beziehungen und wie viele gestörte Eltern-Kinder-Beziehungen sind nicht auf solche Mechanismen zurückzuführen (Jacyk 1989)? Nicht selten wird die Gesundheit geschädigt. Wenn die gesundheitlichen Schäden entdeckt werden, werden sie meist nicht im Zusammenhang mit der eigentlichen Ursache gesehen. Es ist häufig sehr spät für entsprechende Gegenmaßnahmen oder Therapien. Eine entsprechende berufliche oder therapeutische Maßnahme, wie eine längere Krankmeldung oder eine Pause innerhalb oder außerhalb des Berufes, kann die Gesundheit des Arztes fördern. Der legendäre kanadische Pulmologe Sir William Osler äußerte sich diesbezüglich: „Es ist manchmal gesund, krank zu sein" (Osler 1904).

4   Quantität oder Qualität – das falsche Konzept?

Im Alltagsleben sprechen wir von „guter" Qualität und „schlechter" Qualität. Im allgemeinen meinen wir dabei oft den Zustand des Hemdes, des Autos, des Urlaubs, des Essens, der Schulzeugnisse der Kinder oder wie wir mit dem Ehegatten zufrieden sind. Wir wollen zunehmend „qualitätsbewußt" sein. Geld spielt eine wesentliche Rolle dabei. Auch in der Entwicklung der medizinischen Behandlung wird immer deutlicher, daß eine bessere Versorgung mit steigenden Kosten verbunden ist. Das zeigt sich etwa bei den Kosten für eine moderne Krebsbehandlung oder für eine Behandlung auf einer Intensivstation.

Aber hängt Qualität nur vom Geld ab? Das Wort Lebensqualität setzt sich zusammen aus „Leben" und „Qualität". Ist Qualität in unserem Leben allein abhängig von materiellen Werten? Bedeutet nicht unser Wohlergehen, das Wohlergehen unserer Kinder oder Lebenspartner, von nahen Freunden oder Verwandten vielmehr, daß sie sich zurechtfinden im Leben, in der Schule, in Ausbildung und Beruf, daß ihre Gesundheit und ihre Beziehungen in Ordnung sind? Ändern sich nicht unsere Qualitätskriterien, sobald wir in eine Lebenskrise geraten?

In den letzten Jahren hat der Begriff „Lebensqualität" einen immer größeren Raum eingenommen. In den Medien wie in den Reden der Politiker wird er häufig erwähnt. Immer öfter finden wir „Lebensqualität" auch als Thema in der medizinischen Literatur. In der Palliativmedizin hat der Begriff einen besonderen Stellenwert (Clinch u. Schipper 1994).

Fragen, die früher kaum berücksichtigt wurden, gewinnen jetzt an Bedeutung:
- Welche Folgen hat die Behandlung für den Patienten?
- Und für den Angehörigen?
- Wie geht es dem Patienten im Alltag?
- Welche Gedanken, welche Gefühle hat er?
- Was bedeutet „Lebensqualität" für ihn?

Publikationen beschreiben, was Lebensqualität ist und wie sie statistisch erfaßt werden kann. Fragebögen ermitteln das subjektive Wohlergehen der Patienten und alles, was eine Belastung ist oder werden kann. Fragebögenstandards wurden für verschiedene Kulturen und Sprachen erstellt. Dabei geht es um so unterschiedliche und schwierig zu beschreibende Begriffe wie Schmerz, Übelkeit, Appetit, Schlaf, Aktivität, Angst, Freude, Glück, Depression, Trauer, Glaube, Hoffnung oder Liebe.

Wenn wir über die Qualität der medizinischen Behandlung sprechen, wollen wir genaue Definitionen und Beschreibungen. In der Schulmedizin gilt eine Behandlung als gut, wenn ihre Wirkung „wissenschaftlich geprüft" ist. Die Patienten sehen Behandlungsqualität oft anders. Für sie ist eine Behandlung gut, die zu einer Abnahme des subjektiven Krankheitsgefühls führt.

Zahlreiche, z. Z. recht widersprüchliche Definitionen von Gesundheit zeigen uns noch deutlicher, wie schwierig es ist, im Bereich der Medizin mit dem Begriff der Qualität umzugehen. Wir müssen uns aber grundsätzlich fragen, wie wir jemals erwarten können, Klarheit über die Lebensqualität schwerkranker Patienten zu gewinnen, wenn die grundlegenden Begriffe von Krankheit, Gesundheit und Therapieerfolg noch ungeklärt sind?

Eine schnelle Einigung kann darüber erreicht werden, daß Qualität etwas Subjektives ist. Allein diese Tatsache führt dazu, daß viele Kollegen das Interesse verlieren. Nicht wenige Mediziner leben in dem festen Glauben, nur was dokumentiert und statistisch erfaßbar sei, nur dieses sog. „objektive Wissen" sei richtungsweisend und gültig für die Behandlung von Patienten und Krankheiten. Hier soll nur festgehalten werden, daß diese Einstellung falsch ist und daß nur ein kleiner Teil von dem, was in der Schulmedizin praktiziert wird, „objektiv" zu beweisen ist.

Unser Ziel darf es nicht sein, nur Tumore, Infektionen, Sehstörungen und Immunschwächen zu behandeln. Wir behandeln Menschen, die unsere Hilfe wegen ihrer Tumore, Infektionen, Sehstörungen und Immunschwächen suchen. Diese Menschen haben alle eine sehr persönliche Biographie. Sie haben alle sehr unterschiedliche Gedanken und Gefühle. Sie haben *alle* sehr unterschiedliche Gedanken, Gefühle, Wünsche, Wahrnehmungen, Ängste, Glauben oder Vorstellungen, und sie wollen auch bei „kritischer" oder „aussichtsloser" medizinischer Prognose noch etwas entwickeln, unternehmen oder erledigen. Wenn unsere Patienten ernsthaft erkranken und vor dem Lebensende stehen, gewinnen diese „subjektiven" Qualitäten an Bedeutung. Es wird für viele deutlich, daß sie zum zentralen Lebensinhalt gehören. Zusätzlich rückt für sehr viele die Frage nach dem Sinn des Lebens in den Mittelpunkt.

Die wesentlichen Inhalte der Palliativmedizin wurden in Kap. 1 beschrieben. Die Bestandteile – Symptomkontrolle, psychische, soziale und seelische Betreuung, Kommunikation und Ethik, Akzeptanz des Todes – sind eine eindeutige Absage an den Irrglauben, daß Medizin nur Naturwissenschaft ist und daß Probleme in der Betreuung sterbender Menschen nur mit den Methoden der Naturwissenschaft gelöst werden können.

Diese Frage – „Was bedeutet Leben und was bedeutet Qualität?" – hat nicht nur weitreichende Konsequenzen für das Konzept der Palliativmedizin. Hohe Kosten entstehen für Patienten und Gesellschaft, wenn das, was der Patient braucht, um seine Integrität zu bewahren und mit maximaler Gesundheit leben zu können, weit entfernt ist von dem, was wir glauben behandeln zu müssen oder behandeln können. Diese Kosten bedeuten auch eine große Belastung des Arztes, besonders wenn die Krankheitsentwicklung einen negativen Verlauf nimmt, und wenn die Gefühle und Reaktionen der Patienten sich gegen den notorisch „optimistischen" Arzt wenden.

Patienten und Angehörige werden immer individuell auf eine Erkrankung reagieren. Manche können in schweren Lebenskrisen mit Verstand zu innerer Ruhe finden. Andere werden ein unerschöpfliches Repertoire von Schutzmechanismen entwickeln. Zwischen diesen beiden Extremen befinden sich die meisten, mal im Chaos, mal in Gelassenheit.

So ist es auch mit den Ärzten. Wir werden in manchen Patienten-
situationen menschliche und fachliche Reaktionen zeigen, die den
Patienten und ihren Angehörigen ermöglichen, ihre besten Eigenschaften und Möglichkeiten zu entdecken. In anderen Situationen
können wir durch gelernte oder unbedachte Reaktionsmuster die
Krankheits- und Lebenskrise verschärfen.

Zur ärztlichen Kompetenz gehört nicht nur, eine Diagnose zu stellen
und eine adäquate Behandlung einzuleiten. Eine genauso grundlegende
Kompetenz ist das Wissen , wann eine weitere Diagnostik und Therapie
nicht mehr angebracht ist und wie darüber kommuniziert werden kann.
Umgekehrt haben Ärzte, die nicht Augen und Ohren und kommunikative Fähigkeiten haben, auch keinen Sinn für Qualität. Sie können auch
bei Diagnose und Therapie Fehler machen. In Zukunft muß ein Teil
unserer beruflichen Kompetenz darin liegen, daß wir im Studium und
Berufsleben einen besseren Einblick in die eigenen menschlichen Reaktionen in für uns schwierigen Situationen gewinnen.

Ein schwerkranker Tumorpatient erzählte, daß sein Chirurg seit
der letzten Operation nur sehr selten zu ihm zur Visite kommt. Er
drückte es so aus:

> Ich verstehe, daß er nicht in der Lage war, den Tumor zu entfernen.
> Er ist auch nur ein Mensch. Ich habe auch Verständnis dafür, daß er
> es als eine Niederlage empfindet und daß es ihm schwerfällt, zu mir
> hineinzukommen. Aber ich brauche ihn jetzt mehr als zuvor.

Wie in vielen Untersuchungen bestätigt (Andrae 1994; McCue 1982;
Bennet 1987), gehört es zum strategischen Verhalten der Ärzte, daß sie
„immer glauben eine Lösung bereit zu haben". Wir übersehen, daß wir
uns auf Lösungen der Probleme konzentrieren, die für uns im Mittelpunkt stehen. Der Patient hat sich durch seinen Reifungsprozeß zu einer anderen Lösung durchgekämpft.

Obwohl wir uns für Qualität interessieren, ist unser Verständnis
und Wissen dafür noch begrenzt. Die negativen Qualitäten wie
Schmerzen, Übelkeit, Erbrechen, Schlaflosigkeit, Angst, Depression,
Verlust von Integrität usw. haben bisher im Mittelpunkt vieler Studi-
en über Lebensqualität gestanden. Solange der Patient z. B. mit unerträglichen Schmerzen lebt, ist selbstverständlich die Behandlung dieses Symptoms unsere zentral Aufgabe.

Wenn diese Belastungen gelindert sind, treten andere Perspektiven von Qualität in den Vordergrund. Die positiven Aspekte von

Leben und Qualität, haben weitreichende Inhalte. Ohne eine Geschichte, Vergangenheit und Zukunft, ohne Biographie und Erfahrungen, ohne soziale Beziehungen, ohne Liebe und Nähe ist es für die meisten undenkbar zu leben. Die Begriffe Hoffnung, Biographie, Vergangenheit, Zukunft, Nähe, Distanz, Gefühle, Liebe, Glaube, Autonomie, Integrität und Lebenssinn werden sehr selten oder nicht in der medizinischen Fachliteratur beschrieben oder angesprochen.

Lebensqualität „negativ" gesehen	Lebensqualität „positiv" gesehen
– Schmerz	– Gesundheit
– Durst/Hunger	– Gedanken
– Immobilität	– Humor
– Inkontinenz	– Heute
– Übelkeit	– Bett
– Schlaflosigkeit	– Biographie
– Angst	– Arbeit
– Depression	– Kinder
– Isolation	– Freunde
– Integritätsverlust	– Musik
– Atemnot	– Literatur
– Verwirrtheit	– Natur
– Unruhe	– Stille
	– Glaube
	– Hoffnung
	– Liebe

Diese „Qualitäten" bringen uns an die Grenze dessen, was empirisch erfaßbar ist. Mit unseren traditionellen naturwissenschaftlichen Methoden erfahren wir nicht, welche Biographie der Patient hat oder welche Zukunft, welche Hoffnung vorhanden ist oder noch erreicht werden kann. Hierbei ist die Intuition gefragt, die Empfindsamkeit des Augenblicks und die Erfahrung des sensiblen Auges und Ohres. Der Arzt als Künstler ist gefragt (Husebø 1992).

Qualität kann empirisch beschrieben werden, dann aber eher mit den Methoden der Soziologen, Psychologen und Anthropologen, z. B.

mit der „teilnehmenden Observation". Vorgefertigte Fragen können hier eher die Observation verhindern als unterstützen, falls sie und der Kontext, in dem sie vermittelt werden, nicht sehr gründlich durchgedacht sind.

Besonders auf dem Gebiet der Palliativmedizin wird deutlich, wie wichtig die Frage nach Lebensqualität ist. Diese Frage kann aber nicht beantwortet werden, ohne den Patienten und sein Umfeld besser kennenzulernen (Stedeford 1994). Eine weitere Voraussetzung ist, daß wir erkennen und verstehen, welche Qualitäten für den einzelnen Patienten wichtig sind.

Es gibt wohl kaum ein Gebiet, wo wir so viel über Qualität lernen können wie bei Künstlern: in der Literatur oder der Philosophie, bei den Malern, Musikern oder Schauspielern. Eine schöne Beschreibung über diese Voraussetzungen finden wir bei dem russischen Arzt und Literaten Anton Tschechow:

> Das ist die gemeinste Faulheit: die des Denkens.
> Ich bin kein Liberaler, kein Konservativer, kein Reformanhänger, kein Mönch, kein Indifferenter. Ich möchte ein freier Künstler sein und nichts weiter, und ich bedaure nur, daß Gott mir nicht die Kraft gegeben hat, einer zu sein. Ich hasse Lüge und Gewalt in all ihren Erscheinungsformen, und Konsiliarsekretäre sind mir gleichermaßen zuwider wie N. und G. Pharisäertum, Stumpfsinn und Willkür herrschen nicht allein in Kaufmannshäusern und Gefängnissen; ich sehe sie in der Wissenschaft, in der Literatur, unter der Jugend ... Darum hege ich gleichermaßen geringe Vorliebe für Gendarmen, für Fleischer, für Gelehrte, für Schriftsteller, für die Jugend. Firma und Etikett halte ich für ein Vorurteil. Mein Allerheiligstes sind – der menschliche Körper, Gesundheit, Geist, Talent, Begeisterung, Liebe und absolute Freiheit von Gewalt und Lüge, worin sich die beiden letzteren auch äußern mögen. Das ist das Programm, an das ich mich halten würde, wenn ich ein großer Künstler wäre (4.10.1888).

5   Empathie und Menschlichkeit

Empathie kann am besten beschrieben werden als „Einfühlung", das Gefühl, wenn „du *und* ich" sich ändert in „ich bin du". Einige werden mit Recht dagegen einwenden, daß es niemals gelingen kann, sich ganz in eine andere Person zu verwandeln. Eine wichtige Voraussetzung bleibt aber die ständige Bereitschaft, sich so gut wie möglich in die

Lage des anderen zu versetzen; ähnlich wie: „Ich könnte mich in deiner Situation befinden." Wir sehen, fühlen, reagieren und verstehen, als wären wir in der Tat die andere Person.

Interessanterweise war es ein Deutscher, Theodor Lipps, der 1903 den Begriff „Empathie" als erster prägte. Lipps, der ein besonderes Interesse an Psychologie und Ästhetik hatte, beschrieb einen Prozeß des „Hineinfühlens" in eine andere Person, wie wir uns in ein Stück Musik hineinfühlen. Er legte besonderen Wert auf die Projektion der eigener Persönlichkeit in ein Kunstwerk eines anderen und übersetzte „Einfühlen" in einem englischsprachigen Artikel mit „Empathie" (Hunsdahl 1967).

Heute findet der Begriff „Empathie" weltweit Verwendung. Der Psychologe Katz beschreibt Empathie wie folgt:

> Wenn wir Empathie erleben, fühlen wir es, als würden wir die Gefühle eines anderen als unsere eigenen erleben. Wir sehen, fühlen, reagieren und verstehen, als wären wir in der Tat diese andere Person" (KATZ 1963).

„Ist das notwendig?", werden einige sich fragen. Die Grundlage für eine erfolgreiche Behandlung ist eine gründliche Diagnostik. Diagnostik bedeutet, differenzieren zu können zwischen Faktoren mit und ohne Bedeutung für die Erkrankung des Patienten. Die Krankengeschichte ist unsere wichtigste Informationsquelle über den Patienten. Ohne Empathie des Arztes wird wichtige Information übersehen. Und ohne Empathie wird bei der Therapie viel verlorengehen.

Was kann der Arzt durch Empathie erreichen?

– Verbessertes Verständnis für die grundlegenden und komplexen Hintergründe von Krankheit.
– Erhöhte Aufmerksamkeit und gesteigertes Observationsvermögen gegenüber den physischen, sozialen und emotionalen Problemen und Stärken des Kranken.
– Gefühlsmäßige Teilnahme an den Leiden des Patienten.
– Voraussetzungen für eine Begleitung der Patienten auf dem Wege durch ihre Krankheit.
– Persönliche Reife.

Die „klinische" oder „medizinische" Empathie benötigt eine andere Voraussetzung als ursprünglich von Lipps und Katz beschrieben. Die Medizin hat – falls möglich – die Heilung des Patienten zum Ziel. Klinische Empathie bedeutet, ein besseres Verständnis dafür zu gewinnen, was der Patient fühlt und erlebt. Es ist hier mehr die Projektion des Erlebten auf einen teilnehmenden Beobachter gefragt, der dann sein Verständnis und „Einfühlungsvermögen" für die Gesundheit des Patienten einsetzt.

Die Behandlung von Patienten kann problematisch werden, wenn Empathie und Sympathie vermischt werden. Mit der Sympathie zeigen wir unsere eigenen Gefühle, indem wir die Position und Gefühle des anderen anerkennen. Unsere Sympathie kann für viele Patienten sehr wichtig sein. Auf der anderen Seite muß der Arzt wichtige Entscheidungen treffen, um die Gesundheit des Patienten zu fördern, die durch eine starke Sympathie belastet werden können (Osler 1904; Peabody 1984; Rabin et al. 1984). In diesen Situationen muß der Arzt, um die richtigen Ratschläge geben zu können und mit dem Patienten die richtigen Entscheidungen treffen zu können, über seine Sympathien und Antipathien reflektieren. Nur durch ein bewußtes Verhältnis zu den eigenen Gefühlen kann er die Interessen der Patienten folgerichtig vertreten.

Eine Voraussetzung für Empathie ist die Neugier. Der neugierige Arzt, der in der Begegnung mit Patienten freundlich ist und menschlich gut zuhören kann, besitzt die wichtigsten Vorrausetzungen für Empathie. Empathie ist aber mehr. Wie wir bei Musik oder Kunst unser Erlebnis durch Erfahrung und Bildung vertiefen können, kann auch unser „Einfühlungsvermögen" geübt werden (Spiro 1993).

Auf diese Weise kann der Bogen gespannt werden zwischen „klinischer Empathie" und Empathie im ursprünglichen Sinne, wie sie von Lipps beschrieben wurde.

Die Praxis der Medizin ist eine auf wissenschaftlichen Erkenntnissen ruhende Kunst (Husebø 1992). In der Ausübung dieser Praxis können wir Ärzte viel von Kunst und Künstlern lernen.

> Es gibt nichts Sichtbares ohne Licht.
> Es gibt nichts Sichtbares ohne ein durchsichtiges Medium.
> Es gibt nichts Sichtbares ohne Form.
> Es gibt nichts Sichtbares ohne Farbe.
> Es gibt nichts Sichtbares ohne Abstand oder Entfernung.
> Es gibt nichts Sichtbares ohne Werkzeug des Sehens.
> (NICOLAS POUSSIN, Rom, 1665)

– Poussin vermittelt in diesem Gedicht eine wesentliche Voraussetzung, um Medizin zu praktizieren. Wir müssen zuerst sehen lernen, um zu erkennen, wer unsere Hilfe sucht und wie wir dem Hil-
fesuchenden am besten zur Hilfe kommen können.

Die Herausforderung liegt darin, daß wir die wichtigen wissenschaftlich fundierten Erkenntnisse fortwährend in eine empathische Beziehung zwischen Arzt und Patient integrieren (Holm 1991; Spiro 1992).
Selbstverständlich ist es nicht ausreichend, wenn der Arzt nur tiefe
Gefühle für seinen Patienten empfindet. Der Arzt muß Informationen
sammeln, Hypothesen über die Krankheit und deren Ursachen auf-
stellen, Therapievorschläge mit dem Patienten besprechen und unun-
terbrochen überprüfen, ob seine Vorstellungen mit den Problemen seines Patienten und den wissenschaftlich erprobten Diagnose- und
Therapieverfahren übereinstimmen. Der kranke Mensch ist dabei keine
Flüssigkeit, die mit sicheren Methoden im Labor getestet werden kann.
Krankheit trifft Patienten mit Gefühlen, Ängsten, Phantasien und Vorstellungen – wichtige Vorausetzungen in der schwierigen Landschaft
der Therapie.

6   Weg aus der Misere –
die Gesundheit des Arztes

Wenn Ärzte mit menschlichen Krisen konfrontiert werden, und welcher Arzt wird das nicht, werden sie sowohl fachlich wie menschlich
herausgefordert. Beide Vorraussetzungen sind gefragt. Das Übersehen
von einer der beiden kann ausreichen, um die Krise zu vertiefen oder
den Patienten Schaden zuzufügen.

Die Rolle des Arztes	Weg aus der Misere
– Fachliche Kompetenz	– Kollegialität
– Eigene Reaktionen und Ge- fühle verstehen und zulassen	– Zuhause
	– Das Leben
– Die eigene Verwundbarkeit	– Liebe
– Empathie	– Hoffnung
– Die eigene Sterblichkeit	

6.1   Fachliche Kompetenz

Fachliche Kompetenz ist eine wichtige Voraussetzung für die ärztliche Tätigkeit.

In der Palliativmedizin gehören zur fachlichen Kompetenz exquisite Kenntnisse in der Schmerztherapie. Darüber hinaus gehören aber Verständnis und Fachwissen auf allen Gebieten der Palliativmedizin, insbesondere in bezug auf Ethik und Communication, zu den erforderlichen fachlichen Voraussetzungen.

Medizin ist ohne fachliche Kompetenz in bezug auf Daten und Fakten – das theoretische Wissen –, ohne fachliche Kompetenz in bezug auf menschliche Voraussetzungen – das Verstehen – oder ohne die Fähigkeit, diese Voraussetzungen in der Praxis anzuwenden – das Können –, sinnlos, kostspielig und gefährlich. Das Problem bleibt, daß die medizinische Ausbildung sich heute vorwiegend auf die Aufzählung von Daten und Fakten konzentriert, ohne gleichzeitig die ethischen, menschlichen und praktischen Voraussetzungen für eine Tätigkeit als Arzt zu vermitteln.

Zu der notwendigen fachlichen Kompetenz in der Palliativmedizin gehört insbesondere die Erkenntnis, daß der Tod ein Teil des Lebens ist, und die Vermeidung von das Sterben verlängernden Maßnahmen bei bereits sterbenden Patienten.

6.2   Eigene Reaktionen und Gefühle verstehen und zulassen

Viele, die über ärztliche Reaktionen und Schutzmechanismen geschrieben haben, zeigen auch, daß es möglich ist, mehr über eigene Reaktionen zu erfahren. Wenn Gefühle und Probleme identifiziert und uns deren Ursachen bekannt sind, ist es auch möglich, mit ihnen zu leben und zurechtzukommen (Gorlin et al. 1983; Bennet 1987; McCue 1982; Vachon 1987; Schmidbauer 1995; Andrae 1994).

Auch für die Patienten ist es von Vorteil, wenn Ärzte ein offenes Verhältnis und Interesse für ihren normalen Alltag entwickeln. Sie interessieren sich für Qualität und Wohlergehen. Zunehmend werden Patienten und Angehörige selbst gefragt und in den Mittelpunkt gestellt.

Es geht nicht nur um das Erkennen von Gefühlen und Reaktionen im Umgang mit schwerkranken Patienten. Die wahrscheinlich schwierigere Aufgabe ist, zu bemerken, wenn Gefühlen nicht mehr da sind und ein früher vorhandenes berufliches Engagement nicht mehr existiert. Schmidbauer und andere sprechen vom Helfersyndrom. Wichtigstes Merkmal des Helfersyndroms ist das Helfen als Abwehr anderer Beziehungsformen und Gefühle.

> Aus unbewußten Motiven heraus ist für den „hilflosen Helfer" die Kontaktaufnahme mit einem bedürftigen Schützling zu einer Art Droge geworden. Daß ihn andere brauchen, wird zum Suchtmittel, auf das er nicht mehr verzichten kann. Die hohen Dosen, die sich der Helfer auf diese Weise verschaffen kann, führen zu einer Abstumpfung, die in der amerikanischen Sozialforschung als Ausbrennen (burn-out) anschaulich beschrieben wird (Whippen 1991; Ullrich et al. 1990). Der „ausgebrannte" Süchtige hat keinen Lustgewinn mehr, wenn er seine Droge nimmt. Aber der Entzug ist noch unerträglicher, noch unangenehmer. Diesem Konflikt gleicht die Situation des hilflosen Helfers, der für andere dasein muß, aber gerade deswegen selbst verarmt und innerlich, hinter seiner Dienstleistungsfassade, immer bedürftiger und kümmerlicher wird (Schmidbauer 1994).

Die zitierten Untersuchungen geben uns Informationen über Leid und Leben der Patienten und Ärzte. Wir erhalten Grundlagen, die uns helfen können, Inhalt und Schwerpunkt der Behandlung, Forschung und Lehre zu ändern. Dabei wird es besonders deutlich, wie mangelhaft die Grund- und Weiterbildung von Studenten und Ärzten heute ist. Wichtige Gebiete wie Schmerz- und Symptomkontrolle haben erst in den letzten Jahren einen bescheidenen Platz im Studentenunterricht bekommen. Auf anderen für die Patienten lebenswichtigen Gebieten, wie Kommunikation, Trauerreaktionen und Ethik, findet Unterricht nur fragmentarisch statt (Klaschik u. Husebø 1997). Und wer hat in der Ausbildung schon etwas über die beruflichen und seelischen Belastungen des Arztes erfahren? Es bleibt viel nachzuholen.

6.3   Die eigene Verwundbarkeit – und Empathie

Und wie sollen wir Ärzte vorgehen, um mit unserer Verwundbarkeit zurechtzukommen? Wie Bennet und andere (Andrae 1994; Gorlin et al. 1983; Kalra et al. 1987) unterstreichen, können Wunden und Niederlagen eine Herausforderung sein. Wir können sie übersehen und verdrängen, wodurch diese traumatischen Erlebnisse die gefühlsmäßige Verarmung des Arztes verstärken können.

Wunden entstehen durch Verluste, Krisen, Konflikte oder Erlebnisse, die als Niederlagen aufgefaßt werden. Auf diesen Gebieten ist der Arzt besonderen Belastungen ausgesetzt. Im beruflichen und privaten Leben können diese Erlebnisse den Arzt in einen Abgrund stürzen. Sie können aber auch eine Stärke sein. Die Wunden können auch zu Wachstum und persönlicher Reife beitragen. Bennet beschreibt, wie der Arzt sich zu seinen Wunden und Erfahrungen verhält und welche Wege beschritten werden können, um mit diesen Belastungen zurechtzukommen (Supple et al. 1992).

Hin und wieder ist es erlaubt „Nein" zu sagen. Es gibt Strategien, wie wir mit Patienten auf eine positiven Weise umgehen können, auch in Situationen, wo sie für uns „unsympathisch" oder „lästig" oder „schwierig" erscheinen. Aber wir dürfen hin und wieder auch einen Patienten an einen Kollegen überweisen oder zeigen, daß wir mit dem gezeigten Verhalten nicht einverstanden sind (Liaschenko 1994).

„Mein Leiden ist mein Lehrer gewesen", sagt Herodot. Eine lange Reihe von Künstlern und Schriftstellern, u. a. Shakespeare, Tschechow, Camus, Ibsen, Rilke, Tolstoj, Kafka, bestätigen diese Aussage. Empirische Empathie, wie eine schmerzvolle Erfahrung zu einer persönlichen Reife führen kann, ist in der Weltliteratur kaum eindrucksvoller geschildert worden als im *König Lear*. Der König verliert unter dramatischen Umständen alles. Er ist aber klüger geworden und wird in der Lage vesetzt, früher nicht vorhandene Menschlichkeit und Gefühle zu zeigen. Die Kosten für ihn sind dabei so überwältigend, daß er sein Reich, seine Familie, seinen Verstand und sein Leben verliert.

In *Abteilung 6* stellt Tschechow Dr. Ragin vor. Für Dr. Ragin existieren Schmerzen nur in der Phantasie, die Schmerzen seiner Patienten sind eine lästige Bürde, wofür die Patienten selbst die Verantwortung tragen. Aber dann wird Dr. Ragin selbst krank.

> Es war unheimlich. Andrej Efimyc lag da und hielt den Atem an; mit Schrecken erwartete er, man würde ihn nochmal schlagen. Ihm war es, als habe man eine Sichel genommen, zugestochen und mehrere Male in seiner Brust und den Gedärmen umgedreht. Vor Schmerz biß er in das Kissen, er preßte die Zähne zusammen, und plötzlich schoß ihm inmitten dieses Chaos deutlich ein furchtbarer unerträglicher Gedanke durch den Kopf: Genau den gleichen Schmerz mußten jahrelang, tag-aus, tagein die Menschen ertragen, die jetzt im Mondschein wie schwarze Schatten aussahen. Wie konnte es sein, daß er über zwanzig

Jahre nichts gewußt hatte und auch nichts wissen wollte? Er wußte nichts, hatte keine Vorstellung von Schmerz, folglich war er auch nicht schuldig, aber sein Gewissen, genauso halsstarrig und grob wie Nikita, ließ ihn vom Scheitel bis zur Sohle vor Kälte erstarren.

Wenn Ärzte selbst erkranken, lernen sie Empathie zu schätzen (Mandell u. Spiro 1987).

6.4   Die eigene Sterblichkeit

Feifel (1969) hatte in einer vielzitierten Studie die Einstellung von Ärzten zu Sterben und Tod mit der Einstellung von Angehörigen und dem Krankenhauspersonal verglichen. Die Studie zeigt, daß Ärzte mehr Angst vor dem Tod haben und sich weniger mit Fragen der Todesproblematik beschäftigten als die genannten anderen Gruppen.

Auch Bennet (1987), Vachon (1987), Steffens et al. (1989) und Andrae (1994) haben sich mit diesem Thema beschäftigt. Es scheint, daß gerade wir Ärzte besondere Probleme im Umgang mit dem Tod von anderen und mit unserer eigenen Sterblichkeit haben. Für einige spielt die eigene Todesangst eine Rolle bei der Berufswahl.

Wie können Ärzte, die selber ein problematisches Verhältnis zu ihrem Tod haben, sterbenden Patienten die notwendige Hilfe geben?

Der Schweizer Arzt und Psychoanalytiker Gion Condrau hat in seinem Buch *Der Mensch und sein Tod* (1991) diese Probleme sowohl aus Sicht der Geschichte als auch aus Sicht der Psychoanalyse beschrieben. Das provozierende Fragen, Hinterfragen und In-Frage-Stellen regt zum Nachdenken über eigene Standpunkte unseres eigenen Lebens an.

Auf der einen Seite kann niemand gezwungen werden, der eigenen Sterblichkeit und dem eigenen Tod mit Offenheit zu begegnen. Andererseits müssen Ärzte Patienten betreuen, die sterbend sind und ohne Offenheit und Wahrhaftigkeit des Arztes zusätzliches Leid erfahren. Deswegen muß sich jeder Arzt möglichst schon im Studium mit diesem Thema auseinandersetzen.

6.5   Kollegialität

Das Problem des „kranken Doktors" hat über die letzten 20 Jahre die Ärzteschaft zunehmend interessiert. Nach all diesen Ausführungen denkt der eine oder andere Leser, daß ein negatives Bild von den Ärzten gezeichnet wurde. Wir sehen das nicht so. Auch in den zitierten Untersuchungen werden Ärzte als eine Gruppe von Menschen mit außergewöhnlichen Eigenschaften dargestellt (Bennet 1987; Brody 1992). Eine kollektive „Ärztekrankheit" gibt es nicht. Ärzte sind Menschen, die außergewöhnlichen beruflichen Belastungen ausgesetzt sind. Bei der Aufgabe, die Gesundheit der Patienten zu fördern und gleichzeitig mit dem eigenen Leben zurechtzukommen, kann Einsicht und Verständnis für die Rolle des Arztes einen großen Gewinn bedeuten (Guze 1979).

Einige Kollegen kommen in Situationen, in denen Hilfe von einem Seelsorger oder Psychotherapeuten angebracht ist. Andere sind überarbeitet und brauchen eine Pause, um wieder mit den beruflichen und privaten Beziehungen zurechtzukommen. Diejenigen, die nicht in der Lage sind, ihre eigenen Fehler, Gefühle und Wunden zuzulassen, werden auch nicht in der Lage sein, die Fehler, Wunden und Gefühle von anderen zu akzeptieren.

Die wichtige Aufgabe besteht darin, die Hindernisse und Belastungen sichtbar zu machen, damit sie mit kollegialer, organisatorischer und menschlicher Unterstützung überwunden werden können (Vachon 1987).

Der Beruf des Arztes, kranken Menschen zu helfen, gibt uns einen hohen Status. Das Einkommen und die soziale Sicherheit sind meistens gut. Es gibt kaum eine andere Berufsruppe in der Bevölkerung mit so guten Möglichkeiten für ein zufriedenstellendes und reifes Leben. Der Preis dafür ist, in mentaler und körperlicher Bereitschaft „rund um die Uhr" an die Bettkante eines kranken Menschen zu eilen. Wenn wir einsehen, wie hoch der Preis für diese lebenslange Bereitschaft für uns und unsere Umgebung ist, können wir auch etwas unternehmen, um die Folgen zu mildern (Ajemian 1994; Hill 1991).

Diese Probleme scheinen auch eine Generationsfrage zu sein. Ärzte, die nach 1975 ausgebildet wurden, besitzen eine größere Offenheit in Fragen, die mit Gefühlen und Empathie zusammenhängen, als ihre älteren Kollegen. In den auf S. 326 angeführten Studien wurden überwiegend männliche Kollegen befragt. Eine größere Anzahl der jüngeren Kollegen sind Frauen, die andere Voraussetzungen für den Beruf mitbringen. Ärztinnen haben einen ganz anderen Kontakt mit ihrem Gefühlsleben als ihre männlichen Kollegen. Ihre Fähigkeiten zu Kommunikation und Empathie, ihre soziale Einstellung und ihre Gefühle tragen auf wertvolle Weise zu einer Veränderung des Berufsklimas und des Berufsethos bei. Sie wollen weder auf Kinder noch auf den Beruf verzichten. Gleichzeitig stellen sie Forderungen an ihre männlichen Kollegen. Sie sind nicht mehr bereit, 60–80 Stunden pro Woche im Beruf zu verbringen, und erwarten dafür Verständnis.

Einige Studien, wie die von Vachon (1987) und Andrae (1994), zeigen, daß eine bessere Kollegialität und ein besseres Arbeitsklima erwartet werden kann, wenn die Anzahl der weiblichen und männlichen Ärzte in einer Abteilung im Gleichgewicht ist. Zukünftige Untersuchungen über die Rolle des Arztes lassen erwarten, daß diese beruflichen Veränderungen auch Einfluß auf die Belastungen im klinischen Alltag und die Lösungen der angesprochenen Probleme haben werden. Diese Änderungen sind auch wichtige Beiträge zu einer verbesserten Kollegialität.

Seit Ende der 50er Jahre haben Ärzte gegenseitige kollegiale Unterstützung organisiert und gute Erfahrungen in Gruppen (Balint-Gruppen) oder von Arzt zu Arzt gemacht. Hier besteht die Möglichkeit, mit den Kollegen mehr über sich selbst, seine Frustrationen, Kränkungen, Enttäuschungen und Gefühle zu lernen.

Ärzte sind lernfähig. Dies trifft auch für ältere und erfahrene Kollegen zu. Für diese Kollegen ist es besonders wichtig, lernen zu können, weil sie zentrale Funktionen im Unterricht, in der Anleitung und als Vorbilder für jüngere Kollegen und Studenten haben. Besonders vermieden werden muß die Vermittlung eines elitären und robusten Ärztebildes, das die normalen menschlichen Grenzen sprengt.

Ärzte müssen trotz der großen Lern- und Berufsbelastung leben können, ohne ein schlechtes Gewissen zu haben oder sich als persönliche Versager zu fühlen, wenn sie das Krankenhaus oder die Patienten nach dem Arbeitstag verlassen. Wenn sie von der Arbeit erschöpft sind, brauchen sie Abstand von Not und Leiden ihrer Patienten.

In der Palliativmedizin wurde von Anfang an starkes Gewicht auf eine multidisziplinäre Teamarbeit gelegt (Vachon 1987; Ajemian 1994). Im Zentrum dieses Teams stehen, wie zu erwarten, der Patient und seine Angehörigen. Bei schwerer, lebensbedrohlicher Krankheit ist die Integrität und die Autonomie des Kranken wichtiger als jemals sonst.

Aber die Reserven und Eigenschaften der einzelnen Patienten sind individuell sehr verschieden, und daher ist der Bedarf an Hilfe und Unterstützung unterschiedlich groß. Der Arzt und das Pflegepersonal sind als Teamarbeiter gefordert, mit der Aufgabe, auch andere Teamarbeiter zu integrieren und zu fördern. Es können der

Hausarzt oder die Sozialstation sein, der Hausbetreuungsdienst oder der Seelsorger, der Krankengymnast oder der Sozialarbeiter, der Nachbar oder ein ehrenamtlicher Helfer.

Diese Teamarbeit stellt eine große fachliche und menschliche Herausforderung dar. Sie gibt aber auch die Möglichkeit der kollegialen Unterstützung innerhalb des Teams, indem mögliche und vorhandene Konflikte und Belastungen regelmäßig im Teamgespräch mit oder ohne einen Supervisor angesprochen werden (Ajemian 1994).

Die wichtigste Form der Kollegialität liegt in der direkten Beziehung zweier Kollegen. Es ist erlaubt, einem Arbeitskollegen zu zeigen, daß man Rücksicht nehmen kann oder daß man sich kümmert. So mancher Kollege würde sich freuen, wenn wir, mit einem Blumenstrauß, einem Buch oder einer Weinflasche ausgestattet, an einem Abend ohne viel Vorbereitung bei ihm zu Hause vorbeikämen.

6.6   Zu Hause – Das Leben – Liebe

Wir müssen uns selbstverständlich darum kümmern, daß wir im Studium mehr über Menschen, Leben und Tod aufnehmen und daß unsere Lehrer selbst auf diesem Gebiet Qualität im Leben und in der Lehre demonstrieren. Wir müssen unser Interesse für Menschen, Kunst, Literatur und das Leben pflegen und entwickeln. Vor allem müssen wir uns um uns selbst kümmern, darum, wie wir zurechtkommen mit dem Leben.

Die vielen Aufgaben und Erwartungen an die Ärzte im Beruf und im Privatleben zwingen jeden Arzt, Prioritäten zu setzen. Es ist nicht möglich, immer eine große Anzahl von Patienten mit hoher Qualität zu betreuen, in Forschung und Lehre tätig zu sein, sich um ein gutes Arbeitsklima zu kümmern und gleichzeitig die notwendigen Reserven für sich selbst und die eigene Familie zu bewahren.

Den Ärzten wird es nicht leicht gemacht, wenn sie nicht bereit sind, das eigene Leben, die eigenen Interessen und die Familie zu opfern. Wer mit einem Arzt am Anfang seiner Karriere eine Familie gründet, muß entweder bereit sein, zeitweilig die eigene berufliche Entwicklung zur Seite zu stellen, oder in Kauf nehmen, daß diese die Kinder und Partnerbeziehung belastet.

Dabei sind das Privatleben und das soziale Umfeld des Arztes, sein Zuhause, der Ort, an dem psychische und soziale Energien aufgetankt werden sollten. Die Mechanismen sind bekannt. Der Arzt kommt später und seltener nach Hause, erschöpft und eingenommen von seiner Arbeit. Am Anfang können noch Geduld und Bewunderung für ihn von Bedeutung sein. Aber Beziehungen brauchen Nahrung und Aufmerksamkeit, Zeit und Geduld, um überleben zu können. So mancher Arzt wird allmählich merken, wie seine Lebensgefährtin und seine Kinder nicht mehr da sind, wenn er sie am meisten braucht, weil er nicht da war, als sie ihn brauchten (McCue 1982; Mawardi 1979).

Wir können nur hoffen, daß es doch vielen gelingt, eine liebevolle Beziehung aufzubauen, eine Familie zu gründen und zu erhalten. Bei der heutigen Gesellschaftsentwicklung können wir nicht erwarten, daß unsere wertvollen weiblichen Kollegen bereit sind, auf ihren Beruf zu verzichten. So bleibt es eine wichtige Aufgabe für uns, die Arbeitsbedingungen des Arztes zu ändern. Mit steigender Arbeitslosigkeit in der Bevölkerung sind Arbeitspläne unsolidarisch, die eine unbezahlte Mehrarbeit der Ärzte voraussetzen. In Zukunft muß es möglich sein, vollwertiger Arzt und vollwertiges Familienmitglied zugleich zu sein, damit Energie und Freude erhalten bleiben, um auf beiden Gebieten – zu Hause und im Beruf – zu lernen und zu geben.

Ohne Liebe und Empathie gibt es keine Beziehungen. Liebe zu geben und zu bekommen ist eine ewige Bewegung zwischen Nähe und Abstand: Man nimmt nicht Abstand, man *gibt* ihn, man fordert nicht Nähe, man *gibt* sie. Auf diese Weise wird es dem anderen möglich gemacht, in Gleichwertigkeit auch zu geben. Wenn ich zu einem anderen sagen kann: „Ich liebe dich", muß ich auch sagen können: „Ich liebe in dir auch alle anderen, ich liebe durch dich die ganze Welt, ich liebe in dir auch mich selbst" (Fromm 1984).

Die sozialen und menschlichen Voraussetzungen für das Leben sind in ständiger Wandlung. Dies prägt auch das Berufsbild und den Alltag des Arztes. Wo früher erwartet wurde, daß der Arzt ohne Rücksicht auf Verluste seine Privatsphäre und Familie hinter den Ruf des Berufes setzte (Osler 1904), sehen wir heute, wie folgenschwer solche Prioritäten für den Arzt, seine Patienten und seine medizinischen und menschlichen Kompetenzen gewesen sind. Heute ist ein neuer Arzt gefragt: kompetent, aufgeschlossen, kommunikativ, ein geschätzter Teamarbeiter, in der Lage, pünktlich nach Hause zu gehen, um erfüllt und motiviert pünktlich am nächsten Tag wieder im Beruf zu erscheinen.

Daraus darf man nicht schließen, daß die Ärzte über ihrer Selbstpflege vergessen dürfen, daß die Patienten ihre beruflichen Auftraggeber sind. Selbstverständlich müssen wir uns um das Wohlergehen der Patienten kümmern.

Können wir aber sagen, daß der Hauptgrund der Vernachlässigung der Familie immer zu einer besseren Gesundheit unserer Patienten führe?

Ist nicht die zentrale Vorraussetzung im Bestreben, Gesundheit zu fördern, die Einsicht des Arztes, daß dies nicht nur fachliche, sondern noch mehr menschliche Qualitäten von ihm fordert?

Sind nicht ein reifer Verstand und eine heile Seele unsere wichtigsten Instrumente (Mandell u. Spiro 1987; Mullan 1985)?

Oder, wie wir es, vor 2 200 Jahren geschrieben, auf dem Grabstein eines Arztes in Athen finden:

> Das ist die wichtigste Aufgabe des Arztes: Zuerst die eigene Seele zu heilen und sich um sich selbst zu kümmern, bevor er versucht anderen zu helfen ...

7   Hoffnung

Die meisten Menschen hängen sehr am Leben. Wir können traumatische Lebensphasen durchmachen, wir mögen zeitweilig deprimiert oder traurig sein oder schwere Herausforderungen vor uns sehen, es bleibt bei den meisten wohl der starke Wunsch, doch weiterzuleben. Der Gedanke an das Sterben ist einmal mit Vorstellungen des Qualvollen verbunden – zum anderen ist der Tod durch seine Endgültigkeit beängstigend.

In der Kulturgeschichte gibt es zahlreiche Darstellungen, das Ausweglose des Sterbens, des Todes zu bewältigen, indem in irgendeiner Form ein Weiterleben nach dem Tode angenommen wird. In der christlichen Welt ist es die Vorstellung von der Unsterblichkeit der Seele und ihrer Errettung durch einen gütigen Gott, die aus der Ausweglosigkeit herausführt. Nun ist von dem deutschen Historiker Franz Borkenau zu Recht unsere Zeit als postchristlich bezeichnet worden (Borkenau 1965). Damit hat er auch einen Wandel in der Haltung vieler Menschen zum Tode beschrieben. Wenn ihnen früher der Glaube an die Unsterblichkeit der Seele über die Härten des Lebens und den Gedanken an den Tod hinweghalf, so schließt nach der Vorstellung des modernen Menschen das Leben, das es ausgiebig zu genießen gilt, mit dem Tode endgültig ab.

332 Die Rolle des Arztes

Eine weitere Änderung ist in unserer Gesellschaft zu erkennen. 1920 waren mehr als 50% der Verstorbenen jünger als 20 Jahre, und die durchschnittliche Lebenserwartung war geringer als 49 Jahre. Heute kann ein deutscher Durchschnittsbürger erwarten, 80 Jahre alt zu werden. Mehr als drei Viertel aller Menschen sterben in Pflegeheimen, Altersinstitutionen oder Krankenhäusern, in den Städten mehr als 90%; 1920 starben mehr als 80% zu Hause (Fulton u. Bendiksen 1994). Seit 1920 hat sich die Anzahl der Krankenhausbetten versiebenfacht. Der Tod findet außerhalb der Familie statt, oft kann man das Gefühl bekommen, er findet überhaupt nicht statt.

Um so größer sind die Probleme, die auftreten, wenn ein Mensch mit einer ernsten, inkurablen Erkrankung konfrontiert wird. Der Gedanke an den Tod ruft dann nicht nur bei dem Sterbenden und den Angehörigen Trauer, Schock, Wut, Verdrängung und eine Reihe negativer Gefühle hervor. Auch die behandelnden Ärzte und das Pflegepersonal werden nicht selten von ähnlichen Empfindungen betroffen. Das führt zu Verhaltensweisen, die häufig zu beobachten sind (Stedeford 1994):

– Sterbende Patienten und ihre Angehörigen werden mit ihren Ängsten und Gefühlen allein gelassen.
– Patienten werden nicht auf liebevolle Weise und mit Behutsamkeit auf den bevorstehenden Tod vorbereitet.
– Es wird ihnen nicht ermöglicht, individuell Abschied zu nehmen und würdig an dem von ihnen gewünschten Ort zu sterben.
– Die moderne Medizin behandelt mit ihren nahezu unbegrenzten Therapiemöglichkeiten Patienten selbst dann Tage, Wochen und Monate lang weiter, wenn das Sterben nicht aufzuhalten ist.
– Es wird den Patienten nicht ermöglicht, so offen, wie für sie möglich, Abschied zu nehmen und so würdig, an dem von ihnen selbst gewünschten Ort, wie sie es selbst wünschen, zu sterben.
– Die Angehörigen bekommen kaum die Möglichkeit, von dem Patienten Abschied zu nehmen, die entstehenden Gefühle zu teilen und noch notwendige menschliche und praktische Fragen zu klären.

Dieser Problemkreis geht uns alle an. Es geht dabei nicht nur um die Frage, wie wir unsere Patienten behandeln und aufklären sollen – oder wie unsere Angehörigen einmal sterben werden. Es geht v. a. auch darum, wie wir selbst sterben werden: möglicherweise allein gelassen, isoliert in einem Krankenhausbett, umgeben von Menschen, die nicht wissen, wie sie sich angesichts unseres bevorstehenden Todes verhalten sollen und lediglich ein „Es wird schon gutgehen!" hervorbringen können.

Wie kann diese Gefühlsarmut und Ratlosigkeit unterbunden werden?

Zuerst sollten wir uns selbst besinnen, unser eigenes Verhältnis zum Leben und zum Tod zu überdenken, solange wir uns mitten im Leben befinden. Wir werden alle sterben, eine Hoffnung, daß wir auf dieser Welt überleben, gibt es nicht.

– Wie und wo möchte *ich* meine letzten Tage verbringen?
– Wenn es keine Hoffnung auf ein Überleben auf dieser Welt gibt, welche Hoffnung gibt es dann für mich?

7.1   Heute hat Ihr Arzt vermittelt, daß Sie schwerkrank sind

Machen wir ein Gedankenexperiment.
Sie sind heute bei Ihrem Arzt gewesen. Die letzten Untersuchungen haben ergeben, daß sie eine unheilbare Erkrankung haben. Die verbleibende Zeit ist begrenzt, und es bleiben wahrscheinlich nur Monate. Sie haben aus dem Gespräch entnommen, daß für diese Krankheit keine Heilungsmöglichkeit besteht.

– Was würden Sie tun? Was bleibt Ihnen vom Leben?
– Welche Werte, welche Möglichkeiten, welche Hoffnung gibt es noch für Sie?
– Würden Sie alles daran setzen, doch noch einen Strohhalm zu finden, eine bisher unbekannte Therapie zu entdecken und bei ihnen versuchsweise durchführen zu lassen?
– Auch wenn sie dabei viel Geld zahlen müßten?
– Wie denken Sie jezt über Ihren Arzt?
  – Sind Sie böse auf ihn?
  – Ist es richtig von ihm gewesen, so offen und direkt über Ihre Aussichten zu sprechen?
  – Hätten Sie es lieber, wenn diese Nachricht verschleiert geblieben wäre?
  – Auch wenn er Sie dabei hinters Licht geführt hätte?

Tatsache ist, daß viele Ärzte bei lebensbedrohlichen Erkrankungen sowohl über den Krankheitszustand wie auch über die Konsequenzen nicht offen reden, weil sie meinen, den Kranken vor der Wahrheit in Schutz nehmen zu müssen. Solche Gedanken können angebracht sein.

Sie dienen freilich oft nur dem Schutz des Arztes, der nicht vorbereitet ist, möglichen Reaktionen des Patienten oder seiner Angehörigen zu begegnen.
- Was würden Sie Ihrer Familie erzählen?
- Wäre für Sie ein offenes Vertrauensverhältnis wichtig, oder würden Sie zu Hause, dem Ehepartner, den Kindern gegenüber diese Nachricht verheimlichen?

Aus Erfahrung wissen wir, daß viele Patienten Hilfe und Offenheit gegenüber ihrer Familie brauchen. Wir wissen aber auch, daß es für die Angehörigen und besonders für die Kinder am besten ist, wenn ein gemeinsames Verständnis über die Erkrankung und deren Folgen vorhanden ist.

Es ist also nicht nur der Arzt, der oft glaubt, andere vor der „Wahrheit" in Schutz nehmen zu müssen. Auch die Angehörigen versuchen häufig, sich selbst vor Empfindungen und Gedanken zu schützen, die ihnen unangenehm sind. Nichts ist charakteristischer für die gegenwärtige Einstellung zum Tod als die Scheu der Erwachsenen, sich mit Kindern offen über den Tod auseinanderzusetzen, und dies, obwohl wir wissen, daß diese Auseinandersetzung für Kinder, die den Verlust eines nahen Familienangehörigen miterleben, heilsam ist.

Aber zurück zu Ihrer Hoffnung.
- Haben Sie tatsächlich gedacht, daß Sie unsterblich sind?
- Oder ist es bloß eine Frage, worauf Sie jetzt, in diesem Moment unvorbereitet sind?
- Und jetzt, da sie von ihrem Arzt erfahren haben, daß sie nicht mehr lange leben werden, was bleibt Ihnen?
- Besteht noch Hoffnung?

7.2   Ein Beispiel

Fallbeispiel

Lars hatte scheinbar alles verloren. Seine Frau ist vor 4 Jahren an Krebs gestorben. Vor einem Jahr hat er wieder geheiratet. Aus der ersten Ehe hat er 2 Kinder, jetzt 9 und 14 Jahre alt. Mit seiner neuen Frau hat er ein Kind, jetzt 6 Monate alt. Lars hat erfahren, daß seine Krebserkrankung unheilbar ist und daß ihm nur noch Monate bleiben.

Lars ist sehr religiös. Er hat eine Familie, die ihn braucht und ihn liebt. Er ist im Beruf erfolgreich, er schätzt sehr sein schönes Haus und das Landhaus am Meer. Er hat gute Freunde.

Ich war sein Arzt in seinen letzten Monaten. Man kann sagen, daß ihm durch diese Nachricht der Boden unter den Füßen weggerissen wurde. Er hat in dieser Zeit wiederholt gesagt, daß ihm nichts bliebe, sogar sein Glaube an Gott habe ihn verlassen. Und er sei schwer getroffen. Seine beiden Kinder aus erster Ehe werden jetzt elternlos. Nach langer Zeit der Trauer hatte er langsam wieder Mut bekommen und glaubte an eine Zukunft mit seiner neuen Frau, die er jetzt mit seinem einjährigen Kind verlassen muß.

Hoffnung? Ich hatte in dieser Zeit nicht das Gefühl, daß Hoffnung ein großes Thema war, weder für ihn noch für seine Familie. Das Gefühl, von Gott verraten worden zu sein, war für ihn besonders schwierig zu ertragen.

Als ich ihn besuchte, kurz bevor er starb, war etwas geschehen. Ich sprach ihn darauf an, worauf er antwortete: „Heute nacht habe ich Gott angebrüllt, es hat gut getan ..." „Und was antwortete er?", fragte ich. „Er sagte: – Warum hast du so lange gewartet ...?"

Etwas später sagte er dann: „Ich habe heute morgen einen schönen Traum gehabt. Ich war am Strand. Überall waren Blumen. Es war ein traumhaft schöner Frühlingstag. Alle waren da: Meine Kinder, meine Frau, meine Eltern, auch Anne, meine verstorbene Frau."

Und darauf: „Ich träume mehr und mehr jetzt. Ich glaube, wenn ich jetzt sterbe, verbleibe ich in meinen Träumen und werde nicht mehr wach ..."

Was sagt uns diese Geschichte? Der Tod beendet oft ein Leben auf tragische Weise. Allzu oft haben wir im Leben Konflikte, Ängste und Verluste hingenommen oder beiseite geschoben, weil sie zu belastend waren oder weil wir glaubten, uns vor den eigenen Gedanken und Gefühlen schützen zu müssen. Und dann, wenn das Ende näher kommt, geraten wir in Zeitnot und werden von einer ungeheuren Einsamkeit überwältigt.

Wenn die Hoffnung auf ein Weiterleben genommen wird, was bleibt uns dann?

Die Frage ist, ob wir dieses verbleibende Leben ablehnen wollen. Viele tun es: Konflikte werden weiterhin nicht angesprochen, Ängste nicht ausgedrückt. Die Einsamkeit kann unüberwindbar werden, falls es nicht gelingt, eine Brücke zu schlagen, die Offenheit und Vertrautheit zuläßt. Dies trifft für den Kranken wie für die Angehörigen zu.

Lars hatte gute und schlechte Voraussetzungen. Er hatte bereits viel verloren, viel war unbewältigt. Jetzt standen ihm noch weitere Verluste bevor. In seinen ihm verbleibenden Monaten hatte er eine ungeheure Trauerarbeit bewältigt. Es konnte nicht erwartet werden, daß diese Trauerarbeit hätte abgeschlossen werden können bevor er starb.

Aber er war nicht allein. Die Familie hat mit ihm getrauert. Seine Frau hat es hinterher deutlich ausgedrückt:

> Wir haben am Anfang schwer gelitten. Schock, Verschwiegenheit, Verzweiflung, Trauer, Tränen, Wut und offene Konflikte waren unser Alltag. Die Kinder haben sich zurückgezogen. Aber nach und nach ist es anders geworden. Lars hat sich zum Schluß sehr geändert.
>
> Aus dem hart nehmenden Geschäftsmann ist ein empfindsamer Vater und Ehemann geworden. Obwohl wir schwer gelitten haben, haben wir Tage und Abende verbracht, die für uns alle unvergeßlich in Erinnerung bleiben werden. So herzlich haben wir uns über Kleinigkeiten gefreut und gelacht!
>
> Als Lars zu Hause starb, waren wir alle in seinem Zimmer. Er war in den letzten Tagen ganz ruhig. Besonders für die Kinder waren diese Tage von einprägsamer Bedeutung. Seitdem haben wir ein Zusammenwachsen der Familie gespürt. Die Kinder sprechen es jetzt noch gerne an, auch wie er tot da lag hinterher, und wie schön sie es fanden, daß wir ihn selbst zurechtgemacht und ihm seinen Lieblingsanzug angezogen haben.
>
> Ich verstehe jetzt, daß Lars ein ungeheures Bedürfnis zum Trauern gehabt hat. Es ist unmöglich für mich zu beschreiben, welche Bedeutung es hat, daß diese Trauerarbeit von allen zusammen geteilt wurde ...
>
> Wir dachten alle, jetzt besteht keine Hoffnung mehr. Nach und nach haben Lars und ich doch ein anderes Verständnis darüber gewonnen.
>
> Zuerst die kleinen Hoffnungen. Hoffnung auf einen guten Tag und einen guten Schlaf. Hoffnung, daß wir es schaffen, noch einmal fischen zu fahren. Hoffnung, daß die Medikamente die Schmerzen und die Übelkeit unter Kontrolle halten werden.
>
> Dann kamen größere Hoffnungen. Daß es den Kindern gut gehen wird oder daß ich ohne Lars überlebe. Lars freute sich, daß es für uns möglich war, nach seinem Tode in unserem Haus weiterzuwohnen.
>
> Zuletzt haben wir eingesehen, daß es für uns immer noch ganz große Hoffnung und Freude gibt:
> - die Tage die wir gemeinsam verbringen durften, und ein Leben miteinander;
> - daß Lars in Frieden zu Hause sterben würde;
> - daß wir es geschafft haben, ein gemeinsames Kind zu bekommen;
> - und die Liebe.

Lars hat in den letzten Tage gesagt, er glaubt, wenn die Menschen tot sind, gibt es eine Liebe, die von uns übrigbleibt und weiterlebt. In der Familie sprechen wir jetzt oft darüber: Die Liebe von Lars, die in uns weiterlebt.

Ich hoffe auch, daß ihr in dem Gesundheitswesen Verständis dafür entwickelt, um einzusehen, daß der Kranke im Krankenhaus entfremdet und von der Familie gerissen wird und daß besonders Kinder darunter leiden. Obwohl die Botschaft, daß Lars jetzt sterben würde, einen ungeheuren Schlag für uns bedeutete, war es die gemeinsame Einsicht und Bearbeitung dessen, die es uns ermöglichte, Kräfte und Ausdauer zu mobilisiseren und Lars zu Hause durch die letzte Zeit zu pflegen. Diese gemeinsame Zeit zu Hause gab uns etwas, was im Krankenhaus nie möglich wäre ...

Es gab für mich, für Lars und für die Kinder nie eine Zeit mit mehr Hoffnung als in den letzten Wochen zusammen ..."

- Müssen *wir* in schwere Lebenskrisen geraten, um zu erfahren, was Hoffnung ist?
- Geht Hoffnung in Krankenhäusern und Pflegeheimen leicht verloren?
- Gibt es, wenn alles verloren scheint, vielleicht mehr Grund zu hoffen als jemals zuvor?

Wie oft habe ich von Hinterbliebenen den Kommentar gehört: „Ich verstehe nicht, warum keiner es uns ermöglicht hat, offen darüber zu sprechen und Abschied zu nehmen. Ich habe so unendlich viel, was ich noch sagen wollte ..."

Wir haben deswegen die große Aufgabe, daß wir in unserem Alltag weder vor uns selbst noch vor unseren Nächsten noch in der Gesellschaft den Tod verstecken dürfen (Randall u. Downie 1996). Falls dies geschieht, falls ein Mensch im Sterben fühlen muß, daß er kaum noch Bedeutung für die umgebenden Menschen besitzt, dann ist er wirklich einsam, dann ist er gestorben, bevor er tot ist.

Der Tod selbst ist kaum schrecklich. Man fällt ins Träumen, und die Welt verschwindet, wenn es gutgeht. Schrecklich können Schmerzen oder ungelinderte Symptome sein, aber dagegen kann heute viel unternommen werden. Schrecklich ist oft der Verlust der Lebenden, wenn ein geliebter oder befreundeter Mensch unvorbereitet stirbt. Schrecklich sind auch die großen kollektiven und individuellen Phantasien, die den Tod in unserer Gesellschaft umgeben.

Die Ärzte sollten eine wichtige Aufgabe darin sehen, jedem Menschen seinen eigenen Tod zu ermöglichen. Es muß vom Arzt die Ein-

sicht erwartet werden können, daß der Tod für Schwerkranke eine
Erlösung sein kann.

Ein Weitertherapieren „um jeden Preis", weil der Arzt sich vor
schwierigen Entscheidungen drückt, ist unethisches und unärztliches
Benehmen. In der jetzigen medizinischen Praxis wird häufig sowohl
den Patienten als auch den Angehörigen dadurch eine unnötige und
folgenschwere Verlängerung des Leidens zugefügt.

Das Sterben ist ein Teil des Lebens, weder das Leben noch der Tod
sind eine Krankheit. Ich möchte aus diesem Leben nicht als Patient
scheiden, sondern als freier Mensch. Ich will nicht unnötigerweise an
ein Krankenhaus oder eine medizinische Behandlung gebunden werden, wenn das, was ich am meisten brauche, eine Bewahrung meiner
Integrität ist und ein Signal, daß ich in Frieden sterben darf, umgeben von Menschen, die sich nicht um meine Krankheit kümmern,
sondern um mich.

Dies bedeutet, daß der Arzt imstande sein muß, den Patienten und
seinen Angehörigen die Konsequenzen der Erkrankung mit Empathie und Sensibilität darzustellen (Pacheco 1989; Husebø 1997).
Wahrheit am Krankenbett bedeutet aber nicht eine Ankündigung
des Sterbens, sondern einen Prozeß, der die Sinnerschließung des
Sterbens beinhaltet. Voraussetzung dafür, daß der Patient diese Information verarbeitet, ist, daß er sie annimmt. Die Klarheit über den
eigenen Zustand kann dem Patienten eine ungeahnte seelische Kraft
erschließen. Die meisten Menschen besitzen mehr Mut und Vitalität,
als sie sich selbst zutrauen und als von ihnen erwartet wird.

Es bedeutet aber auch, daß der Arzt als Mitmensch eine Pflicht
hat, den Patienten und Angehörigen beizustehen, wenn die Einsamkeit, die Wut, die Trauer oder die Schmerzen den Betroffenen zu vernichten drohen (Jankovic et al. 1989; Kastenbaum 1976).

Nicht zuletzt muß der Arzt gerade dann Respekt, Vertrauen und
Offenheit gegenüber alternativen Hoffnungen vermitteln, wenn die
Hoffnung auf Überleben schwindet und der Patient und die Angehö-
rigen eine für sie tiefere Hoffnung suchen (Le Bourdais 1989).

Und wir, die wir uns mitten im Leben meinen, was können wir
tun? Vielleicht sollten wir, bevor es ernst wird, über unsere Unzulänglichkeiten nachdenken. Es liegt noch der Rest unseres Lebens
vor uns. Wie, mit wem, auf welche Weise wollen wir ihn verbringen?
Was können wir noch für die Patienten, unsere Kinder, den Lebenspartner oder uns selbst tun? Was bedeuten für uns das Leben und
der Tod? Gibt es Hoffnung?

Literatur

Ajemian I (1994) The interdisciplinary team. In: Doyle D, Hanks J, Macdonald N (eds) Oxford textbook of palliative medicine, pp 17–28

Andrae M (1994) Facing death. Physicians' difficulties and coping strategies in cancer care. Med. Dissertation No 395, Umeå University

Bennet G (1987) The Wound and the doctor. Warburg, London

Borkenau F (1965) The concept of death. In: Fulton R (ed) Death and identity. Wiley, New York

Brody H (1992) The healer's power. Yale Univ Press, New haven London

Tschechow A (Ausg. 1992) Tagebücher, Notizbücher. Diogenes, Zürich

Tschechow A (1994) Krankenzimmer Nr. 6. In: Meistererzählungen. Diogenes, Zürich, dtb-Klassiker Nr. 21702, S 172

Clinch JJ, Schipper H (1994) Quality of life assessment in palliative care. In: Doyle D, Hanks J, Macdonald N (eds). Oxford textbook of palliative medicine, pp 61–70

Condrau G (1991). Der Mensch und sein Tod. Kreuz, Zürich

Fain RM et al. (1989) Disaster, stress and the doctor. Med Educat 23: 91–96

Feigenberg L (1977) Terminalvård. En metod for psykologisk vård av döende cancerpatienter. Med. Dissertation. Karolinska Institutet, Stockholm. Lund, Liber

Feifel H (1969) Attitudes towards death. J Consult Clin Psychol 33/3: 292–295

Fromm E (1984) Die Kunst des Liebens. Ullstein Frankfurt am Main (Ullstein-Buch Nr. 35258

Fulton R, Bendiksen R (eds) (1994) Death and Identity. Charles Press, Philadelphia

Gorlin R. et al. (1983) Physicians reactions to patients. N Engl J Med 308:1059–1063

Guze S (1979) Can the practice of medicine be fun for a lifetime. JAMA 241: 2021–2030

Hill D (1991) Point and counterpoint: Relationships in oncology care. J Psych Oncol 9: 112

Holm U (1991) Can we measure empathy? Socialmedisinsk Tidsskrift 9–10: 427–432

Hunsdahl J (1967) Concerning Einfühlung (empathy): a concept of its origin and early development. J History Behav Sci 3: 180–191

Husebø S (ed) (1992) Medisin – kunst eller vitenskap. Ad Notam Gyldendal, Oslo

Husebø S (1997) Communication, autonomy and hope. How can we treat serious ill patients with respect? In: Surbone A, Zwitter M (eds) Communication with the cancer patient. Information and truth. Ann N Y Acad Sci 809: 440–460

Jankovic M et al. (1989) Meetings with parents after the death of their child from leukemia. Ped Haem Oncol 6: 155–160

Jacyk W (1989) Impaired physicians: They are not the only ones at risk. Can Med Assoc J 141: 147–148

Kalra J et al. (1987) Emotional strain on physicians caring for cancer patients. In: Shapiro S (ed) Psychosocial aspects of chemotherapy. Haworth Press, New York

Kastenbaum R (1976) The psychology of death. Springer, New York Berlin Heidelberg

Katz RL (1963) Empathy: Its natures and uses. Free press, New York

Klaschik E. Husebø S (1997) Palliativmedizin. Anaesthesist 46: 177–185

Le Bourdais E (1989) Hopelessness and helplessness: Treating the doctors who treat AIDS patients. Can Med Assoc J 140: 440–443

Liaschenko J (1994) Making a bridge: the moral work with patients we do not like. J Palliat Care 10: 83–89

Maguire P (1989) Barriers to a psychological care of the dying. Br Med J 291: 907–909

Mandell H, Spiro H (1987) When doctors get sick. Plenum Press, New York

Mawardi BH (1979) Satisfactions, dissatisfactions and causes of stress in medical practice. JAMA 241: 1483–1486

McCue J (1982) The effects of stress on physicians and their medical practice. N Engl J Med 306: 458–463

Mullan F (1985) Seasons of survival: Reflections of a physician with cancer. N Eng J Med 313: 270–273

Murray RM (1977) Psychiatric illness in male doctors and controls. Br J Psychiatry 131: 1–10

Osler W (1904) Aequanimitas with other adresses to medical students, nurses and prationers. Keynes, London

Pacheco R (1989) Attitudes of medical personnel (doctors and nurses) toward informing terminal ill patients. Med Law 8: 243–248

Peabody FW (1984) The care of the patient. JAMA 252: 813–818

Rabin PR et al. (1984) The care of the patient. Francis Peabody revisted. JAMA 252: 819–820

Randall F, Downie RS (1996) Palliative care ethics. A good companion. Oxford Medical Publ, Oxford

Sargent DA, Jenson VW, Petty TA, Raskin H (1977) Preventing physician suicide. JAMA 237: 143–145

Schmidbauer W (1994) Helfen als Beruf. Rowohlt, Reinbek (Rowohlt-Taschenbuch 1290–9157)

Schmidbauer W (1995) Hilflose Helfer. Rowohlt, Reinbek (Rowohlt-Taschenbuch 1290–9196)

Seravalli E (1989) The dying patient, the physician and the fear of death. N Eng J Med 319: 1728–1730

Seravalli E (1989) Correspondence, the physician and the dying patient. N Eng J Med 320: 1557–1558

Spiro H (1992) What is empathy and can it be taught? Ann Intern Med 116: 843–846

Spiro H (1993) Empathy and the practice of medicine. Yale Univ Press, London

Steffens W, Kächele H (1989) Abwehr und Bewältigung – Vorschläge zu einer integrativen Sichtweise. Psychother Psychosom Med Psychol 38: 3–7

Stedeford A (1994) Facing death: Patients, families and professionals. Sobell, Oxford

Supple F, Diaz AJ et al. (1992) Factors affecting survival and satisfaction: Navigating a career in oncology social work. J Psychosoc Oncol 10: 111–130

Søderstrøm U (1990) Om maktrelation i läkar-patient-mötet. Lidandet och makten. In: Andersson SO (ed) Lidandet och makten. Gothia, Stockholm, pp 41–52

Tishelman C (1993) Making sense of sickness experience. Doctoral Dissertation. Karolinska Institutet, Stockholm (Departement of ICAR)

Ullrich A et al. (1990) Stress experienced by physicians and nurses in cancer ward. Social Sci Med 31: 1013–1022

Vachon M (1987) Occupational stress in the care of the critically ill, the dying and the bereaved. Hemisphere Publ, Washington/DC

Vaillant GE, Sobowale N, McArthur C (1972) Some psychologic vulnerabilities of physicians. N Engl J Med 287: 372–375

Whippen D (1991) Burnout syndrome in the practice of oncology: Results of a random survey of 1000 oncologists. J Clin Oncol 9: 1916–1920

Empfohlene Literatur

Englisch/Französisch

Adair J (1987) Effective teambuilding. Gower, London

Andrae M (1994) Facing death. Physicians difficulties and coping strategies in cancer care. Umeå University Medical Dissertations, No 395, Umeå, Sveden

Beck-Friis B (1993) Hospital based homecare of terminal ill cancer patients. The Motala model. Uppsala University: Comprehensive summaries of Uppsala dissertations from the Faculty of Medicine, Uppsala, Sveden

Bennet G (1987) The wound and the doctor. Warburg, London

Borck D (1993) Life and death. Philosophical essays in medical ethics. Cambridge Univ Press, Cambridge

Bowlby J (1980) Loss, anxiety and depression. Hogarth, London

Brody H (1992) The healer's power. Yale Univ Press, New Haven London

Buchanan AE, Brock DW (1989) Deciding for others. Cambridge Univ Press, Cambridge

Buckman R 1993. How to break bad news. Macmillan, London

Cartrwright z, Hockey L, Anderson F (eds) (1973) Life before death. Kegan & Paul, London

Cassel EJ (1991) The nature of suffering and the goals of medicine. Oxford Univ Press, Oxford

Cohen S (ed) (1989) Casebook on the termination of life sustaining treatment and the care of the dying. Indiana Univ Press, Indiana/IN

Doyle D (1987) Domiciliary terminal care. Churchill Livingstone, London

Doyle D (1994) Caring for a dying relative: A guide for families. Oxford Univ Press, Oxford

Doyle D, Hanks J, Macdonald N (1994) Oxford textbook of palliative medicine. Oxford Univ Press, Oxford

Downie RS, Calman KC (1994) Healthy respect: Ethics in health care. Oxford Univ Press, Oxford

Downie RS, Charlton B (1992) The making of a doctor. Oxford Univ Press, Oxford

Dunstan GR, Shinebourne EA (eds) (1989) Doctor's decisions: Ethical conflicts in medical practice. Oxford Univ Press, Oxford

Fulton R, Bendiksen R (1994) Death and identity. Charles Press Publ, Philadelphia/PA

Goleman D (1995) Emotional intelligence. Bantam, New York

Hinton J (1972) Dying. Penguin Books, Middlesex/UK

Holland JC, Rowland J (eds) (1989) Handbook in psychooncology: Psychological care of the patient with cancer. Oxford Univ Press, Oxford New York

Hull R, Ellis M, Sargent V (1989) Teamwork in palliative care. Radcliffe, Oxford

Lynn J (ed) (1986) By no extraordinary means. Indiana Univ Press, Bloomington/IN

Mandell H, Spiro H (1987) When doctor's get sick. Plenum, New York

Morgan JD (ed) (1996) Ethical issues in the care of the dying and the bereaved aged. Baywood, New York

Oates MD (1993) Death in a school community. A handbook for counselors, teachers and administrators. American Counseling Association, Alexandria/VA

Parkes CM (1972) Bereavement. Studies of grief in adult life. Tavistocks, London

Pellegrino ED, Thomasma DC (1988) For the patients good. The return of benefience to health care. Oxford Univ Press, Oxford

Pellegrino ED, Thomasma DC (1994) The virtues in medical practice. Oxford Univ Press, Oxford

Piaget J (1964) Six études de psychologie. Gauthier, Paris

Randall F, Downie RS (1996) Palliative care ethics. A good companion. Oxford Medical Publ, Oxford

Rando TA (1984) Grief, dying and death. Research Press Company, Champaign/IL

Rando TA (1986) The parenteral loss of a child. Research Press, Champaign/IL

Rogers C (1969) On becoming a person: A therapists view of psychotherapie. Constabe, London

Saunders C, Sykes N (1993) The management of terminal malignant disease. E. Arnold, London

Sontag S (1987) Illness as metaphor. Anchor & Doubleday, London

Spiro H (1993 Empathy and the practice of medicine. Yale Univ Press, London

Stedeford A (1994) Facing death: Patients, families and professionals. Sobell, Oxford

Simpson MA (1980) Clinical psycholinguistics: The language of illness and healing. Irvington, New York

Singer P (1995) Rethinking life and death: The collaps of our traditional ethics. St. Martins, New York

Stroebe W, Stroebe WS (1987) Bereavement and health. Cambridge Univ Press, Cambridge

Surbone A, Zwitter M (1997) Communication with the cancer patient. Information and truth. Annals of the New York Academy of Sciences, New York

Twycross R (1986) Relief of alimentary symptoms in advanced cancer. Churchill Livingstone, London

Twycross R (1994) Pain relief in advanced cancer. Churchill Livingstone, London

Twycross R (1995) Introducing palliative care. Radcliffe, Oxford

Vachon M (1987) Occupational stress in the care of the critically ill, the dying and the bereaved. Hemisphere Publ, Washington

Wall PD, Melzack R (eds) (1994) Textbook of pain. Churchill Livingstone, London

Worden JW (1982) Grief counseling and grief therapy: A handbook for mental health practitioners. Springer, New York Berlin Heidelberg

Deutsch

Aries P (1981) Studien zur Geschichte des Todes. Deutscher Taschenbuch-Verlag, Berlin (dtb Wissenschaft Nr. 4369)

Aries P (1984) Bilder zur Geschichte des Todes. Hanser, München

Aulbert E (Hrsg) (1993) Bewältigungshilfe für den Krebskranken. Thieme, Stuttgart

Aulbert E, Zech D (1997) Lehrbuch der Palliativmedizin. Schattauer, Stuttgart

Aulbert E, Niederle N (eds) (1990) Die Lebensqualität der chronisch Krebskranken. Thieme, Stuttgart

Barloewen C von (Hrsg) (1996) Der Tod in den Weltkulturen und Weltreligionen. Diederich, München

Beck R (Hrsg) (1995) Der Tod – Ein Lesebuch von den letzten Dingen. Beck, München

Bierce A (1966) Des Teufels Wörterbuch. Haffmann, Zürich (btb 72055)

Bräutigam W, Mehrwein F (Hrsg) (1990) Das therapeutische Gespräch mit Krebskranken, Fortschritte der Psychoonkologie. Huber, Bern

Buber M (1994) Ich und Du. Reclam, Leipzig

Buber M (1992) Das dialogische Prinzip. Lambert Schneider, Tübingen

Cassidy S (1995) Die Dunkelheit teilen. Herder, Freiburg i. Br.

Cechov A (1989) Meistererzählungen. Diogenes, Zürich (detebe Klassiker 21702)

Cermak I (1972) Ich klage nicht. Wien

Condrau G (1991) Der Mensch und sein Tod. Kreuz, Zürich

Ebell H, Beyer A (1992) Die Schmerzbehandlung von Tumorpatienten. Thieme, Stuttgart

Eberbach WH (1984) Die Aufklärung des Patienten vor dem Hintergrund der Einstellung zum Tode. Stuttgart (Medizinrecht 6)

Elias N (1982) Über die Einsamkeit der Sterbenden. Suhrkamp, Frankfurt am Main (Bibliothek Suhrkamp)

Eser A et al. (1992) Lexikon Medizin – Ethik – Recht. Herder, Freiburg i. Br.

Fischer H (1995) Käthe Kolwitz. Meisterwerke der Zeichnung. Du Mont, Köln

Frankl VE (1975) Anthropologische Grundlagen der Psychotherapie. Huber, Bern

Fromm E (1984) Die Kunst des Liebens. Ullstein, Frankfurt am Main (Ullstein-Buch Nr. 35258)

Jage J (1991) Medikamente gegen Krebsschmerzen. Edition Medizin, Weinheim

Jens W, Küng H (1995) Menschenwürdig sterben. Piper, München

Kahlke W, Reither-Theil S (1995) Ethik in der Medizin. Enke, Stuttgart

Keizer B (1995) Das ist das Letzte. Erfahrungen eines Artzes [in den Niederlanden] mit Sterben und Tod. Argon, Berlin

Knupp B, Stille W (1996) Sterben und Tod in der Medizin. Wiss Verlagsges, Stuttgart

Kübler-Ross E (1969) Interviews mit Sterbenden. Kreuz, Stuttgart

Kübler-Ross E (1979) Leben bis wir Abschied nehmen. Kreuz, Stuttgart

Laager J (1995) Ars moriendi. Die Kunst gut zu leben und gut zu sterben. Texte von Cicero bis Luther. Manesse, Zürich

Lamerton R (1991) Sterbenden Freund sein. Herder, Freiburg i. Br. (Spektrum 4004)

Landauer G (1977) Der werdende Mensch. Herausgaben von Martin Buber. Büchse der Pandora

Lewis CS (1982) Über die Trauer. Benzinger, Zürich

Loewy EH (1995) Ethische Fragen in der Medizin. Springer, Wien

Meerwein F (Hrsg) (1985) Einführung in die Psychoonkologie. Huber, Bern

Minois G (1996) Geschichte des Selbstmordes. Artemis & Winkler, Düsseldorf

Mischke M (1996) Der Umgang mit dem Tod. Vom Wandel in der abendländischen Geschichte. Reimer, Berlin

Noll P (1987) Diktate über Sterben und Tod. Mit der Totenrede von Max Frisch. Piper, München

Nuland SB (1994) Wie wir sterben. Ein Ende in Würde. Kindler, München

Pera H (1995) Sterbende verstehen. Herder, Freiburg i. Br.

Oehmichen M (Hrsg) (1996) Lebensverkürzung, Tötung und Serien-tötung – eine interdisziplinäre Analyse der „Euthanasie". Schmidt Römhild, Lübeck

Saunders C, Baines M (1991) Leben mit dem Sterben. Betreuung und medizinische Behandlung todkranker Menschen. Huber, Bern

Singer P (1993) Praktische Ethik. Reclam, Stuttgart

Schmähl D, Erhart H (Hrsg) (1987) Ethik in der Behandlung Krebskran-ker. Zuckschwerdt, München

Schmidbauer W (1992) Hilflose Helfer. Rowohlt, Reinbek bei Hamburg (Rowohlt-Taschenbuch 1290-9196)

Schmidbauer W (1994) Helfen als Beruf. Rowohlt, Reinbek bei Hamburg (Rowohlt-Taschenbuch 1290-9157)

Sporken P (Hrsg) (1982) Was Sterbende brauchen. Herder, Freiburg i. Br.

Tausch-Flammer D, Bickel L (1995) Wenn ein Mensch gestorben ist – wie gehen wir mit dem Toten um? Herder, Freiburg i. Br.

Tolstoj LN (1975) Der Tod des Iwan Iljitsch. Insel, Frankfurt am Main (Insel-Taschenbuch 18)

Verres R (1994) Die Kunst zu leben – Krebsrisiko und Psyche. Piper, München

Walter R (1995) Leben ist mehr. Das Lebenswissen der Religionen und die Frage nach dem Sinn des Lebens. Herder, Freiburg (Spektrum 4470)

Weber M et al. (Hrsg) (1995) Sterben in Würde. Bischöfliches Ordinariat, Mainz

Sachverzeichnis

Druck: Weihert-Druck GmbH, Darmstadt
Bindearbeiten: Buchbinderei Triltsch, Würzburg